国医大师邓铁涛学术传承研究系列

总主编 徐庆锋 朱拉伊 邱仕君

U0214416

黄子天◎主编

名老中医
治疗肌无力疾病
医案精选与研究

SPM 南方出版传媒

广东科技出版社 | 全国优秀出版社

·广州·

图书在版编目（CIP）数据

名老中医治疗肌无力疾病医案精选与研究／黄子天主编. —广州：广东科技出版社，2020.5

（国医大师邓铁涛学术传承研究系列）

ISBN 978-7-5359-7256-9

Ⅰ．①名… Ⅱ．①黄… Ⅲ．①肌肉疾病—中医疗法—医案—汇编 Ⅳ．①R274.95

中国版本图书馆CIP数据核字（2019）第188778号

名老中医治疗肌无力疾病医案精选与研究

Ming Laozhongyi Zhiliao Jiwuli Jibing Yi'an Jingxuan Yu Yanjiu

出　版　人：朱文清

责任编辑：邓　彦

封面设计：友间文化

责任校对：陈　静

责任印制：彭海波

出版发行：广东科技出版社

　　　　　（广州市环市东路水荫路11号　邮政编码：510075）

销售热线：020-37592148／37607413

http：//www.gdstp.com.cn

E-mail：gdkjzbb@gdstp.com.cn（编务室）

经　　销：广东新华发行集团股份有限公司

印　　刷：广州市彩源印刷有限公司

　　　　　（广州市黄埔区百合三路8号　邮政编码：510700）

规　　格：787mm×1 092mm　1/16　印张27　字数540千

版　　次：2020年5月第1版

　　　　　2020年5月第1次印刷

定　　价：98.00元

如发现因印装质量问题影响阅读，请与广东科技出版社印制室

联系调换（电话：020-37607272）。

《国医大师邓铁涛学术传承研究系列》

总主编

徐庆锋　　朱拉伊　　邱仕君

《名老中医治疗肌无力疾病医案精选与研究》
编委会

◇ 主　编：黄子天

◆ 编　委：邱仕君　刘小斌　邓中光

　　　　　陈凯佳　程　宾　龙文醒

　　　　　饶　媛　刘成丽　陈坚雄

　　　　　余洁英　李乃奇　董晓斌

　　　　　孙海娇

基金项目

广东新南方中医研究院项目（编号：201801）

"国医大师邓铁涛师承团队建设"

前言

　　二十世纪至今是中医跌宕起伏的时期。民国时期中西医碰撞异常激烈，西医传入我国发展迅速，中医受到挤压奋起抗争。新中国党和政府重视中医，中医事业在探索中前进。邓铁涛教授亲历近百年来中医风云起伏，终生奋战在中医临床、科研、教育一线，他的一生是为中医学发展呕心沥血的一生。"老骥伏枥，志在千里。烈士暮年，壮心不已。"2011年，邓铁涛教授95岁高龄写下"铁涛理想"："一，有自己的观点和理论体系；二，有创新性的学术成果；三，有经得起考验的社会效益；四，有一支可以持续发展的队伍。"

　　邓中光、刘小斌、邱仕君，师事邓铁涛教授数十年，幸蒙邓铁涛教授耳提面命，亲炙其教，常感邓铁涛教授学术涵养之宏博高深，更深知传承"铁涛理想"责无旁贷。2017年底，由邓中光、刘小斌、邱仕君担纲，依托广东新南方中医研究院组建了国医大师邓铁涛师承团队工作室开展各项研究。2019年1月10日清晨，邓铁涛教授永远地离开了我们。邓铁涛教授虽然远去，但他的精神永志，风范长存，学术日新。

　　国医大师邓铁涛师承团队工作室以全面整理、传承与弘扬邓铁涛教授学术思想、临床经验和研究成果为己任，为造福民众、振兴中医作出应有贡献。一方面整理出版《万里云天万里路——国医大师邓铁涛师承团队学术精华》等著作以彰显邓铁涛教授宏富学养；另一方面也开展临床工作，以肌无力疾病为主诊病种，将邓铁涛教授学术经验用于临床服务社会；同时也将中医辨治肌无力疾病作为临床研究的主要方向。

　　肌无力疾病是指以一块或多块肌肉肌力下降为主要特征的一类疾病，包括重症肌无力、运动神经元病、多发性肌炎、肌营养不良症等。这类疾病因其病程长久、或病情反复、或病情进展的不可逆性、或预后不佳，严重地损害了患者的身心健康，并极大地降低了患者及其家属的生活质量。目前西医无法根治该类疾病。因此，研究如何运用中医治疗该类疾病具有现实意义。

　　中医没有"重症肌无力""运动神经元病""多发性肌炎""肌营养不良症"等疾病之名，古代文献亦无对这些疾病的直接记载。因此，要用中医来诊治这些疾病，首先应明确几个问题：应使用何种中医理论认识这些疾病？临床上应运用何种辨证方法分析这些疾病？又应该使用哪些方、药治疗这些疾病？

　　临床诊疗需要有理论指导，而理论的形成来源于临床经验的总结。名老中医由于时代的造就，大多既有深厚的中医功底，也对西医有深入的认识，长期的临床实践更使他们得以融汇中西，积累了丰富的临床经验，他们运用中医理论去认识、分析并治疗属于西医范畴疾病的经验是一笔宝贵的财产，总结他们的这些经验，不仅使中医的学术得以传承，也使得后学者得以"站在巨人的肩膀上而看得更远"。

名老中医留下了大量的医案，这些医案直接记载了名老中医的临床诊疗过程，反映了名老中医对某一疾病具体的诊疗思维，从而成为传承名老中医临床经验的直接载体。因此，名老中医医案是中医理论与临床实践紧密结合的生动范例，是人们学习中医理论和临床实践的极佳借鉴。名老中医辨治肌无力疾病的经验同样值得后人整理、总结、学习，本书即为此而作。

"肌无力疾病"并非一个确切的临床诊断，是指临床表现主要为"一块或几块肌肉的肌力下降到明显低于正常，并感无力"的一系列病种。本书根据《实用内科学(13版)》及《肌无力——临床与基础》两部专著，将"肌无力疾病"界定为七种病，分别是：重症肌无力、多发性肌炎和皮肌炎、运动神经元病、肌营养不良症、格林–巴利综合征、脱髓鞘疾病、脊髓空洞症。医案中必须有明确的西医诊断，即明确将所治患者第一诊断为上述疾病中的至少一种。

本书收录医案的来源是公开发行的书籍及论文。但无论是来自名老中医的专著或论文，或其学生整理名老中医学术思想、临床经验的专著、论文，或各种医话、医案的汇编，都必须有明确的记载指出该医案的主诊者。医案中必须对治法、方药有具体记载，否则不录。对收集到的医案的案语等尽量遵照原文实录，各医案均注明出处。

是书之作，一则通过展示名老中医辨治肌无力疾病的学术经验，为后续整理、凝练国医大师邓铁涛师承团队辨治肌无力疾病学术经验奠定基础；二则使前人的经验得以整理、传承并弘扬，希冀能为临床医师辨治肌无力疾病提供参考。若有同道于此书有所收获，则编者幸甚！亦恳请读者不吝指正，以待他日修订。

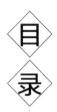

◆目 录◆

上篇

医案精选

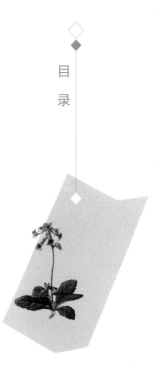

3

目录

下篇

医案研究

上篇

医案精选

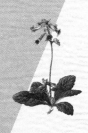

一 重症肌无力（133案）

重症肌无力（myasthenia gravis，MG）是一种神经—肌肉接头传递障碍的自身免疫性疾病。主要临床特征为受累骨骼肌极易疲劳，重复收缩后肌力减退明显，休息和使用抗胆碱酯酶药物后肌无力可部分和暂时恢复。

全身骨骼肌，包括眼外肌、面部表情肌、咽喉肌、颈肌和肢带肌均可受累，但以脑神经支配的肌肉（眼外肌、表情肌、咽喉舌肌）受累更为多见。不管何种肌群受累，受累骨骼肌的无力症状总有波动，一般来说是晨轻暮重，疲劳后加重。疾病早期常有自发缓解与复发。疾病晚期患者运动障碍严重，虽经休息后，其症状仍不能恢复。成年患者常从一组肌肉无力开始，在一至数年内逐步累及其他肌群。严重患者可因呼吸肌受累而致呼吸困难。临床上常使用改良Osserman分型法对肌无力进行分型。此种分型方法主要内容包括：受累肌群、病程、治疗和预后等。

Ⅰ型（眼肌型）：单纯眼外肌受累，无其他肌群受累之临床和电生理所见，也无向其他肌群发展的证据。预后佳。

Ⅱ型（全身型）：有一组以上肌群受累，主要累及四肢，药物治疗反应好，预后好。

ⅡA型（轻度全身型）：四肢肌群轻度受累常伴眼外肌受累，一般无咀嚼、吞咽、构音困难。生活能自理。对药物治疗反应及预后较好。

ⅡB型（中度全身型）：四肢肌群中度受累常伴眼外肌受累，一般有咀嚼、吞咽、构音困难。自理生活有困难。对药物治疗反应及预后一般。

Ⅲ型（重度激进型）：急性起病，进展较快，多于起病数周或数月内出现球（延髓）麻痹，常伴眼外肌受累。生活不能自理，多于半年内出现呼吸肌麻痹。对药物治疗反应差，预后差。

Ⅳ型（迟发重症型）：潜隐性起病，进展较慢。多于2年内逐渐由Ⅰ型、ⅡA型、ⅡB型发展到延髓性麻痹和呼吸肌麻痹。临床起病半年以后出现呼吸肌麻痹者属此型。对药物治疗反应差，预后差。

Ⅴ型（肌萎缩型）：指重症肌无力病人于起病后半年内即出现肌萎缩者。因长期肌无力而出现失用性、继发性肌肉萎缩者不属此列。

根据部分或全身骨骼肌易疲劳，波动性肌无力，活动后加重、休息后减轻和晨轻暮重等特点，体检无其他神经系统体征，低频重复神经电刺激波幅递减、微小终板电位降低及单纤维肌电图显示颤抖的增宽或阻滞，胆碱酯酶抑制剂治疗有效和对箭毒类药物超敏感等药理学特点，或伴有和不伴有血清乙酰胆碱受体抗体（acetylcholine receptor antibody，AChR-Ab）增高等可确诊。疾病早期具有诊断意义的体征包括眼睑下垂、复视、说话费力、吞咽困难和轻度肢体肌无力等。骨骼肌持续活动后容易出现疲劳，如凝视天花板可加重眼睑下垂，凝视或阅读2～3分钟后出现复视，稍休息后可恢复。诊断困难的病例可采用疲劳试验、依酚氯铵（腾喜龙）或新斯的明试验、血清AChR-Ab测定、单纤维肌电图和重复神经电刺激检查等来帮助确诊。在这些诊断标准中，新斯的明试验阳性是最重要的。

西医治疗方法包括胆碱酯酶抑制剂、免疫抑制剂、胸腺切除等手段，根据患者病情不同合理选用各种手段。

1 陈贯一（3案）

陈贯一，生卒年未详。为上海市眼病防治所名老中医，对多种眼病的治疗具有独特经验，尤擅长治眼肌麻痹、重症肌无力、病毒性角膜炎和葡萄膜炎等。

案1

女，24岁，主诉双眼难睁4个月，晨轻余时重，外院神经科诊为重症肌无力（带来病史），新斯的明久服无效。数月以来食欲不振，体力下降，四肢无力及瘦弱。检查：双上睑下垂，右至瞳孔下缘、左齐瞳孔一半，眼球运动中度障碍，精神萎靡，声低气短，消瘦，面色苍白，舌淡脉弱。

予以补中益气汤加减，3周后食欲开始好转，精神较振，眼睑之重坠感减少，但出现大便较溏，改用参苓白术散加减，又4周后大便正常，眼稍能睁，双眼瞳孔都露出，眼球运动不一致而有复视，面色不华，食欲尚差，用香砂六君子汤加当归等又1个月后，各证续好转，食欲正常，舌淡转红绛，有时觉稍口干，减少香燥药，用八珍汤加黄芪等，续好转，面色转华，瘦弱轻减，但月余后疗效都呈停滞，舌色偏红，走路仍不能多，改予补肾，用六味地黄汤加党参、麦冬、川断、枸杞子等加减，疗效又见，眼球更趋灵活，上睑更睁大，以后按证变化用药，各症状于治疗9个月痊愈，体貌丰腴，与前判若两人。

（陈贯一.116例重症肌无力症中医药诊疗体会［J］.中国神经精神疾病杂志，1978，4（5-6）：302-303.）

案2

朱某，女，33岁，1978年8月诊。3个月前出现复视、头晕，1个月后上睑下垂、嚼吞困难及全身无力，生活不能自理，盗汗、自汗已半年多。某医院予服溴吡斯的明片，每次2片，日3次。现只能吃粥与软烂蔬菜，近月每天下午低热，口内干热疼痛，尿赤热。检查：双上睑重度下垂，眼球固定，舌红少苔或光剥，口唇干红，口内黏膜破碎，脉细数。胸腺（－）。诊断为重症肌无力全身型。先予《证治准绳》"清骨散"（鳖甲、地骨皮、秦艽、知母、青蒿、胡黄连、甘草、银柴胡）加黄柏、玄参、泽泻，3周后低热、口内热、尿赤均退。继予治脾肾阴虚证方加玄参、北沙参、浮小麦滋阴敛汗，治疗月余，头面出汗基本消退，盗汗亦少，精力渐振，可自理生活，嚼吞较自如，渐减溴吡斯的明片。以后按病情变化每周调整处方，有时加服白参及胎胞片等。至年终盗汗、自汗全退，可做一般家务，眼及全身症状渐轻，可吃干饭，食欲好。次年春末溴吡斯的明片全停。改用八珍汤加沙参、麦冬、枸杞子、菟丝子等加减。共服中药22个月，肌无力及全身症状均消除。

（陈贯一，陈济东.重症肌无力1348例辨治总结［J］.安徽中医学院学报，2000，19（1）：18-19.）

案3

患者，女，4岁，2000年3月初诊。上睑下垂一个半月，早轻晚重，确诊为肌无力，服溴吡斯的明片，胸腺（－），胃呆及尿频、尿急，每天换裤数次，大便日2次稍溏，寐时头部有汗，已3月余。检查：双眼半睁，眼球转动中度障碍，精神萎靡，面色苍白，唇较干红，舌淡，脉细弦。予服生、熟地黄各10g，山药10g，茯苓6g，山茱萸6g，麦冬6g，炒扁豆15g，陈皮3g，炒白芍、白术各6g，浮小麦20g，桑螵蛸6g，红枣5枚，14剂。2周后诉尿频、尿急、盗汗减轻，原方加北沙参，4月复诊时尿频已少，盗汗退，大便乃溏，原方扁豆加量，又2周复诊时有感冒，嘱先服正柴胡饮颗粒，感冒退后服上次方，5月下旬诊仍有少量盗汗及尿床，右眼睁大些，原方加煅牡蛎及菟丝子，以后续改方数次，7月27日右眼已睁大，舌苔白腻，口唇起疱，开方半夏、白术、陈皮、山药、茯苓、山茱萸、浮小麦、薏苡仁、藿香、当归、红枣、竹叶，2周后白腻苔退，改服6月份方出入，以后多次复诊改方，2001年7月双眼已睁大，转动灵活，天热暂停中药1个月，8月时身体健康，胃口两便可，溴吡斯的明片已停，仅唇色尚较干红，予服脾肾阴虚方加减而愈，共治20个月。

（陈济东，陈贯一.辨证治疗重症肌无力216例［J］.浙江中医学院学报，2003，27（1）：34-35.）

② 陈苏生（1案）

陈苏生（1909—1999），江苏省武进人。青年时代曾师事于沈仲芳、钟符卿、祝味菊诸名家。新中国成立前曾任上海盐务总局医官，交通大学、大同大学校医。新中国成立后任上海市嵩山区第二联合诊所所长，1955年调卫生部中医研究院任编审兼任第一届西学中研究班教授。历任上海市卫生工作者协会常委、上海市中医学会内科分会常委、全国中医学术研究委员会委员，曾任上海市卢湾区中心医院顾问。

海某，男，28岁。

初诊：1963年2月。主诉及病史：1960年出差南疆，归来自觉眼睑升举无力，某医学院诊断为重症肌无力，住院治疗3个月，无效。又去某军医大学求治，诊断同上，给予中西医综合治疗8个月，亦未见显效。1963年2月来我院诊治。

诊查：步履乏力，走30米左右的路即需休息，两臂提物无力，久坐即感腰膂如折，食欲不佳，夜寐不酣，小便黄，舌苔薄白，脉来濡细，病程已三四年，久治无效。

辨证：逢热则纵，逢寒则缩，肌之无力，总是肌之萎躄不振，过去一贯服用温壮之药，如人参、黄芪、桂枝、附子、鹿茸之属，今当反其道而行之，所谓正治不已，则从治是也。证属湿热留注，肌肉萎废。

治法：宜清热利湿通络。方用葛根芩连汤加减。

处方：葛根12g，黄芩6g，黄连3g，知母9g，防己9g，薏苡仁12g，桑枝12g，苍术9g，黄柏9g，牛膝9g，甘草9g。

再诊：治痿独取阳明，葛根走阳明，故以为君。三黄苦寒坚阴，故以为辅。7剂之后，原上下楼有困难，喘不上气，今上楼已比较轻松，下楼仍有抖索之感。过去眼睑升举无力，今自觉眼睑跳动，如前所未有。

复诊：9月24日。根据《串雅》起废神丹及起废神方，皆以麦地等养阴药为主，故改拟处方。处方：麦冬15g，熟地黄15 g，元参12g，五味子3g，葛根12g，薏苡仁12g，枣仁12g，苍术9g，制半夏9g，合欢皮12g。

又服药7剂，自觉脚力比前轻劲有力，过去从单位来门诊，中途要停2～3次，今已能不歇而至。过去手腕不能持重，今已能抱小孩。因其收效甚佳，嘱守方再服。前后服药60余剂，肌力大增，能下乡参加劳动。1962年11月归来又索前方继服。曾与人较量腕力，已不逊常人。

［按语］南疆之地，湿热偏盛，感而为患，留注肌肉，使之萎废不用，即《黄帝内经》所谓"湿热不攘，大筋软短，小筋弛长"之意，故先以葛根芩连汤为主加清热除湿通络之品，独治阳明，待湿热尽除，所伤明显时改以养阴为主加以调养，病愈如常人。

（董建华，王永炎. 中国现代名中医医案精华：第1集［M］. 北京：人民卫生出版社，2010：542-543.）

❸ 谌运甫（1案）

　　谌运甫，1909年生，祖籍江西南昌。世代业医，自幼从其父学儒学医，随诊侍诊。20岁时独立开业行医。1956年调安徽省中医进修学校从事教学，1959年后调安徽中医学院从事中医内科教学和临床工作，中医教授，中医内科主任医师。曾任安徽中医学院内科教研室主任、附属医院内科主任、安徽省中医学会常务理事、安徽省生物医学工程学会副主席等职。主要著作有：《伤寒论通俗讲义》（主编）、《中医临床手册》（协编）、

《单方草药选编》（协编），并在报刊上发表论文10余篇。在学术思想上强调肾主藏精，脾主统血，肾为精的主库，脾乃血的生源，肾精的支援和脾血的营养是脏腑强壮、人体长寿的根本保证。因而认为，补肾与补脾两者同样重要，不可偏废；在临证中，每治大病、重病、疑难病，多以双补脾肾而获全功；临床擅长肾病的防治，尤其对蛋白尿和尿毒症的治疗更有独到之处。

宋某，女，17岁。

初诊：1982年10月21日。主诉及病史：患"重症肌无力"，左眼睑下垂，影响视力，气短，全身无力，朝轻暮重，劳累加重。

诊查：舌淡光红，苔白，脉极细弱。

辨证：系脾虚清气下陷。

治法：拟健脾益气，佐以升举祛湿法。

处方：炙黄芪30g，党参15g，炙甘草10g，炒白术15g，茯苓10g，茯神10g，玉竹15g，山药10g，炒扁豆15g，当归10g，升麻3g，柴胡3g，大枣5枚。10剂。

二诊：1982年12月30日。上方药断续服用，眼除下垂有所改善。但近日感冒愈后，不欲饮水，舌淡光红，脉右缓左细，再拟益气健脾法。处方：玉竹15g，炙黄芪30g，当归15g，党参15g，炙甘草10g，伸筋草10g，升麻3g，麦门冬12g，生枳壳10g，生白术5g。10剂。

三诊：1983年7月25日。断续服用上方药7个月，恙情尚稳，近已停药。虽忙于应考，非常疲劳，尚能应付。仍感眼胀无力，手时微颤，左侧肌肉略眴，舌光淡尖略红，脉象细缓无力。再拟益气养血法。处方：炙甘草10g，炙黄芪30g，炒白术15g，党参15g，当归15g，炒杭芍15g，云茯苓15g，泽泻10g，玉竹15g，升麻3g，柴胡3g，大枣5枚。10剂。

四诊：1983年12月11日。恙情稳定，仅左眼睑微见下垂。右手足指（趾）时有搦搐现象，脉象缓细无力，舌尖红，苔薄白。拟益气升阳，佐以疏肝养血法。处方：炙黄芪30g，炙甘草10g，党参15g，生白术15g，玉竹15g，谷精草10g，伸筋草10g，熟地黄15g，炒杭芍15g，升麻6g，柴胡

6g。10剂。

五诊：1984年2月12日。恙情尚稳，仅微感左臂酸麻，左眼疲惫，日来又稍感喉痒，脉象缓细无力，舌淡苔少，再拟益气愈痿法。处方：生黄芪30g，生白术15g，润防风10g，玉竹15g，桔梗10g，生甘草10g，党参15g，当归15g，茺蔚子15g，炒白芍15g，抚川芎10g。10剂。

[按语]本例学生患左眼睑下垂，西医诊为"重症肌无力"。按中医辨证，当是素体阳虚，又加伏案学习疲劳过度，以致气虚不能固卫腠理。眼睑属脾，脾气虚则肌痿下垂。《素问·痿论》说："大经空虚，发为肌痹，传为脉痿。"《内经》云："劳者温之，损者益之"，是以李东垣创立"补中益气汤"。治本患者方中用升麻引气上腾而复本位，用柴胡使少阳之气上升，意义深刻。本病前后断续治疗3年余，用方药百余剂，大体以补中益气汤为主，根据临时症情配合愈痿、养血、柔肝、熄风诸法，以达到补而不腻，温而不燥的目的，既升脾阳，又不伤阴，是以最后才能取得成功，得到满意的疗效。

（董建华，王永炎.中国现代名中医医案精华：第1集［M］.北京：人民卫生出版社，2010：101-102.）

④ 邓铁涛（37案）

邓铁涛（1916—2019），籍贯广东开平，现代著名中医学家、教育家、中医发展战略家，广州中医药大学终身教授，博士研究生导师，全国首届国医大师。临床擅长诊治心血管疾病如冠心病、高血压，神经肌肉疾病如重症肌无力，消化系统疾病如胃病、慢性肝炎、肝硬化及其他疑难杂症。学术上提出了一系列对现代医学发展富有影响的理论学说，包括五脏相关学说、痰瘀相关理论、脾胃学说继承与发扬、中医诊法与教材建设、寒温融合中医热病理论、岭南地域医学研究等。

（1）重症肌无力

案1

某男，54岁，1999年10月初诊。患病两年，其表现主要是两眼睑轻度下垂，有复视现象。曾在武汉同济医院做新斯的明试验为阳性，确诊为重症肌无力。服用泼尼松治疗半年，面部轻度水肿，现泼尼松用量为每天30mg。患者有高血压病，服用降压药后，血压控制在145/90mmHg左右。就诊时，患者仍有复视现象并伴有眼睑晨起有轻度下垂。舌质红，苔薄，脉沉细。首诊后，邓铁涛教授诊断为重症肌无力。治宜健脾益气，补中益气汤加减：黄芪60g，五爪龙60g，太子参30g，升麻10g，柴胡12g，杜仲20g，菟丝子15g，陈皮3g，当归12g，炙甘草6g，桑寄生15g，白术10g，桔梗10g。水煎服，每日1剂。因为是外地患者，邓铁涛教授嘱其先服药两个月并逐渐减少激素剂量。患者服药1周后，电话来诉，自觉头晕，测血压165/105mmHg。邓铁涛教授嘱去升麻、柴胡，加重黄芪用量为120g。改药后，患者头晕症状逐渐减轻。但自觉两眼睑轻度垂及复视症状缓解较慢，治疗第一年，症状基本上无明显改善。但患者基于对邓铁涛教授的信任，坚持服药不断。邓铁涛教授则认为患者虚能受补，本身就说明方证相应，也不断给患者以信心。用方方面，效不更药。基本方没有改变，根据血压的情况，其间复用升麻、柴胡。其他药物在剂量方面略有变化，黄芪用量曾达180g，而陈皮的用量最多不超过6g。服药1年后，患者已停用激素，症状反而开始有明显改善，邓铁涛教授嘱其继续服用中成药强肌健力胶囊1年，后病情完全控制。

（案1录自：全世建，肖会泉.邓铁涛治疗重症肌无力经验［J］.山东中医杂志，2004，23（10）：626-627）

案2

娄某，男，15岁，1971年12月7日初诊。

患者于3个月前感冒发热后，突然出现左眼睑下垂，早上轻，晚上重；继则眼球运动不灵活，上、下、内、外运动范围缩小。经月余，右眼睑亦下垂，并有复视现象。经某医院检查，X线片示胸腺无增大。用新斯的明试验确诊为"重症肌无力"。经抗胆碱酯酶药物治疗无效而来就诊。

诊见：眼睑下垂，眼球运动不灵活，运动范围缩小，复视，身体其他部位肌肉未见累及，饮食、睡眠、呼吸、二便、肢体活动均正常，仅体力较差，舌嫩无苔而有裂纹，脉弱。

辨证：证属脾肾两虚，脾虚为主。

治法：以补脾为主，兼予补肾。

处方：黄芪10g，升麻9g，白术12g，菟丝子9g，党参15g，桑寄生18g，当归12g，石菖蒲9g，柴胡9g，首乌9g，橘红5g，紫河车15g，大枣4枚。

每日服1剂。另每日开水送服六味地黄丸18g，并配合针刺脾俞、肾俞、足三里等穴。

二诊：1972年3月2日。经上述治疗3个月后，病情稍有好转，原晨起后约半小时即出现眼睑下垂，现眼睑下垂时间稍推迟，余症同前。上方黄芪倍量，每周服6剂，每天1剂。另每周服下方1剂。处方：党参9g，云苓9g，白术9g，炙甘草6g，当归6g，熟地黄15g，黄芪12g，白芍9g，五味子9g，肉桂心1.5g，麦冬9g，川芎6g。补中益气丸12g。另吞服。

上法治疗月余，症状明显好转，晨起眼睑正常，可维持至下午3时左右，两眼球活动范围增大，复视现象消失。

三诊：6月6日。服前方药3个月，除左眼球向上活动稍差外，其余基本正常。舌嫩苔少有裂纹，脉虚。治守前法。处方：黄芪60g，白术12g，党参15g，当归12g，柴胡9g，升麻9g，枸杞子9g，大枣4枚，阿胶3g，橘红3g，紫河车粉6g（冲服）。

每周6剂，每日1剂。

另每周服下方1剂。处方：枸杞子9g，云苓12g，山药12g，牡丹皮9g，山萸肉9g，熟地黄12g，生地黄12g，巴戟天6g。

四诊：1973年3月。服前方药半年多，两眼球活动及眼裂大小相同，早晚无异。嘱服上方药2个月以巩固疗效。

追踪观察13年，病无复发。

案3

岑某某，女，3岁，因右眼睑下垂1个月于1999年12月29日初诊。

患儿1999年11月无明显诱因出现眼睑下垂，朝轻暮重，斜视。四肢活动及吞咽饮食尚可，兼见胃纳差，脐周隐痛，食后腹胀，脸色无华，脉细舌淡。经朋友介绍前来我院诊治。检查：右眼睑下垂，睑裂4毫米，右眼球活动受限；左眼睑裂9毫米，左眼球活动迟滞，面部表情呆滞。新斯的明试验阳性。西医诊断：眼肌型重症肌无力，中医诊断为脾胃虚损之睑废症。

治疗方法，强肌健力口服液10mL/次，3次/日，连服3个月，眼睑下垂及斜视症状体征消失，追踪1年多，病情稳定，属临床治愈病例。

案4

敖某，男，10岁。

患者于1970年4月某日（患者当时1岁多），右上眼睑边缘出现一颗小红疹点，两天后红疹自然消退，继而出现右眼睑下垂，致使右眼不能睁开，经当地某医院用新斯的明试验确诊为重症肌无力。几天后左眼睑亦下垂。曾用加兰他敏、新斯的明注射治疗，略有疗效。后因周身长疮，1970年底停用西药。1971年春夏自然好转，眼睑抬举恢复如初。1971年秋后，眼睑再度下垂，未再注射新斯的明，改用口服溴吡斯的明至1974年底，无明显疗效。1975年至1978年间曾间断服用中药治疗；亦未能取得较显的疗效。1979年1月下旬前来就诊。

诊见：双眼睑下垂至瞳孔上缘。严重时遮盖瞳孔，须抬头仰面而视，眼睑下垂晨轻晚重，视力下降至0.6，眼球外展、内旋运动受限，倦怠，跑步易跌跤，易患感冒，时觉头晕，食欲欠佳，遗尿，智力差于同龄儿童，面色㿠白，舌胖色黯。苔白，舌心少苔，脉右寸略浮。左寸及双尺俱弱。

处方：用黄芪、党参、白术、陈皮、柴胡、升麻、当归、甘草、何首乌、枸杞子、淫羊藿、仙茅。每日1剂，复渣煎煮，日服3次。

1979年至1980年间，基本以上方或去淫羊藿、仙茅，或选加山萸肉、熟地黄、桔梗、桑螵蛸、菟丝子、肉苁蓉等1~2味加减治疗。

1980年2月面诊时，右眼恢复正常，左眼睑仍下垂至瞳孔上缘，左眼球内外旋转较前灵活，幅度增大，但尚有受限。遗尿减少。

1980年5月下旬来信说患者双眼裂均为10mm，呈双眼皮。1981年至1983年间因家庭经济困难，服药时断时续，但病情趋于稳定，只是左眼睑时有轻度下垂。

1984年3月来信：经体检视力已从0.6恢复至左眼1.2，右眼1.0，双眼睑已恢复正常。追踪至1986年未见复发。

案5

林某，男，7岁，1996年8月6日就诊。

家长代诉患儿双眼睑下垂，复视1月余，伴眼球活动受限，诊见：纳差，汗多，便烂，舌淡红苔薄，脉细。西医诊断：重症肌无力（眼肌型），中医诊断：睑废（脾胃虚损）。治以健脾益损，处方：五爪龙45g，黄芪、千斤拔、糯稻根各30g，何首乌20g，太子参18g，白术12g，当归头、枸杞子各10g，柴胡、升麻各6g，陈皮、甘草各3g。

以此为基本方，服药治疗2个月，症状减轻，发作周期延长，双眼睑交替下垂，复视、易汗、便烂。治疗上兼顾补血养肝，消食助脾运，守方加用太子参至30g，千斤拔至50g，去升麻、柴胡、枸杞子，加鸡血藤、山茱萸、山药、鸡内金、白术、浮小麦、桔梗。

服药6月余，症状减轻，左眼睑下垂，面色黄，准头黄润，唇色稍黯，舌红，苔中心稍浊，舌边少苔，脉虚数，右兼弦。此脾运得复，肝血不足之象，调整方药，减鸡内金、浮小麦、山药消食助运止汗之药，加四物汤、黄精等补血之品，以此为基本方，治疗近1年，症状基本痊愈。

案6

熊某，女，3岁。2000年5月初诊。

患者1999年出现眼睑下垂，经确诊为重症肌无力，服用溴吡斯的明后症状有所好转。2000年4月症状出现反复,遂来我院就诊。诊见:双眼睑下垂,斜视,头向右侧歪,舌淡胖苔白,脉虚。目前溴吡斯的明30mg,每日3次维持。处方:太子参30g,五爪龙50g,千斤拔30g,升麻10g,柴胡10g,白术15g,山药12g,何首乌15g,枸杞子10g,山萸肉10g,陈皮2g,甘草3g。

2000年7月:来信述服药27剂,左眼睑仍下垂,斜视,头部时向右侧歪,汗多,大便先硬后烂,食欲不振,舌淡红苔白,脉滑。上方太子参增至50g,去山萸肉、陈皮加紫河车6g,肉苁蓉6g,佛手3g。

2000年9月:服药22剂,左眼睑下垂,偶有斜视,汗多,食欲增加。一诊方加黄芪20g,五爪龙增至60g。

2000年10月:服药30剂,病情明显好转,眼睛基本正常,疲劳时左眼尚有轻度下垂,头偶有向右歪,盗汗,纳可。上方黄芪增至25g,山药增至15g,去陈皮加橘络2g,肉苁蓉6g。

2000年12月:服药60剂,眼睛恢复正常,头时有轻度右偏,易感冒,盗汗,四肢较冷,食欲不佳。处方:太子参30g,黄芪30g,五爪龙60g,千斤拔60g,升麻10g,柴胡10g,山药15g,白术12g,橘络3g,枸杞子10g,浮小麦30g,糯稻根30g,山萸肉10g,鹿角胶(烊化)5g,何首乌15g,甘草5g。

2001年2月:眼睛恢复正常,汗多,易感冒,时有腹泻,纳差。上方党参12g易太子参,紫河车6g易鹿角胶,去浮小麦、糯稻根。

上方服用半年,2001年7月溴吡斯的明减为30mg,每日2次,眼睛正常且稳定,汗多,动则尤甚,易感冒,咳嗽,腹泻,纳差。处方:黄芪20g,防风6g,白术25g,五爪龙60g,太子参30g,千斤拔60g,浮小麦30g,何首乌18g,山萸肉10g,苍耳子6g,橘络3g,甘草3g。

2001年10月:上方连服60剂,胃纳好转,仍易感冒,多汗。处方:黄芪15g,防风6g,白术20g,太子参45g,五爪龙60g,千斤拔60g,升麻6g,柴胡6g,浮小麦30g,糯稻根30g,山萸肉10g,何首乌12g,橘络3g,甘草3g。

以上方为主,坚持服药半年余,溴吡斯的明减为30mg,每日1次,眼睛正常，易感冒及汗多等症好转，现仍在继续服药。

蔡某，男，7岁，2001年5月初诊。

患者2001年3月出现左眼睑下垂，在当地医院诊断为重症肌无力，予新斯的明静滴，泼尼松和溴吡斯的明口服治疗后病情好转，现症见形体瘦弱，表情呆滞，左眼睑轻度下垂，汗多，余无不适。目前泼尼松5mg，每日1次，溴吡斯的明60mg，每日1次维持治疗。处方：黄芪30g，党参15g，白术12g，陈皮2g，升麻10g，柴胡6g，当归6g，何首乌12g，枸杞子10g，山萸肉10g，玄参6g，甘草3g。

二诊：2001年6月。服药15剂，症如前述，无明显变化，患者欲减少西药用量。上方加黄芪增至40g，何首乌增至15g，关沙苑10g易当归。嘱其先减1/4粒泼尼松，维持2周，如无反复，再继续减量。

三诊：2001年7月。上方服用30剂，症状无明显变化，患者由于睫毛内翻，常易流泪，欲做手术纠正，泼尼松减为2.5mg，每日1次。守上方加太子参30g。嘱其不要着急手术，可予氯霉素眼药水滴眼。

四诊：2001年10月。上方服药60剂，左眼睑轻下垂，泼尼松已停服1个月，未有不适。考虑北方冬天寒冷，上方黄芪增至45g，党参增至20g，何首乌增至18g。

五诊：2002年1月。上方服用90剂，患者精神好转，形体略胖，左眼睑下垂好转（内附比较照片两张）。停服溴吡斯的明。处方：黄芪60g，党参50g，白术18g，升麻10g，柴胡10g，陈皮3g，何首乌20g，枸杞子10g，关沙苑10g，黄精15g，当归6g，玄参6g，甘草3g。

六诊：2002年3月。上方服用60剂，患者精神好，面色红润，无眼睑下垂，体重增加，汗多。处方：黄芪45g，党参20g，白术12g，升麻10g，柴胡10g，陈皮3g，何首乌15g，枸杞子10g，太子参20g，山萸肉10g，浮小麦30g，甘草3g。

七诊：2002年4月。患者病情稳定，无不适，欲将中药加工成丸剂。处方：黄芪30g，党参15g，白术10g，升麻6g，柴胡6g，陈皮3g，何首乌15g，枸杞子10g，太子参20g，肉苁蓉6g，巴戟天6g，浮小麦30g，甘草3g。

后患者来信告知，已将上方加工成丸剂，嘱其坚持服药2年，以防病情反复。

案8

淡某，女，2岁。

患儿于1990年8月15日左眼睑出现下垂，6天后右眼睑亦下垂。翌日在湖北宜昌地区医院检查，新斯的明试验阳性。9月2日在湖北医学院检查，头颅CT、胸片未发现异常。诊断为眼肌型重症肌无力。予泼尼松、溴吡斯的明治疗。9月20日出现吞咽、咀嚼困难，哭声嘶哑，行走乏力易跌。9月24日在湖北医学院住院治疗，诊断为全身型重症肌无力。后转当地省中医院住院1月余，病情有所好转，但眼睑仍下垂；晨起未服西药时活动、吃饭仍较困难，有时甚至颈软头倾。一直用泼尼松每日5mg、溴吡斯的明每日20mg、每天3次维持。

1991年3月1日家长来信，要求函诊治疗。遂予强肌健力饮，酌加枸杞子、何首乌、鸡血藤，并嘱每天1剂，复渣共煎3次，日服3次。经上述治疗1月后，患儿肌力增强，症状明显好转，双眼裂平视可增大至0.8～1.0cm，但午后稍差，泼尼松已停服，溴吡斯的明减至每日20mg。2个月后，患儿眼裂渐趋正常，尤其晨起在未服西药前，下地走路、玩耍、吃早餐都如常人。脸有华色，二便正常，唯活动剧烈时仍显疲乏之象，继续服药治疗。1991年9月17日开始停用一切西药，症状完全消失，生活如常。1992年初停服中药3月，此期间曾患感冒、泄泻、痢疾，均未诱发肌无力。为防复发，其家长遵嘱继续令服上方巩固疗效，追踪至今，病无复发。

案9

胡某，男，55岁，2000年5月2日初诊。

左眼睑无力8个月。无明显诱因出现左侧眼睑无力，视力受影响，斜视时视物不清尤甚，舌淡苔白厚，脉数，有高血压病史。在外院诊断为重症肌无力，一直用泼尼松每日20mg治疗，中医诊断：睑废（脾胃虚损）。

处方：黄芪60g，五爪龙、党参、薏苡仁各30g，白术20g，何首乌15g，枸杞子12g，升麻、柴胡、当归各10g，陈皮、甘草各3g

二诊：服药6剂，出现头晕、胸闷，血压150/90mmHg，请邓铁涛教授会诊。邓铁涛教授认为，患者原有高血压病史，头晕胸闷为气虚阳浮所致，药后血压升高，与升麻、柴胡提升助阳有关，黄芪不可去，守原方去升麻、柴胡加桔梗3g轻用以代之。

三诊：服药14剂，头晕、胸闷症状减轻，诸症稍缓解，血压130/80mmHg，但有时波动至150/90mmHg，守方，加大黄芪用量至100g，配以菊花10g，益气清肝熄风而降压。

四诊：服药14剂，血压平稳，维持在130/80mmHg左右，眼睑仍觉轻度重坠、胀痛，斜视时视物模糊，饮食及二便正常，调整治法用药，泼尼松减为每日5mg，加桔梗用量以升清载药上行，益以清肝养血之品。处方：五爪龙、黄芪各60g，太子参40g，鸡血藤24g，白术18g，何首乌、薏苡仁各15g，桔梗、桑葚子各10g，菊花6g，陈皮、甘草各3g。

五诊：服药15剂，眼睑胀痛消失，左眼睑轻度坠胀，斜视时仍觉轻度模糊，说话多、情绪激动时加重，休息较好时缓解，饮食及二便正常，邓铁涛教授认为，病在左侧，根据中医左血右气的理论，加四物汤加强补血之力。

六诊：服药40剂，症状又见减轻，但仍未愈，左眼视物模糊，复视。药力欠宏，守方加大黄芪量至120～150g，并加桑寄生、菟丝子、杜仲等补肾药。

七诊：服药14剂，症状改善明显，乃停用激素，守方治疗。结果服药180剂，症状完全消失，生活如常。总计共治疗14个月，服药共500余剂而愈。

案10

游某，女，28岁。1997年10月初诊。

患者1997年7月在家务农时出现头晕，左边咀嚼不如右边有力，患者未曾在意,至8月开始出现左眼睑下垂,沈阳某医院诊为重症肌无力,脑CT、胸腺CT、甲状腺功能检查均无异常,予口服溴吡斯的明片(剂量不详),病情未见好转,经人介绍写信求治于邓铁涛教授,诉:左眼睑下垂,左眼不能睁开,视物蒙眬,朝轻暮重,头晕,汗多,怕热,无吞咽困难等。

处方:黄芪90g,党参60g,白术30g,升麻10g,柴胡10g,陈皮3g,何首乌30g,山萸肉12g,枸杞子12g,巴戟天12g,当归头12g,甘草3g。

每日一剂,三煎日三服。

二诊:1997年11月。服药30剂,左眼睑仍下垂,但已能够睁开,四肢畏寒,头晕,汗出,尿频。仍守上方。

三诊:1998年1月。服药30余剂,左眼睑下垂好转,期间因停药五天,又有复发,时有复视,视物蒙眬,眼球活动受限,阴雨天尤甚,畏寒好转,无尿频。上方黄芪增至100g,余如前。

四诊:1998年4月。服药60余剂,左眼睑轻度下垂,视物不清,向上看尤甚,头晕好转,在阳光下或抬头向上看时头部仍有不适。上方加锁阳10g,当归10g易当归头。

五诊:1998年6月。服药50余剂,左眼睑仍下垂,晨起视物稍清晰,四肢关节畏寒、酸痛,小便黄,大便常。处方:黄芪100g,党参60g,白术30g,升麻10g,柴胡10g,陈皮3g,何首乌30g,沙苑蒺藜12g,巴戟天12g,狗脊15g,川断15g,刺蒺藜10g,甘草3g。

以后以上方随症加减治疗,或去狗脊、川断加关沙苑、菟丝子,至2001年2月患者来信告知眼睛完全恢复正常,因家中经济困难,已去珠海打工。

案11

温某,女,25岁。

患者因四肢全身无力,复视,视物模糊4个月于1989年4月7日入院,住院号52987。

起病前4个月前因反复患"流行性结膜炎"后,渐觉全身乏力,行走易跌到，上下公共汽车困难，伴视物模糊，复视，病情以午后及夜晚为甚。偶有咀嚼乏力。无吞咽困难及呼吸困难。3月13日本院肌电图检查，注射新斯的明前肌疲劳试验左三角肌平均衰减20.3%，左小指展肌平均衰减13.3%，注射新斯的明后1小时复查，左三角肌平均衰减13%，左小指展肌平均衰减11%，肌疲劳试验和新斯的明试验均阳性。入院诊断为重症肌无力（成人ⅡA型）。

中医证见四肢全身乏力，视物模糊，咀嚼乏力，舌淡红，边有齿印，苔薄白，脉细弱。诊断为脾胃虚损，辨证为脾胃气虚，法宜健脾益气，予强肌健力饮，方中黄芪用至120g。

治疗112天，全身乏力、视物模糊及复视等俱消失。复查肌电图，肌疲劳试验左三角肌平均衰减10.5%，左小指展肌平均衰减5%，肌疲劳试验阴性，肌电图检查结果与临床观察结果相一致。于7月27日出院，出院后继续以强肌健力口服液巩固治疗，恢复正常上班。追访现仍健在。

案12

张某，男，70岁。

因眼睑下垂伴上肢无力9个月于2000年9月11日就诊。患者于2000年初起发现眼睑下垂，复视，继而上肢无力，两臂上举困难，梳头、漱口、洗脸动作困难，颈部不适，某西医院诊断为重症肌无力，给予溴吡斯的明每次60mg，每日3次，服后腹痛，便溏，汗多，胃纳差，小便多，患者自觉西药副作用大，且效果不佳，故转诊我院要求中医治疗。

诊见：眼睑下垂，右眼睑裂4mm，左睑裂6mm，眼睑及上肢肌疲劳试验阳性，上肢肌力Ⅲ级。新斯的明试验阳性。舌质淡红，苔少，脉细弱。

诊断：中医：痿证（脾胃虚损型）。西医：重症肌无力，成人ⅡA型。

治法：健脾益损，强肌健力。

处方：给予强肌健力口服液每次2支，每日3次，口服。

服强肌健力口服液10天后，患者眼睑下垂疲劳减轻，睑裂接近正常时间延长，唯觉眼部前额部有发紧发沉的感觉，遇疲劳或傍晚时眼睑会出现

上篇 医案精选

19

下垂，但已无复视。双上肢活动较前轻松，肌力接近Ⅳ级。

服药1个月后，眼睑下垂消失，双眼睑裂正常10mm，眼球活动无受限，四肢活动自如，肌力Ⅴ级正常。原有之其他胃肠症状消失，停用溴吡斯的明，追踪2个月，未见病情反复，为巩固疗效，目前仍然服用强肌健力口服液。属临床治愈病例。

案13

沈某，女，18岁。

因吞咽困难，构音不清4个月。于1989年7月14日入院，住院号54923。

患者于1989年3月起出现吞咽困难，每餐时间为1~2小时，时有饮水反呛，继见讲话带鼻音，自感发音困难，甚则讲话断断续续。近来四肢无力，颈软抬头无力，尤以活动后为甚，面部表情呆滞，舌淡红，苔白，脉细弱。6月1日本院肌电图结果：肌疲劳试验左眼轮匝肌平均衰减14.3%，左三角肌平均衰减15%，左腓肠肌平均衰减12.8%。入院诊断：重症肌无力（成人ⅡB型），中医辨证为脾胃气虚，法当益气健脾，予强肌健力口服液，黄芪用至90g，病情日渐好转，黄芪用量减至60g，最后减至45g。

住院43天，吞咽困难、构音不清均消失，仅时感乏力。8月23日复查肌电图：肌疲劳试验左眼轮匝肌和左腓肠肌均无衰减，左三角肌平均衰减4%，肌疲劳试验阴性，于8月25日出院。出院后继续服强肌健力口服液巩固治疗。现已大学毕业在某医院工作。

案14

黄某，女，30岁，2000年1月24日初诊。

主诉：四肢无力伴吞咽困难半年。

患者于1999年7月出现眼睑下垂，晨轻暮重，后出现四肢无力，吞咽困难，讲话吐字不清。经某西医院确诊为"重症肌无力"，予溴吡斯的明治疗，经治疗后眼睑下垂症状缓急，但吞咽困难、四肢无力症状未能改善，逐步加重，出现饮水反呛，呼吸气短，不能胜任劳动和料理家务，特前来我院寻求中医中药治疗。

就诊时除上述见症外,面色少华,精神萎靡,头晕气短,懒言,肌疲劳试验阳性,新斯的明试验阳性,舌质淡红,苔薄白,脉细弱。

中医诊断:痿证,脾胃虚损型。西医诊断:重症肌无力成人Ⅱ-B型。

治法:补脾益损,强肌健力。

处方:给予强肌健力口服液每次2支,每日3次,口服。

并嘱待病情好转后逐渐减停溴吡斯的明。

服用强肌健力口服液两个月后,全身症状明显改善,吞咽顺利,肢体有力,自觉精神好转,体力增加可以料理家务,溴吡斯的明量从原来每日360mg,减至每日180mg。半年后已能工作,9个月后溴吡斯的明已停服,唯遇工作劳累时为防止肌无力症状出现偶然服之。目前仍然继续服用强肌健力口服液巩固疗效。属临床显效病例。

案15

刘某,男,26岁,工人。1998年3月初诊。

患者于半年前感冒后,渐觉全身乏力,行走易跌倒,上下公共汽车亦困难,伴复视,病情逐渐加重,朝轻暮重。近1个月来出现咀嚼无力,无吞咽及呼吸困难。舌淡边有齿印,苔薄白,脉细弱。肌疲劳试验、新斯的明试验阳性。西医诊断:重症肌无力全身型,中医诊断:痿证,脾胃虚损型。治宜健脾补气。邓铁涛教授拟方:黄芪、五爪龙各30g,党参15g,升麻10g,白术、当归各12g,橘红、柴胡、炙甘草各6g。7剂,每天1剂,水煎2次,2次药液混合,分2次服。

配合针灸治疗,取穴以阳明经为主,选伏兔、足三里、阳陵泉、丰隆,采用温针灸,配合针睛明、太阳,平补平泻,每天1次,10天为1疗程。

二诊:自觉症状改善,咽干。以上方为基础,黄芪用至60g,加麦冬15g以养胃阴。

后在上方基础上黄芪增至120g,连续服药半年余,患者全身无力及复视消失,咀嚼正常,肌疲劳试验阴性。出院后继续服中药巩固疗效,并恢复正常上班。

案16

刘某，女。因肢体易疲劳4年，于1996年11月24日就诊。

患者有重症肌无力病史，时值产后，腰酸，吞咽困难，眠差，体倦，肢体乏力，舌嫩苔白，脉细。

西医诊断：重症肌无力（全身型）。中医诊断：痿证，脾胃虚损，损及五脏，兼产后肝肾不足。治以健脾益损，兼补肝肾。

处方：五爪龙60g，太子参、千斤拔各30g，何首乌20g，鸡内金12g，茯苓、白术各15g，旱莲草、女贞子、当归头各10g，柴胡、升麻各6g，甘草3g，每日1剂。

20剂后，症状减轻，守方加减，继续治疗，半年后，原服溴吡斯的明（3次/日，每次30mg），渐减量至停用，症状消失，此期间，在两个阶段患者因兼证不同而治法相应调整。

1997年5月至8月间，患者因乏力疲倦，吞咽困难，舌嫩红，苔浊，脉细尺弱，时令当夏，湿阻之象，加用薏苡仁轻灵渗湿，并注意养血，加用何首乌、鸡血藤以养肝血，肝旺而疏泻功能转健，不治湿而湿浊得化。

1997年11月间，患者症状减轻，但易于感冒，舌胖嫩，舌前少苔，根部浊，脉细，时值秋冬，主燥主寒，气虚卫外不固，故去薏苡仁加大太子参用量至50g，加山药、石斛养阴益肾，加豨莶草轻疏外邪，临证治其兼证而获良效。

案17

唐某，女，41岁。2002年1月初诊。

患者2001年10月出现左眼睑下垂，后发展为四肢无力，呼吸困难，确诊为重症肌无力，予溴吡斯的明维持治疗，疗效不佳。遂求治于中医，诊见：左眼睑下垂，复视，四肢无力，说话费力，呼吸困难，腹胀，舌淡胖苔黄腻，脉虚。

处方：黄芪80g，党参50g，五爪龙60g，千斤拔60g，升麻10g，柴胡10g，白术30g，陈皮3g，何首乌30g，薏苡仁30g，关沙苑12g，玄参10g，枸杞子12g，甘草3g。强肌健力口服液每次2支，每日3次。

二诊：2002年2月。眼睑时有下垂，双眼沉重，无复视，双上肢无力，面部及上唇肌肉不适，腹胀好转，矢气，大便时有稀烂，眠差。处方：黄芪100g，党参60g，五爪龙50g，千斤拔50g，升麻10g，柴胡10g，白术30g，陈皮3g，何首乌30g，川连3g，砂仁（后下）3g，山萸肉12g，巴戟天12g，甘草3g。

三诊：2002年3月。面部表情呆滞，左眼睑稍下垂，双眼不能紧闭，轻度复视，说话费力，咀嚼困难，经期症状尤甚，腹胀减轻，大便正常，睡眠不佳。处方：黄芪100g，党参60g，五爪龙50g，千斤拔50g，升麻10g，柴胡10g，白术30g，佛手5g，何首乌30g，枸杞子12g，紫河车12g，薏苡仁5g，玄参10g，甘草3g。另以人参10g炖水分3次服。

四诊：2002年4月。仍有轻微复视，咀嚼无力，面部肌肉易疲，说话费力，月经期间病情未有加重。守上方，薏苡仁增至15g。

五诊：2002年5月。眼睑下垂好转，时觉艰涩，双眼异物感，咀嚼及说话正常，睡眠好转，经期病情稳定。

案18

王某，女，56岁，1996年9月初诊。

患者1994年底出现右眼睑下垂，后逐渐发展为咀嚼无力，全身乏力，四肢麻木，1996年渐至吞咽及呼吸困难，在天津某医院诊为重症肌无力，经治疗后咀嚼及吞咽基本正常。现主要症状为身疲，四肢无力，泼尼松每日2片，溴吡斯的明每日1片维持。处方：黄芪60g，党参30g，白术15g，陈皮10g，升麻10g，柴胡10g，当归头15g，肉苁蓉15g，枸杞子12g，淫羊藿10g，甘草3g。

二诊：1996年10月。患者述在服药之前由于天气变化及劳累所致，病情又有加重，泼尼松增至日8片，服药30剂，现症见：全身乏力，咀嚼困难，说话吃力，右脸部麻木。上方去肉苁蓉加何首乌30g、茯苓20g，黄芪增至90g。

三诊：1996年12月。服药30剂，症状无明显改善，泼尼松减至日3

片。上方黄芪增至120g,党参增至60g,去云茯苓、淫羊藿加肉苁蓉、巴戟天各12g。

四诊:1997年2月。服药30剂,全身乏力稍好转,右眼睑下垂,无力睁开,双眼视物时易流泪,无复视等,右脸部肌肉紧张。停服泼尼松。守上方加山药60g。

五诊:1997年4月。患者病情有所加重,考虑为泼尼松减量太快,症见:右眼睑下垂,双眼易疲,视物不能超过1分钟,全身乏力,行动困难,咀嚼无力,右脸部肌肉麻木。泼尼松增至日8片,查血糖8.1mmol/L,增服消渴丸。处方:黄芪120g,党参60g,太子参30g,升麻12g,柴胡12g,山药60g,何首乌30g,山萸肉15g,枸杞子12g,肉苁蓉12g,巴戟天12g,橘络5g,甘草3g。

六诊:1997年6月。服上方30剂,症状无明显变化,脸部肌肉仍有麻木感。上方党参增至80g,去太子参、枸杞子、巴戟天、橘络加防风10g、川芎10g、蒺藜12g、豨莶草15g。

七诊:1997年7月。服药20余剂,右眼睑下垂稍好转,朝轻暮重,余症如前。泼尼松减至日4片。处方:黄芪150g,党参60g,太子参30g,升麻10g,柴胡10g,山药30g,何首乌30g,山萸肉12g,枸杞子12g,桔梗10g,葛根15g,白术15g,陈皮3g。

八诊:1997年8月。服药20剂,右眼睑下垂好转,早晨能进行轻微活动锻炼,四肢无力及右脸麻木感稍好转,胃纳转佳,眠好,仍有咀嚼困难。溴吡斯的明减至每日1片。上方山萸肉加至15g,去枸杞子加当归头10g,甘草3g,嘱泼尼松以每月递减半片。

九诊:1997年10月。服药30剂,咀嚼困难好转,可以做少量家务,四肢易疲,右膝关节疼痛不能行走,大便日3~5次,照片示右膝关节骨质增生。处方:黄芪150g,党参80g,白术30g,陈皮3g,当归头15g,升麻12g,柴胡12g,何首乌30g,肉苁蓉12g,山萸肉12g,锁阳12g,甘草3g。

十诊:1997年11月。服药20剂,右眼睑轻度下垂,四肢无力好转右膝关节疼痛,大便日2~3次。上方去山萸肉加鸡血藤、狗脊、川断各30g。

1999年7月患者来信述以上方治疗1年余,诸症好转,病情稳定。

陈某，男，66岁，2001年2月初诊。

患者1999年7月无明显诱因下出现双眼睑下垂，复视，在当地医院诊断为重症肌无力，服用溴吡斯的明（每日16~20片），泼尼松及重症灵胶囊，病情未见好转，逐渐出现咀嚼无力，胸闷气短，双眼无力睁开，复视，斜视等症状，经人介绍写信求治于邓老，目前溴吡斯的明每日14片，每日泼尼松8片维持。处方：黄芪60g，党参60g，白术30g，升麻10g，柴胡10g，陈皮3g，何首乌30g，枸杞子12g，山萸肉12g，关沙苑12g，巴戟天12g，当归10g，甘草3g。

二诊：2001年3月。服药13剂，前症如前，饮水反呛，脚轻度水肿。上方黄芪增至90g，当归改用当归头10g，去关沙苑、巴戟天，加肉苁蓉12g。

三诊：2001年5月。服药30剂，精神稍好转，右眼睑下垂好转，复视，斜视，饮水反呛，四肢无力，咀嚼无力，脚重度水肿，腹泻。处方：黄芪100g，党参60g，白术30g，陈皮3g，升麻10g，柴胡10g，云苓15g，薏苡仁30g，何首乌30g，川连3g，木香6g（后下），当归头12g，甘草3g。

四诊：2001年7月。服药30剂，腹泻好转，仍四肢无力，腹渐大，脚水肿。处方：黄芪100g，党参60g，白术30g，陈皮3g，升麻10g，柴胡10g，何首乌30g，枸杞子12g，薏苡仁30g，巴戟天12g，山萸肉12g，甘草3g。

五诊：2001年8月。服药20剂，症如上述，水肿渐及小腿，四肢无力，行动困难。上方去巴戟天、山萸肉、枸杞子加锁阳12g，麻黄6g，茯苓皮20g。

六诊：2001年9月。服药30剂，咀嚼、吞咽及呼吸气短等症状好转，腰腿无力，双下肢水肿，腹部渐胀大。处方：黄芪100g，党参60g，白术30g，陈皮3g，升麻10g，柴胡10g，何首乌30g，山萸肉12g，狗脊20g，川断12g，巴戟天12g，防己12g，甘草3g。嘱其逐渐减少西药用量。

七诊：2001年10月。服药30剂，咀嚼、吞咽及呼吸等正常，水肿渐好转，仍四肢无力，西药减至泼尼松每日4片，溴吡斯的明每日12片，未出现不适状况。上方黄芪增至120g，去川断加紫河车12g。嘱其泼尼松不可减得太快，维持目前每日4片，待病情稳定后再考虑减量。

八诊：2001年11月。服药20剂，仍有四肢无力，手指麻木感，双下肢轻度水肿。上方去防己、狗脊加枸杞子12g、肉苁蓉12g。

2001年12月患者来信述病情基本稳定。

案20

李某，男，14岁。1997年2月初诊。

患者1996年7月无明显诱因下出现双眼睑下垂，复视等症状，在哈尔滨医科大学确诊为重症肌无力，经口服新斯的明，肌注加兰他敏，针灸等治疗后病情好转。同年12月23日突然高烧后出现咀嚼无力，吞咽困难，饮水反呛，构音不清等症，CT检查示胸腺瘤增生，热退后，饮水反呛好转，但仍有眼睑下垂，复视，咀嚼无力，吞咽困难，颈项酸软，双上肢无力抬举等症状，予新斯的明片维持治疗，同时服用中药（具体不详），病情未见明显好转，患者休学在家。1997年2月信函求治于邓铁涛教授。

处方：黄芪60g，党参30g，升麻10g，柴胡10g，当归头10g，白术15g，陈皮3g，甘草3g，巴戟天10g，枸杞子10g，何首乌20g。上药用清水四碗煎至半碗，二煎两碗半水煎至半碗，三煎三碗水煎至半碗，分早、午、晚3次服用。

二诊：1997年4月。服药70剂，眼睑下垂明显好转，偶有复视，咀嚼及吞咽困难均有减轻，双上肢仍觉无力。上方加太子参30g，玄参10g，以肉苁蓉10g易巴戟天，黄芪增至90g，何首乌增至30g。

三诊：1997年6月。服药50剂，眼睑轻度下垂，吞咽正常，双上肢无力较前好转，偶复视及咀嚼困难，时有发音不清，新斯的明片减为1片，日1次，仍守上方，巴戟天10g易枸杞子，白术增至20g，嘱其西药勿减太快，仍用新斯的明每次1片，日2次。

四诊：1997年10月。服药90余剂，眼睑轻度下垂，偶有复视，面部表情呆滞，无其他不适，新斯的明减为1/2片，日2次，患者已恢复上学。处方：生黄芪120g，太子参50g，当归头12g，升麻10g，柴胡10g，陈皮3g，白术15g，巴戟天10g，枸杞子12g，何首乌18g，生甘草3g。

五诊：1998年1月。服药70余剂，患者已停服新斯的明片，病情未见反复，上学4月余，未出现不适，仍有眼睑轻度下垂，面部表情呆滞。处方：黄芪120g，党参50g，升麻12g，柴胡12g，白术20g，陈皮3g，何首乌30g，山萸肉12g，巴戟天12g，云苓12g，枸杞子12g，甘草3g。

此后以上方为主加减治疗，或加鸡血藤，或加关沙苑等，病情一直稳定，未见反复。

案21

郭某，女，28岁，1998年3月信函初诊。

患者1982年起开始出现四肢无力感觉，1984年在上海华山医院确诊为重症肌无力，CT示胸腺增生不明显。以溴吡斯的明治疗，至1987年症状好转后停服。1994年因闭经在当地医院行月经人工周期后病情出现反复，并逐渐加重。目前以泼尼松每日60mg，溴吡斯的明每日420mg维持。

现症见神疲身乏，双眼睑下垂，复视，面部表情呆滞，吞咽无力，咀嚼困难，构音不清，四肢无力，行走易跌倒，经休息后不能较快恢复，颈软无力，腰软无力支撑，胸闷，心动过缓，闭经，自觉烦热，口干，舌淡胖有齿印，苔薄白，脉细弱。

处方：黄芪60g，党参45g，太子参30g，升麻10g，柴胡10g，白术30g，陈皮3g，当归头10g，何首乌30g，枸杞子12g，薏苡仁20g，甘草3g，五爪龙30g，千斤拔30g。另服强肌健力胶囊每日3次，1次4粒。

二诊：1998年4月病者诉服上药30剂，构音不清较前好转，心动缓慢较少发生，口干，余症如前，病情时有反复，舌淡胖嫩边齿印苔薄白，脉细弱。处方：黄芪90g，党参60g，白术30g，升麻10g，柴胡10g，陈皮3g，当归头10g，何首乌30g，枸杞子12g，薏苡仁30g，巴戟天12g，甘草3g。

以后每月患者以信函形式求诊一次，以上方为主，随症加减，至1998年11月已完全停用泼尼松，溴吡斯的明药量如前，患者自觉精神好转，吞咽及说话也有改善，但四肢仍然乏力，行走及上下楼梯时尤甚，时欲跌倒，面色无华，眼圈黑，闭经，舌淡胖苔白腻，脉缓。仍以补中益气汤加减，上方以山萸肉12g、鹿角胶6g易枸杞子、薏苡仁，黄芪增至120g，升麻、柴胡、当归头俱增至12g。

此后照此方加减治疗2年，逐渐减少黄芪用量至80g。2001年12月，患者来信告知，已完全停用溴吡斯的明片，坚持工作已1年，四肢较有力，能上下楼梯，但仍觉腰背无力。

案22

谢某，女，45岁。1996年1月20日初诊。

患者1995年5月起开始出现眼睑下垂，在当地医院确诊为重症肌无力，渐发展为四肢无力等全身症状，同年9月行胸腺切除术，11月病情加重，出现吞咽困难，构音不清等症，目前泼尼松每日47.5mg维持治疗，症状未见好转，遂求治于中医。症见神疲，眼睑下垂，咽喉不适，吞咽困难，构音不清，四肢抬举无力，极易疲劳，常需卧床休息，手脚有麻木感，纳差，月经量少，大便时溏时硬，舌暗红苔少，脉虚浮。证属脾胃虚损，治以健脾益气。

处方：太子参90g，北芪30g，五爪龙60g，千斤拔60g，升麻10g，柴胡10g，玄参12g，山药30g，橘络3g，山萸肉12g，何首乌30g，枸杞子12g，肉苁蓉12g，甘草3g。每日1剂，同时嘱其泼尼松以每月递减2.5mg。

二诊：1996年3月。服用1月余，患者来信告知精神好转，四肢较前有力，胃口转好，但易腹胀，且时有胃痛，小腹胀痛（附件炎），大便软，小便常，舌红苔薄白，脉弦略滑（请当地中医望舌切脉）。处方：太子参100g，北芪30g，党参30g，升麻10g，柴胡10g，山药30g，佛手5g，川连3g，何首乌30g，枸杞子12g，山萸肉12g，甘草3g。

三诊：1996年6月。上方服用月余，精神体力均明显增强，可上街步行2～3小时，不需要经常卧床休息，时有头晕，咽喉部仍有梗阻感，食后腹胀，寐欠安，舌红苔薄白，脉细弦。处方：北芪45g，太子参100g，升麻10g，柴胡10g，山药30g，枸杞子12g，熟枣仁20g，桔梗10g，葛根15g，肉苁蓉12g，何首乌30g，枳壳5g，甘草3g。

四诊：1996年8月。患者吞咽困难有所缓解，四肢肌力增强，生活能够自理，纳差，时有头晕，大便时溏时硬，舌红苔薄白，脉软无力。其间出现牙痛，经治疗好转，泼尼松已减为每日10mg。处方：北芪45g，太子参100g，升麻10g，柴胡10g，何首乌30g，枳壳3g，当归头6g，旱莲草12g，甘草3g，白术10g，山药24g，女贞子10g，麦芽30g。嘱其服药后如上火，可用西洋参10g或生晒参10g取代黄芪。

五诊：1996年12月。患者其间因停服药一段时间，病情出现反复，10月7日因呼吸困难入住当地医院，行气管切开治疗后危象缓解，泼尼松增至60mg（每日1次），溴吡斯的明60mg（每日3次）。症见吞咽困难，咽部梗阻感，说话费力，构音不清，四肢无力，汗出恶寒，纳差，食后易胀，嗳气，耳鸣，时有胸闷，舌红边有齿印，苔薄白，脉细弱。处方：黄芪130g，太子参50g，柴胡10g，升麻10g，当归头15g，何首乌30g，白术30g，佛手片5g，甘草3g，巴戟天15g，枸杞子12g，狗脊30g。嘱其泼尼松按目前剂量连续服用3个月后再逐渐减少用量。

此后以上方为主随症加减治疗，病情稳定后黄芪剂量减为90g，至2000年9月患者精神、体力、气色均大为好转，但仍有四肢乏力，易疲劳，腰酸痛等症，泼尼松、溴吡斯的明均减量，嘱患者坚持服用中药。2001年7月患者来信述因症状稳定停服中药半年，病情出现反复，现仍在治疗中。

案23

牛某，男，42岁，河南省博爱县人。2001年6月初诊。

患者1999年4月开始出现右眼睑下垂，后逐渐发展为左眼睑下垂，四肢无力，咀嚼困难，颈项酸软无力，在当地医院确诊为重症肌无力。同年11月在河南某做CT示胸腺瘤，检查为恶性，行胸腺瘤切除术后，病情有所好转。1个月后，症状反复，出现四肢无力，行走困难，咀嚼及吞咽困难等，一直服用泼尼松60mg、溴吡斯的明600mg维持治疗，病情未见好转，经人介绍写信求治于邓铁涛教授。处方：黄芪80g，党参30g，白术

30g，陈皮3g，当归头12g，升麻10g，柴胡10g，何首乌30g，玄参12g，枸杞子12g，山萸肉12g，甘草3g。

嘱其每日1剂，三煎日三服，忌食生冷寒凉食品，目前西药照服，待病情好转后逐渐减量。

二诊：2001年7月。服药20余日后病情未见明显好转，舌淡苔薄白，脉弱。上方以关沙苑12g、肉苁蓉12g易山萸肉，黄芪增至100g，党参增至45g。

三诊：2001年8月。服药20余剂后精神体力有所好转，余症如前，朝轻暮重，舌淡苔薄白腻，脉浮数。上方以锁阳12g易肉苁蓉，加佩兰6g，党参加至50g。

四诊：2001年10月。服药30剂，四肢无力稍好转，可以行走60米，行久则腰痛，舌苔薄白，脉弱。处方：黄芪100g，党参60g，白术30g，陈皮3g，升麻10g，柴胡10g，何首乌30g，枸杞子12g，当归10g，肉苁蓉12g，山慈姑15g，玄参12g，甘草3g。

五诊：2001年11月。服药30剂，四肢肌力增强，可以行走1千米，时觉胸闷，下午颈项及四肢无力明显。舌淡苔微黄，脉弱。上方去山慈姑，党参加至80g。

六诊：2002年1月。精神好转，可以行走2千米，饭后汗出，时胃痛，舌苔薄白脉细弱。处方：黄芪120g，党参90g，白术30g，升麻10g，柴胡10g，陈皮3g，玄参12g，当归12g，枸杞子12g，何首乌30g，巴戟天12g，甘草3g。

七诊：2002年4月。服药60余剂后，患者诉眼睑下垂好转，四肢较前有力，可以行走4千米，西药减为泼尼松10mg，每日1次，溴吡斯的明每日480mg，现患者仍在治疗中。

案24

汪某，男，39岁，甘肃徽县人。2001年6月初诊。

患者3个月无明显诱因下出现左眼睑下垂，在某部队医院诊为重症肌无力，住院治疗1月余，病情有所好转，出院后以溴吡斯的明80mg，每日

3次，泼尼松10mg，每日3次维持治疗，现症见右眼睑下垂，四肢无力，行动困难。患者欲中医治疗，信函求治于邓铁涛教授。处方：黄芪60g，党参45g，白术30g，升麻10g，柴胡10g，陈皮3g，枸杞子12g，何首乌30g，山萸肉12g，玄参10g，当归10g，甘草3g。每日1剂，三煎日三服。

二诊：2001年10月。服药30余剂，肢体较前有力，可以行走500多米，及处理日常事务，仍有眼睑下垂，下体易出汗，小便量多。上方党参加至50g，去山萸肉加巴戟天12g，余如前。

三诊：2001年12月。服药25剂，四肢肌力正常，右眼睑下垂，视物正常。处方：黄芪90g，党参60g，白术30g，升麻10g，柴胡10g，陈皮3g，何首乌30g，枸杞子12g，当归头10g，山萸肉12g，肉苁蓉12g，甘草3g。

四诊：2002年1月。眼睑下垂好转，无性功能，余无不适。处方：黄芪100g，党参60g，白术30g，升麻10g，陈皮5g，何首乌30g，枸杞子12g，当归头12g，仙茅12g，巴戟天12g，紫河车12g，甘草3g。

五诊：2002年4月。右眼睑仍有轻度下垂，余无异常。处方：黄芪100g，党参60g，白术30g，升麻10g，柴胡10g，陈皮6g，何首乌30g，枸杞子12g，紫河车12g，肉苁蓉12g，山萸肉12g，甘草3g。

现患者仍继续服药，病情稳定。

案25

吴某，女，57岁，1994年9月初诊。

患者1990年3月起出现四肢无力，咀嚼及吞咽困难，饮水反呛，经治疗后好转。半年后复发，出现双眼睑下垂，复视，在北京某医院诊为重症肌无力，以激素治疗后好转，药量减少后病情又出现反复，曾行血浆置换疗法，疗效不佳。经人介绍写信求治于邓铁涛教授，主诉：右眼睑下垂，不能睁开，轻度复视，咀嚼无力，吞咽困难，身体消瘦，四肢无力，动则疲惫，头重头痛，口鼻干燥，纳差。目前以溴吡斯的明60mg，每日3次，维持治疗。处方：黄芪90g，太子参30g，升麻12g，柴胡12g，橘红6g，白术30g，玄参12g，山萸肉12g，何首乌30g，肉苁蓉12g，石斛15g，甘草3g。

二诊：1994年10月。服药10余剂，精神好转，眼睑下垂稍好转，咀嚼吞咽稍有改善，食欲增加，大便日2次。上方去玄参、甘草，加巴戟天12g，鸡血藤30g。

三诊：1994年11月。服药20剂，眼睑下垂渐有好转，胃纳转佳，仍有四肢无力，行走困难，咀嚼及吞咽欠顺利，构音不清，朝轻暮重，头重，无头痛，口眼干燥。处方：黄芪120g，党参80g，升麻12g，柴胡12g，白术30g，橘红10g，何首乌45g，山萸肉15g，肉苁蓉12g，巴戟天12g，枸杞子15g，甘草3g。

四诊：1994年12月。服药30剂，精神状态较好，眼睑下垂，咀嚼无力，吞咽不顺，身疲力乏，坐立不能超过半小时，侧躺呼吸困难，口眼鼻干燥，耳鸣，舌苔白厚。上方党参增至90g，去山萸肉、肉苁蓉加鹿角胶6g、云苓15g、薏苡仁30g。

五诊：1995年1月。服药30剂，眼睑轻度下垂，咀嚼吞咽明显好转，四肢较前稍有力，口眼鼻干燥，口、舌溃烂，坐时腰椎两侧疼痛，站立及行动时好转，胸部时有胀痛，胃纳不佳，小便色深。处方：生晒参10g，黄芪100g，太子参60g，升麻12g，柴胡12g，山药30g，橘红6g，白术15g，山萸肉12g，何首乌30g，肉苁蓉12g，玄参12g，甘草3g，川连3g。

六诊：1995年2月。服药20剂（其间因感冒曾停服中药），眼睑下垂好转，咀嚼及吞咽大有改善，构音清楚，精神较差，四肢无力，稍动则累，头痛，口舌溃烂，鼻干时有鼻衄，纳差，大便正常。处方：西洋参5g，生晒参5g，太子参60g，黄芪12g，升麻12g，柴胡12g，木香（后下）6g，川连3g，山药30g，何首乌30g，山萸肉12g，牛蒡子12g，橘络6g，菊花12g，甘草3g。

七诊：1995年5月。服药40余剂，口舌溃烂好转，眼睑及吞咽基本恢复正常，神疲易乏，四肢无力，口、鼻、眼干燥，汗多，四肢及腹背部出现大量皮下出血点，干燥，瘙痒，食欲不佳。患者因行血浆置换疗法，染有丙肝。溴吡斯的明减为30mg，每日3次。处方：西洋参5g，生晒参5g，太子参90g，黄芪12g，升麻12g，柴胡12g，山药30g，楮实子15g，川连3g，何首乌30g，山萸肉12g，丹参12g，橘红5g，甘草3g。

八诊：1995年6月。服药20剂，神疲，四肢仍无力，汗多，纳差，四肢及腹背部仍有皮下出血点，余无不适。处方：西洋参10g，太子参100g，黄芪10g，升麻12g，柴胡12g，山药50g，楮实子15g，川连3g，何首乌30g，山萸肉15g，郁金12g，砂仁3g，甘草3g。

九诊：1995年9月。患者因丙肝住院，予干扰素治疗，其间停服中药及溴吡斯的明2个多月，重症肌无力病情基本稳定，未有反复，现精神较好，腰背酸痛，嘴唇及手掌鲜红，纳差，小便黄，照片示脊椎骨质增生。守上方以佛手3g易砂仁。

十诊：1995年11月。服药30余剂，精神好转，汗多，晨起觉疲乏，肩背肌肉疼痛，下午常有头痛头晕，双下肢易累，口鼻干燥，时有鼻衄，小便色黄，舌有裂纹。处方：西洋参10g，太子参60g，党参20g，黄芪10g，升麻10g，柴胡10g，山药60g，玄参10g，山萸肉12g，生地黄10g，何首乌30g，橘络3g，甘草3g，锁阳12g。

十一诊：1996年1月。服药30剂，头痛减轻，口鼻干燥好转，肩背肌肉疼痛减轻，胃纳转佳，仍有身疲，仰躺时胸闷，侧躺时气短，睡眠不佳，服药后自觉脸部燥热，小便色黄，日服3次中药则小便色黑。处方：西洋参10g，太子参90g，党参10g，黄芪10g，升麻10g，柴胡10g，山药60g，橘络3g，山萸肉12g，何首乌30g，女贞子15g，旱莲草12g，肉苁蓉12g，甘草3g。

十二诊：1996年3月。服药30剂，肢体易疲乏，心悸，汗多，夜间口干，唇红。处方：西洋参10g，太子参100g，党参12g，黄芪12g，升麻10g，柴胡10g，浮小麦30g，何首乌30g，橘红5g，山萸肉12g，肉苁蓉12g，女贞子12g，银柴胡10g，甘草3g。

十三诊：1996年5月。服药30剂，四肢消瘦易疲，汗多，双下肢肿胀，鼻衄及小便色黑好转，大便日2~3次，质稀。处方：西洋参6g，黄芪30g，太子参100g，升麻10g，柴胡10g，山药30g，泽泻10g，陈皮3g，何首乌30g，肉苁蓉12g，丹参10g，血余炭6g，甘草3g。

十四诊：1996年7月。服药30剂，精神好，胃纳转佳，可以做轻微家务，手指关节和肩关节疼痛，左臂不能高抬，汗多，心悸。处方：生晒参

6g，西洋参6g，太子参100g，黄芪30g，升麻12g，柴胡12g，何首乌30g，鸡血藤30g，肉苁蓉12g，山萸肉12g，橘红6g，浮小麦30g，山药30g，甘草3g。

十五诊：1997年1月。以上方为主治疗半年，精神疲乏，心悸好转，五官干燥，畏寒，胃纳一般。处方：黄芪120g，党参60g，升麻10g，柴胡10g，白术30g，当归头12g，陈皮3g，山萸肉12g，巴戟天12g，肉苁蓉12g，锁阳12g，何首乌30g，甘草3g。

十六诊：1997年9月。服药半年，双下肢易累，神疲，双眼易流泪，五官干燥，口唇红，后背疼痛，眠差，难以入睡，厌油腻及酸性食物。处方：太子参60g，黄芪45g，党参30g，山药30g，石斛12g，升麻10g，柴胡10g，麦芽30g，大枣4枚，熟枣仁20g，狗脊30g，女贞子30g，甘草3g。

十七诊：1998年4月。上方服用60剂，因感冒发热持续1月，其间停服中药，病情出现反复，精神萎靡不振，不愿睁眼，疲倦，后背及双下肢尤甚，无吞咽困难等，五官干燥，纳差，眠差。处方：黄芪60g，党参30g，太子参60g，山药30g，升麻12g，柴胡12g，山萸肉12g，何首乌30g，麦芽30g，大枣3枚，白芍20g，佛手6g，肉苁蓉12g，桑寄生30g，甘草3g。

治疗上以上为主，黄芪逐增至120g，或加巴戟天12g，紫河车10g，服用一年半，病情基本稳定，除常觉疲倦外，余无其他明显不适。1999年11月患者因乳腺手术住院及感冒等原因，停用中药达4个月之久，病情未见反复，精神状态尚可，能处理日常家务。

案26

张某，女，66岁。1996年2月初诊。

1995年6月下旬晨练时突然出现双腿无力，骑自行车困难，后逐渐发展为双上肢无力，不能抬举，行走困难，眼睑下垂，复视。在当地医院诊断为重症肌无力，CT示轻度脑梗死，经治疗后眼睑下垂有所好转，但仍四肢无力，不能抬举，行走困难，生活不能完全自理，时有呼吸困难，朝轻暮重，腹胀硬。以溴吡斯的明每日1片维持治疗，如停服西药3天，则全身瘫软无力，生活完全失去自理。经人介绍写信求治于邓铁涛教授。处方：黄芪90g，党参60g，白术30g，升麻10g，陈皮3g，柴胡10g，枸杞子

15g，山萸肉12g，当归头12g，川芎10g，何首乌30g，甘草3g。每日1剂，三煎日三服。

二诊：1996年3月。服药20剂后，患者呼吸困难及腹胀硬好转，眼睛视物清晰，四肢无力好转，可以向上抬举及上下楼梯，腰酸，大便日2～3次，质软不成形。上方黄芪增至120g，加五味子10g。

三诊：1996年5月。患者4月6日因感冒发热，停服中药，病情出现反复，走路无力，行动困难，经治疗后感冒痊愈，从24日始复服中药，10余剂后，病情逐渐恢复，可以行走、上下楼梯及做简单的运动，腹胀好转，大便日2～3次，质稀溏。上方去五味子，加防风6g、巴戟天12g。

四诊：1996年9月。服药30余剂，同时进行按摩，患者自觉精神好转，上下楼梯较前自如，能做简单的家务，腹胀明显好转，纳眠可。上方以淫羊藿10g易防风。

五诊：1996年11月。服药30余剂，四肢无力明显好转，可以向上抬举，生活基本自理，久则觉腰腿沉重，纳眠可。守上方，黄芪加至150g，枸杞子加至15g。

六诊：1997年3月。上方服用近半年，四肢较有力，能干基本家务活，无腹胀，纳眠可，大小便正常。处方：黄芪150g，党参60g，白术30g，升麻12g，柴胡12g，当归头12g，陈皮3g，何首乌30g，山萸肉12g，巴戟天12g，锁阳12g，黄精30g，甘草3g。

七诊：1997年10月。上方服用半年，眼睑下垂好转，能步行2小时，上下楼自如，不需用扶手，生活自理，操持日常家务，大便时有稀溏。守上方以肉苁蓉12g易巴戟天、黄精，黄芪减为120g。

以上方为主加减治疗3年，轮换用补肾药，或去锁阳，加巴戟天，或加狗脊、川断，或加杜仲，或加紫河车，或加鹿角胶，或加关沙苑，暑季酌加佩兰。患者病情稳定，后发现高血压，配合降压药，病情未见影响，时有感冒，病情也未见反复。

案27

万某某，男，18岁。

患者于1976年间双眼脸出现下垂，眼球活动受限，经当地某医院检查确诊为重症肌无力。日渐加重，出现四肢无力，行走困难，吞咽困难，曾出现呼吸危象，经抢救有所好转。1977年底至1978年初病情加重，发展至卧床难远，吃饭吞咽不下，须每天注射四五针甲基硫酸新斯的明才能吃饭，最严重时一天须注射七八针，于5月下旬来信要求函治。处方：黄芪、党参、白术、当归、柴胡、升麻、枸杞子、陈皮、紫河车、甘草。18剂后。西药片剂及针剂均可减量。针剂甚至可不用，能下地行走，可不须用上述针药而能吃饭。

1978年至1982年间，一直以上方为基础方，选加熟地黄、桔梗、山萸肉、桑葚、何首乌、黄精之中二三味加减化裁。

1978年冬体力渐增，咀嚼吞咽改善。吃饭无困难，西药量逐渐减少，但症状时有反复。

1979年5月来信说已停用西药，体力恢复至能干轻活，但眼脸尚下垂，眼球活动仍受限。1980年底眼脸下垂渐见好转，有时睁眼能维持一天而眼脸不下垂。1981年下半年基本治愈，顶替退休父亲走上工作岗位。1982年间因工作忙，服药间断甚至半年没服药，但病情未见反复。1984年阎某某（医生，此君曾在患者住院期间在该院当进修医生）来信说万某病已治愈。上班工作3年。早已停止一切治疗。1986年7月来信说身体健康，病无复发。

案28

胡某，女，23岁。

主诉周身软弱无力，吞咽困难。上眼脸下垂，复视9个月，关节疼痛4年。患者于1987年患类风湿关节炎。1990年12月上旬自觉四肢无力，极易疲劳，不能梳头穿衣，下蹲无力站起，咀嚼无力，上眼脸下垂，复视。于25日在当地神经内科住院治疗。检查新斯的明试验两次均为阳性，肌疲劳试验阳性，肌力3~4级；胸部CT未见胸腺瘤，心、肝、脾、肾B超检查均未见异常，T3、T4检查正常。诊断为：①全身型重症肌无力；②类风湿性关节炎（缓解期）。口服新斯的明，每天3次，每次15mg及中药煎剂（药物未详）等。治疗3个月，肌力仅有轻度增强。来信要求函诊治疗。

信中附有该院中医诊查之舌、脉象：舌红少苔，脉尺沉寸弱。辨证为气阴两虚，脾肾不足，予强肌健力饮，选加紫河车、石斛、生地黄、枸杞子、何首乌、茯苓、山萸肉等二三味随症加减。每天1剂，服药20天后，能自己梳头，下蹲能立起；仍服溴吡斯的明每天3次，每次1片。

服药4个月后生活完全自理，溴吡斯的明减量一半。1992年4月患者已恢复上班，溴吡斯的明只服原来的1/3量。7月31日起已完全停服溴吡斯的明，上班半年，病无反复，生活如常人。嘱其继续服中药巩固治疗。

（案2至案28录自：邱仕君.邓铁涛医案与研究［M］.北京：人民卫生出版社，2011：4-25.）

（2）重症肌无力危象

案1

孙某，女，29岁，住院号44877。

因语言构音不清，吞咽困难，四肢无力3年余，于1987年9月18日入院，入院诊断为成人重症肌无力Ⅳ型（即迟发重症型），予强肌健力饮治疗。

1987年10月31日因肺部感染出现肌无力危象，当时呼吸困难，痰涎壅盛，堵阻气道，无力咯出，双肺可闻大量湿性啰音，血常规示白细胞$11.0 \times 10^9/L$，中性粒细胞75%，杆状核细胞2%，由于呼吸道痰液阻塞，当晚窒息两次，经予吸痰，吸氧，保持呼吸道通畅，以大剂强肌健力饮（方中黄芪用至140g），并予猴枣散1支冲服，每日3次。同时给予新斯的明1mg肌肉注射，每日3次；阿托品0.5mg肌肉注射，每日3次。新斯的明与阿托品使用3天后逐渐减为每日两次，1周后停用。地塞米松8mg静脉滴注，先锋霉素Ⅴ号4g静脉滴注，均每日1次，连续使用2周。经上述处理后，肺部感染逐渐得到控制，肌无力危象逐渐解除。

1987年11月7日以后，病情趋于稳定，仍予强肌健力饮以巩固疗效，1987年12月31日病情稳定，康复出院。追访10年，现仍健在。

案2

李某某，女，51岁，住院号82152。

患者有重症肌无力病史8年，发现胸腺肿瘤3年，已两次住院。2000年3月25日因肺部感染，诱发危象，出现呼吸困难，吞咽困难第三次入院。入院后第二天，呼吸突然停止，经抢救气管插管后靠呼吸机维持呼吸，吞咽不下装置胃管，靠鼻饲给药及其食物。西医诊断：①重症肌无力危象，②肺部感染，③胸腺肿瘤。

中医诊断：①痿证，脾胃虚损型。②大气下陷，脾肾虚损气脱。③痰浊蕴结纵隔肺门。治则：补脾益损，升阳举陷，理肺除痰散结。

由于患者无法吞咽不能口服中药，从鼻饲入之营养参及中药西药，胃肠不能适应，出现频繁腹泻、边灌边泻，脾胃极度虚损现象。先后使用的西药有新斯的明、地塞米松、甲基泼尼松龙、人血白蛋白、脂肪乳、氨基酸、能量合剂、黄芪注射液、丽参注射液，头孢类抗生素第二三代如先锋、舒普深、头孢呋辛（西力欣）、头孢曲松（罗氏芬）、泰能等，病情稍有好转，自主呼吸恢复，脱离呼吸机，但仍然无法吞咽，保留胃管鼻饲，仍然需要吸氧。住院24天，花费数万元，其本人因经济不支，无法久住医院，带着静脉滴管、氧管、鼻饲管、吸痰机（第一附院体恤患者免费借用）自动要求出院，回家悲观等候。

家庭病床治疗期间嘱其丈夫每天由从鼻饲管鼻饲中药强肌健力口服液60mL（分3次），新鲜牛奶300mL（分6次），泼尼松30mg。就以此简单治疗方法，一周后竟然呼吸困难改善，可以除掉氧管不用吸氧，第二周开始逐渐恢复吞咽，第三周随即拔除胃管，自行吞咽饮食，体力逐渐恢复，5个月可以坐立，6个月可以行走，生活自理，前后共计服用强肌健力口服液1000余支，有阶段性疗效，属临床好转病例。

案3

陈某，男，21岁，住院号136292。

患者因四肢无力半年，吞咽困难，呼吸困难1周于2001年2月23日入广州市某医院，诊断为重症肌无力危象，进行抢救气管插管上呼吸机、插胃管，使用西药包括抗胆碱酯酶药、激素、抗生素、白蛋白等，4天花费5 000元且病情无起色，于2月28日转入广州中医药大学第一附属医院。

诊见：急性重病容，颈软头倾，眼睑下垂，轻度突眼，四肢无力，卧床不起，吞咽困难，声音嘶哑，发声不出，口唇颤动，口角流涎，腹泻烂便日5～7次，苔黄腻，脉浮数。检查：体温38.7℃，脉搏88次/分，呼吸23次/分，血压110/75mmHg，心率90次/分，律整，各瓣膜听诊区未闻及病理性杂音，双肺呼吸音减弱，腹软，无压痛及反跳痛，双肾区无叩击痛，双下肢无水肿，四肢肌力Ⅲ级。胸透示右下肺感染，血白细胞19.9×10^9/L。

中医诊断：痿证（脾胃虚损，大气下陷）。

西医诊断：重症肌无力危象（重度激进型），肺部感染。

治疗方案：①中药强肌健力口服液3支（每支规格10mL），每日三次，鼻饲入药。②中药制剂黄芪注射液每天20mL静脉点滴以益气健脾。③新斯的明注射液0.5mg于三餐前半小时肌肉注射，并告诉病人家属，注射该药后15分钟至半个小时，患者吞咽困难将改善，应抓紧时机吃饭或其他流质，只有通过正常饮食，脾胃之气方易恢复，打针之目的，是为了帮助病人三餐正常的饮食。④使用普通的国产消炎药如青霉素、红霉素、氯霉素联合等。⑤激素不可骤停，但也不大量使用，地塞米松每天只用5mg静脉滴注。⑥支持疗法，不用白蛋白等贵重药，只用普通能量合剂。⑦鱼腥草注射液10mL与生理盐水20mL混合雾化吸入，稀释痰液方便吸痰。

治疗结果：3月3日，患者已不发热。3月5日，患者吞咽困难改善气促减轻，已能从口中进食，大便稍稀，予拔胃管，停止肌肉注射新斯的明。3月9日，全身体力好转，微咳，咯吐少量白色泡沫痰，但已无须吸痰，声音嘶哑改善，能发出低微的声音，二便调。3月13日，停止吸氧。3月16日，可以下床行走。其后病情基本稳定，于3月21日出院，住院22天，费用8 300元。追踪情况，现已能生活自理，从事轻体力工作。

案4

伍某，男，30岁，住院号148723。

患者于1996年无明显诱因出现双眼睑下垂，复视，四肢无力，吞咽困难，语言构音不清，经诊断为重症肌无力，长期口服西药泼尼松、溴吡斯的明以及中药治疗。2002年6月2日因感冒发热，咳嗽痰涎，诱发呼吸困难，吞咽不下，四肢无力加重，2002年6月8日急诊入广州某西医院重症监护室，经使用高能抗生素、激素、新斯的明、溴吡斯的明、丙种球蛋白等药物治疗，病情仍无好转，再使用环磷酰胺，病情急转直下，患者全身瘫软，呼吸将停，危在顷刻，遂同意转院，于2002年6月11日上午转至我院。

诊见：神倦，呼吸气短，吞咽困难，痰涎壅盛，四肢无力，眼睑下垂，颈软无力抬起，痰多，上腭及咽部有散在白银薄膜，舌质淡胖，舌苔白腻，脉微细弱。实验室检查：白细胞总数为11.3×10^9/L。

西医诊断：①重症肌无力危象（迟发重症型），②肺部感染。

中医诊断：①痿证（脾胃虚损），②大气下陷。

根据邓铁涛教授经验，中医升阳益气，强肌健力，予补中益气汤加减，重用黄芪、五爪龙，并予强肌健力口服液每次2支，每日3次。西药继续按照原西医院激素量地塞米松每日10mg，溴吡斯的明每次60mg，每日4次。但抗生素改用普通红霉素与氯霉素各1g/d静滴。

治疗十余日，患者病情仍然没有好转，呼吸困难需要持续吸氧，吞咽困难无法饮食，咳嗽痰多色白，口唇四周有多处溃烂，上腭及咽部粘膜出现大片白色薄膜，可剥落，留下潮红基底，四肢无力卧床不起，频频腹泻水样大便，舌苔白腻。双下肺可闻及干湿啰音。痰培养为白色念珠菌生长，大便涂片为发现真菌。连续两次检查仍为上述结果，考虑诱发重症肌无力危象之感染性质为真菌（白色念珠菌）感染，停用抗生素改用抗真菌药物治疗，病情仍未有起色，于6月17日特邀邓铁涛教授会诊。

邓铁涛教授分析病情，认为白色念珠菌感染中医属于鹅口疮范畴，患者长期使用激素、抗生素，使用免疫抑制疗法治疗，脾胃之气即元气大伤，元气伤则容易并发各种疑难病症，真菌（白色念珠菌）感染乃为其一。此为标实本虚之证，处方如下：黄芪90g，太子参30g，川草薢15g，藿香12g，柴胡10g，升麻10g，白术12g，冬瓜仁30g，浙贝母10g，陈皮3g，甘草3g，珍珠草20g。

服药3剂，患者口唇四周多处溃烂已结痂，上腭及咽部黏膜白色薄膜消失，咳嗽减轻，痰涎减少，无腹泻，但仍有吞咽困难，四肢乏力，语言欠清利，双肺仍可闻及少许湿啰音。继续以上方治疗，并停用抗真菌药物，激素亦减量为泼尼松每日60mg（约相当于地塞米松8mg，原用量为10mg）。

6月25日，患者病情明显好转，停止吸氧，眼睑下垂，无复视，可进食软饭，语言较流利，可以自己下床行走，四肢肌力增强，痰少，无咳嗽，双肺呼吸音清，复查X线胸片，双下肺感染已吸收。

三日后步行出院，随访半年，至今健在，生活自理并可从事轻体力工作，泼尼松减为每日20mg。

案5

易某，男，12岁，湖南人。

2003年4月10日由湖南湘雅医院转入广州中医药大学第一附属医院ICU，住院号158344。家长代诉患儿眼睑下垂2个月，四肢无力，不能吞咽、呼吸困难1个月。患儿于2003年2月初无明显诱因出现眼睑下垂，复视，朝轻暮重。3月5日突然病情加重，四肢无力，呼吸气促，吞咽困难，遂入住湖南湘雅二院，行头颅、胸腺CT检查未见异常，先后用甲强龙冲击疗法，并口服溴比斯的明、泼尼松、弥可保、抗生素等药治疗，因病情逐渐加重，呼吸困难吞咽困难不能改善，于3月8日行气管切开术使用呼吸机辅助呼吸。经抢救后病情好转，但无法脱机拔管，遂于4月10日入住广州中医药大学第一附属医院。接诊时情况，呼吸困难、自主呼吸将停，口唇发绀，四肢全身无力，精神极差，气管切开套管口分泌物涌出，双肺闻及痰鸣音，血氧饱和度83%。中医诊断：大气下陷（脾胃气虚）。西医诊断：重症肌无力危象；肺部感染；营养不良（中度）；气管切开术后。入院后即按ICU常规护理（特级护理）及其他药物对症处理。

4月13日，患儿开始发热，体温最高达39.5℃，血常规白细胞29.1×10⁹/L，床边胸片右肺上叶不张，右肺上叶、左肺感染，痰液细菌培养为"鲍曼氏溶血不动杆菌"，考虑重症肌无力危象合并严重肺部感染，长时间气管切开通气困难以至肺不张，长时间不能进食导致严重营养不良，时体重仅17kg。4月17日，患儿家属绝望，自行拔出呼吸机接口离去。

4月18日，复查胸片示：患儿右肺上叶及左肺不张，伴右中下肺代偿性气肿。邓铁涛教授亲自来到ICU看望患儿，并捐赠5 000元，说小儿生机蓬勃，也许还有生还之机。ICU主任当即重上呼吸机，鼻饲溴吡斯的明、强肌健力口服液每日60mL，中药以补中益气汤加减，处方：黄芪45g，五爪龙30g，太子参30g，白术15g，当归10g，升麻10g，柴胡10g，山萸肉10g，薏苡仁20g，紫河车5g，甘草5g，陈皮5g。

4月21日，患儿病情好转，神志清楚，体温下降至37℃，痰涎分泌物减少。患儿用手写字问邓爷爷为什么要救他？邓铁涛教授回答患儿两句话，一是学雷锋，二是希望孩子长大报效祖国。中药仍以上方加减，患儿病情渐趋稳定，并于5月7日顺利拔管。

5月12日，患儿危象情况基本得到控制，转入二内科。患儿虽度过了危险期，但体质非常虚弱，体重只有18kg，邓铁涛教授认为脾胃为后天之本，要让患儿吃饱饮足，不拘泥儿科会诊的意见（其意见是按照每千克每天50mL入量，患儿每天不超过800mL，包括补液鼻饲体在内），患儿体重轻是由于长期吞咽不下造成，要利用胃管，多鼻饲营养膳食，同时鼓励患儿自行吞咽。除"能全力"每天500mL外，可加医院营养室配制"力衡全临床营养膳"200mL/次，2次/日。中药仍以强肌健力口服液鼻饲，黄芪注射液静脉滴注。由于患儿鼻饲进食量增加，体重在一周内增至21kg，精神好，体力增，可下地行走。

5月19日查房见：患儿举颈无力，构音较前转清，可以自行吞咽，眼球运动左转、上翻较差。行走自如，体重明显增加。舌淡苔稍腻，右寸脉浮滑，双尺脉弱。邓铁涛教授认为证属脾肾亏虚，拟方如下：黄芪40g，党参20g，当归10g，白术12g，升麻6g，柴胡6g，桑寄生30g，薏苡仁20g，菟丝子12g，狗脊30g，五爪龙30g，楮实子12g，甘草5g，水煎服，日1剂。

至5月23日，拔除胃管，饮食恢复正常，重症肌无力危象基本治愈。

5月29日查房，患儿呼吸吞咽顺畅，四肢有力，声音响亮，唯眼睑轻度下垂，而体重已增至24kg。舌淡苔薄黄，脉弱。邓铁涛教授认为证属脾肾虚损，适当活动，避免剧烈运动，症状消失后仍需服药两年以巩固疗效；继续加强营养支持，每餐不要过饱。中药以健脾益肾为主，守上方加大五爪龙用量至50g。嘱可带药出院，患儿于6月9日出院，家属赠送锦旗"最好医院，救命之恩"。随访至今，患者病情未再反复，已能正常上学。

案6

陈某，女，38岁，住院号146581。

缘患者8岁时出现眼睑下垂等症，诊断为重症肌无力，治疗一年后病情好转，之后一直未再服药。1999年发现高血压病，一直服用硝苯地平（心痛定）控制血压，有家族高血压史。2002年3月初出现全身乏力、四肢酸痛、右眼睑下垂等症，经某西医院检查，新斯的明试验阳性，治疗1个月，病情逐渐加重，于2002年4月8日转入广州中医药大学第一附属医院。

入院体查摘要：体温（T）36.6℃，脉搏（P）80次/分，呼吸（R）22次/分，血压（BP）140/80mmHg。慢性病面容，精神倦乏，自动体位，右眼睑下垂，眼球活动尚灵活，口腔有痰涎分泌物，颈软乏力，心率80次/分，率整，心音低钝，各瓣膜区未闻病理性杂音，双肺呼吸音清，未闻干湿啰音，肝脾未触及，双肾区轻度叩击痛，四肢乏力四肢肌力，腱反射存在，舌质淡胖，苔薄黄，脉沉细。

西医诊断：①重症肌无力（迟发重症型），②高血压病。

中医诊断：①痿证（脾胃虚损），②大气下陷。

中医治以升阳举陷，益气健力，予补中益气汤加减。处方：黄芪30g，五爪龙30g，牛大力30g，千斤拔30g，党参20g，白术15g，当归10g，升麻12g，柴胡8g，法半夏12g，陈皮3g，甘草5g。

并给予强肌健力口服液每次1支，每日3次。西药继续按患者原先用溴吡斯的明每次60mg，每8小时1次，口服心痛定降压，并予静脉滴注黄芪注射液、川芎嗪注射液以益气活血。

按此原则治疗1月余，其间患者发现泌尿系感染，中药以珍珠草30g易陈皮，同时配合针灸合谷、丰隆、足三里等穴位治疗，4月18日患者出现感冒，加用抗生素以预防感染，泼尼松由5mg生理量逐渐加大量至50mg，每日1次，中药在上方基础上略有加减。

5月4日患者症状好转，吞咽及呼吸较顺利，寐差多梦，舌质淡胖，苔浊，脉弦细。诊查：心肺未见明显异常，BP 120/80mmHg。效不更方，继续按邓铁涛教授治疗原则，中药用上方加上紫河车温肾补精，夜交藤、素馨花疏肝养心安神。

5月28日患者恶寒半天，呈阵发性，手指、双肩臂和双下肢小腿处麻木感，双下肢乏力，大便质稀烂，量中，日1行，舌淡红，寸脉浮，尺脉弱。特邀邓铁涛教授会诊。邓铁涛教授分析病情，认为重症肌无力为虚损病，患者用抗生素和激素等免疫抑制剂后，脾胃之气更伤，易感受外邪，故诊其脉寸脉浮，微有外感，尺脉弱，为肾虚之故也，应先祛除外感为先。处方：黄芪150g，五爪龙50g，太子参30g，白术15g，云茯苓15g，升麻10g，柴胡10g，陈皮3g，豨莶草10g，菟丝子10g，甘草3g，薏苡仁15g，当归头12g。

二诊：5月31日。服药三剂，外感愈后，应适当加强补肾。处方：黄芪150g，五爪龙50g，党参30g，白术15g，茯苓15g，升麻10g，柴胡10g，巴戟天15g，菟丝子15g，当归头15g，陈皮5g，甘草3g。

三诊：6月14日。服药半月，患者能下地行走，月经来潮，量少淋漓不净，色暗红，伴下腹胀满不适，寐可，大便质稀烂，日2行，舌红苔薄，脉细数。重症肌无力患者对于珍珠层粉、龙骨、牡蛎等重镇药必须慎用。中药处方调整如下：黄芪90g，五爪龙50g，太子参30g，白术15g，茯苓15g，熟地黄24g，何首乌15g，肉苁蓉15g，益母草30g，薏苡仁30g，陈皮5g，甘草3g。

月经过后去除益母草，继续服用。

四诊：6月24日。患者病情好转，吞咽及呼吸困难明显减轻，但由于患者三日前洗澡时不慎摔倒，膝关节酸软乏力，坐立困难，寐差，纳可，二便调，舌暗红，苔薄黄，脉弦细。中药以上方加千斤拔30g、牛大力30g、夜交藤20g、熟枣仁15g。

五诊：7月16日。患者双膝乏力，头晕，寐差，月经约40日仍未来潮，观其鼻头明亮有光泽，提示病情好转，舌质红，苔薄黄略浊，寸口脉浮，提示患者稍有外感。中药处方：黄芪90g，五爪龙50g，太子参30g，茯苓15g，白术15g，千斤拔30g，牛大力30g，浙贝母15g，薏苡仁30g，千层纸10g，甘草3g，陈皮3g。

月经过时不行，全身不适，可加路路通20g，益母草20g通经。

7月18日患者月经来潮，无明显不适，步行出院。随访半年，病情稳定，生活自理，泼尼松已减量为每日30mg。

案7

文某，女，46岁，住院号136181。

患者因呼吸困难，四肢无力，吞咽困难加重一周入院。

缘患者4年前因反复咳嗽，到广州某医院检查，CT示"胸腺肿瘤"，于1996年8月在该院行胸腺摘除术。术后不久出现呼吸困难，吞咽困难及四肢无力，2001年1月4日因肺部感染并发重症肌无力危象，再次回到原手术医院住院，经气管插管抢救及其他药物治疗如大量抗生素、激素、白蛋白、球蛋白等，病情好转于2001年2月1日出院，住院22天，费用71 000多元，患者家属难以承受。2月10日，患者又再出现呼吸困难，继而吞咽不下。2月23日返回原医院急诊，准备又送重症监护室上呼吸机，患者及家属不愿意并签名责任自负。2月24日，患者转送入广州中医药大学第一附属医院内科二区。入院症见：呼吸困难，气息将息，四肢无力，体位被动，无法吞咽，伴心悸胸闷，腹泻，脉弱细数，舌体胖润色淡红，苔少。体查：体温37.1℃，脉搏120次/分，呼吸27次/分，血压140/80mmHg，心率120次/分，律整，各瓣膜听诊区未闻及病理性杂音，双肺呼吸音减弱，腹软，无压痛及反跳痛，双肾区无叩击痛，双下肢无水肿，四肢肌力Ⅲ级。胸透示右下肺感染，血白细胞19.9×10^9/L。

西医诊断：重症肌无力危象（迟发重症型），胸腺瘤摘除术后。

中医诊断：痿证（脾胃虚损，大气下陷）。

2月24日、25日使用下列药物治疗，新斯的明0.5mg于三餐前半小时肌肉注射；溴吡斯的明60mg，每6小时1次，强肌健力口服液每次2支，每日

3次，泼尼松20mg，晨顿服，雷尼替丁150mg，每日2次以保护胃黏膜，美托洛尔（倍他乐克）25mg，每日1次降压减慢心率。

2月26日患者仍呼吸困难，无法吞咽，气促胸闷、心悸，大便稀，日4次，小便可，舌质淡红，苔薄白，脉细。停口服西药，改由静脉给药。查房后建议予参麦针益气养阴，中药治以益气健脾。方药如下：五爪龙60g，太子参50g，牛大力30g，茯苓12g，白术12g，桔梗10g，山药15g，芡实15g，甘草3g，石斛15g，石榴皮24g。水煎，每日1剂，分2次服。

3月1日患者精神可，呼吸困难，气促、吞咽困难有所减轻，腹泻日5~6次，服药饮食后即泻，舌质红苔薄，脉细。患者目前精神状况可，将新斯的明改为临时用，减轻其对胃肠影响。舒普深改为头孢呋辛。腹泻加用蒙脱石散（思密达）治疗。心悸用美西律（慢心律片）口服。查房后建议，将强肌健力口服液改为每次3支，每日3次。中药如下：黄芪100g，五爪龙60g，太子参40g，茯苓12g，白术12g，桔梗10g，山药15g，芡实15g，甘草3g，陈皮3g，石斛15g，石榴皮24g。水煎，每日1剂，分2次服。

3月5日，患者仍有呼吸、吞咽困难，胸闷气促，但腹泻明显减轻，日行2~3次。停用头孢呋辛，改用青霉素，停用复方氨基酸，改用果糖加强支持治疗，中药守上方。

3月9日，患者精神可，呼吸平稳，无胸闷、气促，吞咽可，二便调，舌质淡红，苔薄白，脉细。查房后建议：患者病情已基本稳定，但本病病情复杂，来势凶险，切不可掉以轻心。中药上方去石榴皮，余同。

3月12日，患者病情基本稳定，虽动则气促，痰涎多，但可自行吞咽，舌质淡红，苔薄白，脉细。青霉素已用1周，改为红霉素加氯霉素抗感染。

3月16日，患者病情稳定，完全停止吸氧，寐稍差，余无明显不适，舌淡红，苔薄白，脉细。

3月19日，患者体力日好，可以下床，眠差，舌淡红，苔薄白，脉细。地塞米松的量由原10mg减至6mg，中药如下：黄芪60g，五爪龙30g，党参30g，茯苓20g，白术15g，山药20g，山萸肉15g，山慈姑10g，薏苡仁30g，枳壳10g，生龙骨（先煎）30g，生牡蛎（先煎）30g，甘草3g，陈皮

3g。水煎，每日1剂，分2次服。

3月26日，患者呼吸吞咽平顺，病情稳定，停用地塞米松，改为泼尼松35mg口服（上午服20mg，下午服15mg）。中药如下：黄芪90g，五爪龙30g，太子参30g，茯苓15g，白术15g，千斤拔30g，牛大力30g，石斛15g，山萸肉15g，山慈姑10g，肉苁蓉15g，薏苡仁20g，甘草3g，陈皮3g

3月29日，患者步行出院，前后住院33天，费用15 130元，患者及其家属非常满意。

案8

陆某，男，50岁，住院号：171101。

2004年3月2日入院。患者两年前开始出现双眼睑下垂，伴有全身乏力，时有吞咽及呼吸困难，当时诊为重症肌无力，长期服用溴吡斯的明治疗，病情时有反复。一年前发现胸腺瘤，并在顺德区人民医院行手术治疗。去年12月因甲状腺肿大伴甲亢在中山医行手术治疗，术后病情一度平稳。10天前开始出现吞咽及呼吸困难，3月2日晨8时许，上症加重，遂急送入我院急诊科。在急诊科给予吸氧、吸痰及肌注新斯的明（共两次，总计1mg），后收入内二科。入院证见：心慌、胸闷、呼吸浅促，痰多难咳，不能进食及说话，神志淡漠，口唇发绀，精神倦怠，四肢无力。两肺可闻及大量痰鸣音，舌淡红苔白腻，脉细数。查血分析示：白细胞计数为20.7×10^9/L；尿分析：尿急血250/μL，镜检白细胞（++）镜检红细胞（+++），颗粒管型（0~1）/lp；免疫全套IgM2.72g/L（0.60~2.63），C-反应蛋白66.6mg/L（0~8），葡萄糖13.54mmol/L余检查（−）。中医诊断：痿证（脾肾虚损、大气下陷）。西医诊断：重症肌无力危象；并胸腺瘤术后；并甲状腺部分切除术后。患者入院后呼吸困难症状渐加重，出现痰阻气窒、烦躁、口唇发绀加重等症状，急上呼吸机。已向患者家属交代了病情，目前患者宜转ICU专医专护治疗。但患者及家属拒绝，坚持本科诊治。鉴于此治疗上加强护理，注意气道管理，定时吸痰，保持呼吸道通畅，通过胃管鼻饲食物与药物。积极抗炎，加大溴吡斯的明用量，激素每日10mg，静滴。加强对症支持治疗，维持水电解质平衡。

3月9日，邓铁涛教授查房。患者神清，精神好转，今晨大便2次，质中等，小便正常，查体：呼吸有力，胸廓起伏好，两肺可闻及较多痰鸣音，眼裂增宽，瞳孔直径3mm，对光反射存在，球结膜水肿，四肢肌力Ⅴ级，肌张力正常。血氧饱和度97%。胸片示：①拟支气管炎；②气管内插管。邓铁涛教授查房后指示：本病总属肾气亏虚，肾不纳气，中药功在补肾益气。方药如下：党参20g，茯苓15g，白术15g，巴戟天15g，淫羊藿12g，狗脊30g，川断15g，锁阳10g，肉苁蓉12g。

上方煎药冲高丽参茶两包，分3次喂。在医护通力合作下于3月10日成功脱机。

3月15日，患者呼吸平稳，言语流利，听诊双肺呼吸音清，自觉颈部不适，咽有梗阻感，血氧饱和度100%，舌胖大苔厚浊，脉细涩。细菌鉴定为铜绿假单胞菌。地塞米松已用十余天，考虑用久效差，改为泼尼松每日2次口服，每日70mg。吞咽功能已无障碍，可拔除胃管。患者觉咽喉不适，但吞咽无梗阻，无呛咳，属气管插管损伤局部器官黏膜，气管拔管后1周咽喉不适症状可消失。中药以健脾益气为大法：党参20g，白术15g，茯苓30g，陈皮6g，橘红10g，巴戟天20g，苏叶10g，砂仁（后下）6g，北芪20g，甘草6g。

3月17日，患者精神较前佳，仍觉咽喉不适，吞咽欠顺畅，但无呛咳，言语尚清，语声低微嘶哑，时有流涎，痰多，纳眠可，四肢肌力正常，可下床行走，二便调，舌质转淡，苔白微腻，右脉虚，以肾脉为著，重按无力，左脉弦涩。邓铁涛教授查房后指示：患者鼻头亮，示病情好转，有生机；患者脉象见右肾脉虚，重按无力，为肾阳不足，肾不纳气之象，左脉涩示血少，涩中带弦，示正气来复；患者时有流涎、痰多，当属气虚生痰，治疗上应在生发脾阳的基础上辅以补肾纳气，忌攻下、消导及泻下之品，以免损伤正气。方药选用补中益气汤加用淫羊藿、巴戟天及枸杞子补肾纳气，五爪龙益气除痰。具体方药如下：黄芪120g，党参30g，升麻10g，柴胡10g，当归头15g，巴戟天15g，茯苓15g，白术15g，淫羊藿10g，枸杞子12g，陈皮5g，甘草5g，五爪龙50g。

3月20日，神清，精神可，言语低微清晰，进食已无呛咳，痰涎分泌减少，无呼吸困难，无发热，夜间睡眠良好，床边心电图：频发室早，未见ST-T改变。既往有心律失常史，考虑为甲亢心所致，无须特别处理。嘱患者注意休息，慎起居，防外感，多进食一些补中益气食物，如黄芪粥等，以促进疾病恢复。

患者于3月31日出院，出院时患者已能独立登上7楼而不觉得累，呼吸吞咽顺利，无特殊不适。患者写信称赞中医顶呱呱。

案9

荣某某，男，71岁，离休干部。

患者于1989年11月因眼睑下垂，吞咽困难，全身肌肉无力在开滦矿务局总医院确诊为重症肌无力、陈旧性脑梗死、脑萎缩并住院治疗。1990年7月发展为呼吸肌无力，连续两次出现呼吸、心搏骤停。经西医抢救，气管切开、输血等病情缓解。于1990年11月24日出现黄疸，肝功异常，HBsAg阳性，诊为急性黄疸型肝炎。经中西医治疗后肝功基本正常。肌无力症状靠呼吸机及溴吡斯的明（早90mg，午90mg，晚75mg，零时75mg）维持。1991年3月派人来穗索方。遂予强肌健力饮加巴戟天、枸杞子、吉林参（另炖兑服）。每天1剂。1月后，颈肌无力情况明显改善，但咀嚼及吞咽仍费力，进食时呛咳。以后数月参考每次复信该院中医的舌诊、脉诊。在原方基础上，曾选加浙贝母、茯苓、何首乌、薏苡仁、枳壳、鸡血藤、淫羊藿等药二三味加减治疗。

1991年12月20日该院中医科主任来信告知，患者病情稳定，全身状况及肌力逐渐恢复。能自行走50米左右。每天坚持户外活动1小时以上。1992年4月14日拔除气管插管。7月9日该院来函告知，患者体重增加，食欲好，四肢肌力增强，每天户外活动3小时左右，自行走200米距离。现仍继续通信治疗。

（案1至案9录自：邱仕君.邓铁涛医案与研究［M］.北京：人民卫生出版社，2011：31-41.）

⑤ 杜晓山（2案）

杜晓山，1923年出生，江苏无锡人，第一批全国老中医药专家学术经验继承工作指导老师，享受国务院特殊津贴，江苏省名中医。杜晓山从1938年起拜无锡市著名针灸世家王荫堂为师，专攻针术。1942年开业。1954年参与创办第一联合中医院即无锡市中医院，为该院奠基人之一。长期担任针灸科主任，曾任无锡市中医医院副院长，江苏省针灸学会副会长，无锡市针灸学会会长等职。

案1

李某，女，10岁。1975年8月11日初诊。

患儿2个月前突然右上眼睑下垂，几天后左上眼睑亦下垂，眼球运动不灵活，复视。左眼睑下垂尤甚，遮蔽瞳孔，视物仰头。清晨稍轻，活动后加重。舌淡苔薄白，脉细弱。X线检查胸腺未见增大。某医院神经科、眼科诊为眼肌型重症肌无力。经注射新斯的明、维生素B₁及服补中益气汤，未效。本科辨证属肝脾肾三脏受累，经脉失濡养，治当三经兼顾，疏调眼区经气。

取穴（循经与局部取穴相结合）：风池、阳白、攒竹、丝竹空、合谷、足三里、三阴交、行间。每次取眼区穴2对，四肢穴各1对。

手法：眼区穴用捻转补法；四肢穴用提插补法。另配用六味地黄丸吞服。

至1975年11月17日第27诊时，双眼睑下垂明显改善，复视消失，眼球运动仍不灵活，守前法治疗。1976年2月23日第44诊时，右眼睑下垂恢复正常，左眼睑轻度下垂，眼球展动已灵活。1976年5月20日第52诊，双眼睑下垂恢复正常，眼球活动灵便，唯左眼裂略小于右眼。1977年8月随访，未复发。

案2

杨某某，男，67岁。1976年6月18日初诊。

患者半月前感左上额部及眼球胀痛，3天后左眼睑下垂，复视，眼球运动轻度受限。某医院给用新斯的明注射，症情暂时减轻后复又如故。脉象浮滑，苔薄白。辨证属风邪客于眼睑，络脉失濡，治以祛风通络。

取穴：风池（双）、合谷（双）、阳白（左）、攒竹（左）、瞳子髎（左）。

手法：风池、合谷用提插泻法，眼区穴用捻转泻法。

6月25日3诊：左眼睑下垂减轻。7月3日第7诊：左眼睑下垂已基本恢复正常，复视消失，眼球运动无障碍。1977年8月追访，病未复发。

（杜晓山.针刺治疗眼肌型重症肌无力两则［J］.上海针灸杂志，1982，3：8.）

⑥ 杜雨茂（2案）

杜雨茂，男，1932年生。首批全国老中医药专家学术经验继承工作指导老师，曾任陕西中医学院副院长。临证尤擅诊治难治性肾脏病、肝胆病及奇难杂病，撰《奇难病临证指南》介绍多种疑难病症的诊治思路与方法。

案1

陈某，男，1岁8个月，住西安市。门诊号：20976，1982年8月6日初诊。患儿原有兄姐各一，皆因幼时即患重症肌无力病医治无效，在两岁左右时夭折。此患儿在一周岁时又罹此疾，在西安多方求治而乏效，家长思想负担颇重，特来求治。察其颈软头倾，形体瘦削，肢弱不举，不能行走，双眼睑下垂无力开合，声音嘶哑而低，头发稀疏，食欲不振，大便时溏，脉细无力，舌淡苔白，舌体软弱转动不灵。辨证属痿证，缘其先天禀赋不足所致。盖肾为先天之本，肾虚精少既不能生髓养骨，亦难以涵养肝脏以荣筋，故患儿筋骨柔软而颈软难以举头，足不任身，头发稀疏；肾阳不充，火不暖土，则脾胃亦弱，纳化失调，气血化源不足，肌肉失养，故见纳呆便溏，形体瘦削，眼睑下垂及舌体萎弱等症。治当补肾以强先天，益脾胃以助后天。处方：海马2g（研细冲服），菟丝子7g，枸杞子6g，巴戟天6g，山萸肉6g，熟附片3g，党参10g，黄芪18g，白术7g，炙甘草3g，当归6g，柴胡2g，升麻3g，陈皮4g，石斛6g，牛膝4g，开水煎服。上方连服2个月后，患儿已能站立，在他人扶助下可以走路，眼睑下垂有轻度改善，饮食较前增加，守法再服3个月，患儿已能独自行走，但步履不稳，眼睑下垂明显改善。其后守原方随证略事出入加减，间断服药8月余，患儿体质改善，骨健筋强，肌肤已盛，行走自如，除左眼睑尚有轻微下垂外，余皆与同龄健康儿童相似，追访6年，病未再反复，疗效巩固。

案2

景某，男，43岁，咸阳市运输公司干部。门诊号：8300962，1983年4月3日初诊。患者于1982年5月因工作劳累，开始发现骑车上街时视物有漂浮感，继之出现复视，左眼睑下垂。同年9月便出现面部表情丧失，上、下肢软弱不灵，行走艰难，需人扶持，跌倒后自己无法爬起。遂在咸阳某医院求诊，疑为"脑瘤"。后又转西安某院，拟诊为"多发性神经炎"，经服泼尼松治疗，起初症状略有减轻，但病情终无明显改善。后又转诊西安某军医大学附属医院，先抽脑脊液检查及CT扫描，均未发现明显病变。后经新斯的明药物试验阳性，遂确诊为"重症肌无力"。服用新斯的明、溴吡斯的明等药，症状逐渐缓解，但左眼睑始终未能抬起，而且对药物的依赖性越来越大，以至药量增加到开始的3倍，非但疗效无增，病情反有发展趋势。患者又在西安及北京等地经中医治疗，效亦甚微。始来我院诊治。当时症见左眼睑下垂，无力开合，面部呆滞，表情全无，下肢萎软，行走迟缓不稳，伴有语声低弱，视物模糊，头晕，身倦乏力，腰痛膝软。饮食及二便尚可。舌淡红稍暗，苔薄白，脉沉细无力，寸尺不足。辨证属痿证，缘其劳倦过度，损伤脾气，脾虚则运化失常，影响及胃，致纳化不济，气血化源匮乏，周身肌肉失养。四肢禀气于脾胃，眼睑为脾所主，故二者痿弱尤甚。脾胃久亏，后天无以养先天，致肾之真阴真阳亦不足。脾肾两亏，互为因果，进而酿成此痿证顽疾，治当健脾补气，益肾温阳为法。处方：党参15g，黄芪30g，当归12g，白术13g，柴胡8g，升麻8g，炙甘草6g，大枣6枚，生姜3片，熟地14g，山药12g，杜仲13g，续断12g，枸杞子12g，附片（先煎）6g，水煎服，每日1剂。

患者服上药24剂后，诸症较前好转，自觉全身气力增加，腰膝酸软减轻。续以上方为主，随证稍事加减，又服120剂后，诸症明显好转，左眼睑除有沉困感外，已能自由开合，面部表情已经恢复，谈笑自如，肢体活动较前灵活，已能独自行走来诊。又续以上方减枸杞子、山药、生姜，加巴戟天12g，肉桂3g，鹿角胶9g，继服50余剂。1984年5月8日再次复诊，患者除阴雨时感到腰痛外，余无任何不适，遂书丸药方，以善其后，巩固疗效曲处方：高丽参36g，黄芪180g，当归60g，白术80g，甘草30g，炒枳壳60g，升麻30g，熟地黄120g，山药80g，山萸肉60g，制附片60g，肉桂20g，巴戟天80g，鹿角胶60g，牛膝45g，粉丹皮45g，上药共为细末，炼蜜为丸，早晚各服10g。1985年3月后，患者诸症完全消失，多年痼疾得以治愈。至今随访已5年，患者一直正常上班，病情未再反复。

（杜雨茂.中国百年百名中医临床家丛书——杜雨茂［M］.北京：中国中医药出版社，2003：138-141.）

❼ 范中林（2案）

范中林（1895—1989），四川郫县太和镇人，现代名医。多年来潜心于《伤寒论》的研究，善用经方，尤以舌诊见长，深受火神郑钦安思想影响。在掌握六经辨证规律治疗若干外感和内伤杂病方面积累了不少经验，特别是对于许多虚寒证，疑难病的疗效尤为显著。20世纪70年代末由范中林医案整理小组编写了《范中林六经辨证医案选》和范氏用药悉本《伤寒论》，组方严谨，以味精量重为特点。

案1

文某某，女，6岁。卫生部职工之女。

病史：1976年1月20日晚，家长突然发现患儿眼缝缩小，眯眼斜视。旋即右眼胞下垂，无力睁开，复视。1976年2月，中国人民解放军总医院肌肉注射新斯的明试验，呈阳性反应，诊为"重症肌无力（眼肌型）"，待查。同年3月28日，北京同仁医院确诊为眼睑"重症肌无力"。1977年3月29日，转某某医院，中医诊治1年。虽曾短暂开大睑裂，但上胞重新下垂后，反复治疗无效。1978年5月10日来诊，按太阴证睑废论治，3月基本治愈，现已巩固1年余。

初诊：右眼睑下垂而肿，视物困难，复视，午后尤重。面色微黄，乏力。舌质润红而暗；苔白灰黄、根部厚腻浊密布。此系脾湿之邪，蕴积已久，表实未解，上窜眼胞所致。证属足太阴睑废，法宜开闭除湿，宗仲景甘草麻黄汤方意主之。处方：麻黄3g，法半夏12g，甘草6g。3剂。

辨证：眼睑属脾。脾主肌肉四肢，不仅专司运化水谷之精微，且有传导水湿之功用。患儿面黄乏力，乃脾困之象。更以舌象分析，苔虽白黄黏腻，但质淡湿润，显系表实未解，寒邪久闭；脾湿之邪，蕴积益深。眼睑既属于脾，今水湿之邪不得外泄，而循经上窜于眼睑，以致眼睑肿垂，无力开裂，故属足太阴之证。

《金匮要略》云"里水……甘草麻黄汤亦主之"。吴谦等按：里水之"里"字，当是"皮"字。其意乃皮水表实无热者，则当用此发其汗，使水从皮毛而去。今本其意而变通其法：以麻黄之辛温，开诸闭，驱水邪；半夏性燥而去湿，脾胃得之而健；甘草味甘，火土之色，补太阴大有奇功；配麻黄，更有通利寒湿之效，麻黄、半夏、甘草配伍，辛甘化阳，阳盛则湿消；甘草倍麻黄，化湿而不伤元气。

上方服3剂后，眼皮稍可活动。原方加桂枝，温通经脉，辛以散邪；配杏仁，疏理肺窍，入手太阴以利水之上源。再服1剂，患儿眼睑开裂稍大，后随症加减。

6月初，患儿曾有一整日可略微睁开右眼睑。苔浊腻始退，脾湿稍减。原方损益续服12剂。

二诊：舌质转淡红，白腻苔续减。湿浊内困已有消退之象，唯眼睑变化无进展。改服自制"针砂散"，加强疗效（后又以甘草麻黄汤加减配合服）。处方："针砂散"方每味10g，共研细末。第一周，每日晨空腹服1次，每次2g；1周后，3天服1次，每次2g，共服3周。

三诊：舌质淡红，白腻苔大有减退。脾湿渐化，脉络始通，眼睑开合较前自如。但余邪未尽，应益土行水。本苓桂术甘并小半夏汤方意主之。处方：茯苓15g，桂枝6g，白术12g，法夏12g，苍术9g，大腹皮9g。10剂。

四诊：病情大有好转，原患眼午后较重，近日晚间观察，双目基本一致。舌质已正常，白厚腻苔已退。患眼睑稍厚，开裂较正常眼略小。病虽向愈，参之舌象等，尚属脾湿之邪未尽解，输化功能仍嫌不足。亟应抓住转机，健脾化湿，理气和中，助其运化之力，上方加减续服15剂。

五诊：1978年8月初，"睑废"基本治愈，视物已正常。唯眼胞仍稍厚，乃脾虚兼湿之象。以五苓散利水健脾，再除余邪。处方：猪苓10g，茯苓15g，泽泻10g，白术12g，桂枝6g，五加皮10g。3剂。

其后，曾间服上方汤剂；或服剩余之针砂散（有时间隔二三周服1次）。

1979年3月8日，患儿再赴同仁医院复查：未见异常，为重症肌无力恢复期。1979年7月18日访问家长，患者眼睑恢复良好。

[按语]现代医学所称重症肌无力，是以骨骼肌无力为特征的一种神经肌肉间传递功能障碍性疾病。相当于中医之上胞下垂，因其难治难愈，又名"睑废"。目为五官之一，"五脏六腑之精气，皆上注于目"。十二经脉，亦均与眼部密切关联。眼病虽为局部疾患，多由内脏病变而引起，内服药则重于整体考虑。大体说来，此证可分为先天与后天两大类：先天性患者，往往因发育不全而形成，常发于双眼；后天性多由于脾弱气虚，脉络失和等所致，常发于一目。本病例，当属后者。

本例睑废，以六经辨证应属太阴证。太阴者，土也。在脏为脾，在气为湿。寒邪侵入太阴与漫相搏，于是寒湿阻滞经络，精微物质不得上呈，眼睑失养，以致上胞肿垂，无力开合。寒湿内困于阴土难以消除之际，仅用补中益气，升阳举陷之常规方药，不能除其寒湿之邪，故效果不显；应散寒除湿以祛邪，脾阳得伸，运化复常，精微物质得以上呈，此才是治病之本。故遵仲景太阴病亦可以从外而解之变法，"于寒湿中求之"。先投以甘草麻黄汤，促使邪从皮毛速去（现代医学认为，加注麻黄素亦可加强"新斯的明"疗效），并以五苓散除余邪而收功。

案2

撒某某，女，17岁。北京市中学生。

病史：1978年4月22日，忽觉眼不能睁，视物双影，眼胞肿胀不适。在首都医院检查，做新斯的明试验和肌电图检查，确诊为"重症肌无力（眼肌型）"。转某某医院治疗，服中药半年余，未获效。同年10月18日来诊，经治5个月，眼睑开始恢复正常。

初诊：左眼胞下垂，无力睁开。双眼胞皆水肿，双膝关节疼痛，月经色暗，有乌黑瘀血块。面色萎白无华，额面部湿疹较多。唇色淡白，舌淡暗微红，边缘有齿痕，苔灰白夹淡黄，根部厚腻而紧密，脉沉细。此为太阴少阴合病睑废，兼有太阳表邪未去，先宜温经解表为治，以麻黄细辛附子汤加味主之。处方：麻黄10g，制附片30g（久煎），辽细辛3g，桂枝6g，炮姜20g，血余炭20g，甘草15g。

二诊：服上方2剂，关节痛稍减。眼肌有轻微跳动感。苔转灰白腻，余证如前。精神萎靡，四肢不温，虽值年少，但肾阳不足，须从根本入手，峻补先天，以四逆汤主之。处方：制附片60g（久煎），干姜片30g，炙甘草30g。

三诊：上方服3剂，眼肌颤动消失，眼胞水肿稍减。左眼睑仍重垂无力。宜温补脾肾，助阳驱阴，拟四逆并理中加减再进。处方：制附片69g（久煎），干姜片30g，炙甘草15g，炒白术25g，茯苓25g，上肉桂10g（冲服），生姜60g

四诊：原方出入增减，每日2剂，坚持服2月余。至1979年1月1日，左眼睑有两次短暂开裂，前后持续约1小时。仍遵原法，四逆、理中交替使用，或合为一方。当月经不调，夹紫黑血块，则加炮姜、血余炭；兼有表证，则加麻黄、桂枝等，又服两月余。

五诊：1979年3月初，左眼上胞下垂明显好转，眼睑已能睁开，比正常略小，双眼胞尚有轻度水肿。左右眼视物，常不能协调。面额部湿疹明显消退。经色转为正常，但有少量瘀血块。食纳尚可，舌质稍转淡红润，苔薄白。逐渐阳复阴消，仍有脾肾阳虚之象。以理中汤并桂枝去芍药加附子汤损益调理。处方：桂枝10g，炙甘草15g，生姜30g，大枣30g，炒白术20g，茯苓20g，制附片30g（久煎）。

上方随症加减，并用苓桂术甘汤、小半夏汤、针砂散等配合使用。1979年4月以后，偶有双眼视物不协调，双眼上胞轻微水肿。继续调理，以期巩固。

［按语］前例与本例，西医辨病均属"重症肌无力眼肌型"；但按六经辨证，则有所不同，故其立法处方，也随之而异。

前例睑废，证属太阴，脾困于湿，主要病机在于水湿溢于经络肌肤，不得外泄，而上穿于眼胞，以致眼睑肿垂。此例属太少二阴合病，脾肾阳虚，病在于脾，根在于肾。其眼睑下垂，眼胞水肿，面色萎白，月经色暗而有瘀块，舌现齿痕而苔灰白厚腻，均为脾阳衰弱，脾虚湿胜，运化失权，下不能温经血于胞宫，上不能输精微于眼睑；而精神萎靡，四肢不温，舌淡脉沉微，显系肾阳衰惫，阴气弥漫，五脏之伤，穷必及肾；肾气之伤，又令脾失温养。虽辨病均属睑废；但辨证论治同中有异。因此，本例不仅不能重复补益中州，升阳举陷之常规；而且不能简单再遵文例"太阴病亦可从外而解之变法"。必须峻补元阳，温肾健脾为治。这正体现了祖国医学辨证施治，辨证与辨病相结合，同病异治，异曲同工之妙。

（范学文，徐长卿.范中林六经辨证医案选［M］.北京：学苑出版社，2007：54-59.）

❽ 方药中（3案）

方药中（1921—1995），重庆市人，原名方衡，中医学家。在中医基础理论、中医内科临床研究方面，成就突出。首次全面、系统地阐述了中医理论体系的基本内涵，对中医气化学说进行了创新性的研究，同时，对辨证论治规范化提出新设计。参加创办并长期主持全国中医研究班、中国中医研究院研究生部的工作，培养了一批中医高级人才。临床长于肝病、肾病以及若干疑难病症的治疗。

案1

方某某，男，59岁，干部，1976年3月11日初诊。

眼睑下垂、复视3年，咀嚼、吞咽困难1年半，加重2个月。

患者于1973年在腹泻后出现右眼睑下垂、复视，经某医院诊断为"重症肌无力——眼肌型"。经用溴吡斯的明180mg/d及中药杞菊地黄丸等治疗半年后缓解。1975年10月因感冒发热后出现两眼睑下垂、复视及咀嚼、吞咽困难。经某等医院会诊，诊断为"重症肌无力——延髓肌型"。仍以溴吡斯的明治疗。但药后只能暂时缓解症状且需逐渐增加用药量始能维持饮食起居。1976年起，溴吡斯的明已增加至360mg/d，但眼睑仍经常下垂，进餐需多次休息，喝水作呛，两臂不能上举，自己不能穿衣，服药时间稍延迟，症状立即加重。上症上午较轻，下午加重，遂来我室就诊。

检查：白发秃顶衰老外观，偏胖体型，面微红，两眼睑下垂，眼裂明显变小，头低倾，不能正常直立，两臂不能上举。舌嫩有齿痕，质稍红，苔薄白中心稍黄腻，脉沉细无力。

按辨证论治七步法分析：根据中医理论，眼睑属脾，脾主肌肉四肢，足太阴脾经"挟咽，连舌本，散舌下"，吞咽咀嚼亦归属于脾。因此，第一步应"定位"在脾。患者年已六旬，并呈现明显衰老外观。中医认为年六十则"气大衰"。从病史来看，病发于腹泻之后，复发于发热之后，腹泻则伤脾，发热则伤气。诊其脉沉细无力，舌嫩有齿痕，均为明显的气虚之征。从症状来看，以肌肉无力为主症，以活动后加重，休息后减轻，上午较轻，下午加重为特点。亦即上午自然界和人体阳气较盛时则缓，下午阳气较衰时则甚。因此，从患者年龄、发病诱因、症候特点、脉象舌象均支持气虚。第二步应"定性"为气虚。第三步"定位与定性合参"，考虑为脾气虚衰。第四步"必先五胜"，从目前来看，以脾气虚衰为主，其舌质稍红提示兼有阴虚，但气虚亦可导致阴虚，因此仍考虑以脾气虚衰为主。第五步为"各司其属"，即在前四步辨证的基础上，在治疗方面，应以补益脾气为治。第六步"治病求本"，补益脾气即为求本。第七步"治未病"，根据中医五脏相关的理论，见脾之病，除考虑脾本身而外，还要考虑脾之所不胜的肝、所胜的肾。因此在补益脾气的同时，还需考虑防止肝乘肾侮的问题，辅以滋养肝肾。综合上述"七步"分析，本病诊断为脾气虚衰，治以补脾益气为主，辅以养肝益肾。

方药：补中益气汤合生脉散加味：黄芪45g，苍术、白术各12g，陈皮9g，党参15g，柴胡12g，升麻6g，甘草6g，生姜3g，大枣12g，麦冬12g，五味子9g，熟地黄30g，仙灵脾15g，水煎服，每日1剂。

服药3剂后即开始小量递减口服溴吡斯的明的剂量。服药12剂后，患者症状明显好转，眼睑下垂基本消失，进食中间不需休息，肢体无力亦显著改善。以后即以上方为主继续治疗，并继续递减溴吡斯的明服用剂量。半年后，患者诸症全部消失，并停服溴吡斯的明。根据中医阴阳互根理论，虑其"气增而久，夭之由也"，遂于补中益气汤方中合入益胃汤，改汤为丸作巩固治疗。1年后复查，眼裂正常大小，吞咽咀嚼正常，肢体、肩、颈活动自如，饮食二便均调，并已恢复工作。治疗期间，除递减原服之溴吡斯的明而外，未服用其他中西药物。随访6年，未见复发，疗效巩固。

案2

王某某，男，51岁，干部，1980年3月18日初诊。

右眼睑下垂，复视9个月。

患者于1979年6月在劳累后出现右眼复视，半月后出现右眼睑下垂。经某医学院诊为"重症肌无力——眼肌型"。经用溴吡斯的明治疗后，症状可暂时缓解，但不能维持。1979年11月，患者按笔者治疗重症肌无力验案中介绍，自服补中益气汤合生脉散治疗。服药后曾一度好转，但不久即病复如故。近几月来，口服溴吡斯的明180mg/d已不能维持，症状逐渐加重，遂来京治疗。目前患者右眼复视，眼睑下垂，吞咽咀嚼软弱无力，两下肢亦酸软无力。头晕，胸胁闷痛，气短，纳食尚可，喜冷饮，睡眠尚安，二便尚调。患者自述发病前曾连夜阅读并赶写材料。

检查：右眼睑完全下垂，脉沉弦有力，左小于右，舌质红，稍胖，有齿痕，苔白黏。

按辨证论治七步法分析：患者病变主要表现在目、肢体、肌肉、吞咽咀嚼、胸胁、胃等。中医理论认为，眼睑、四肢、肌肉、吞咽等均归属于脾。肝开窍于目，目属肝。"诸风掉眩，皆属肝"，头晕一症主要考虑定位在肝。两胁为肝经所布。弦脉属肝。因此第一步"定位"可考虑为脾胃、肝，由于肝肾同源，常常肝肾同时考虑。第二步"定性，分析，患者脉沉弦而左小于右，舌质红，临床表现为视物不清，病起于过用视力之后。《内经》谓"肝受血而能视"，"久视伤血"，因此从舌、脉、定状、发病诱因等均提示病属阴虚、血虚。患者善冷饮、头晕、胁痛等属阴虚内热的表现。其舌梢胖有齿痕，眼睑、肢体活动无力，属于气虚的表现。因此第二步"定性"为阴虚、血虚、气虚、挟热。第三步"定位与定性合参"，考虑为脾胃气虚、肝肾阴虚、挟热。第四步"必先五胜"，患者既有脾胃气虚的表现，又有肝肾阴虚的表现。究竟何者为主?从患者脉沉弦、左小于右以及苔质红来看，支持阴虚为主；从发病来看，病发于"久视伤血"之后，先见于视物不清，继而才出现眼睑下垂等气虚症状；从既往治疗来看，补肝益气之剂仅可获效于一时，说明其本不在气虚。综合分析脉、舌、病史和既往治疗反应，支持阴虚为本。中医理论认为"气生于阴"，"阴虚则无气"，阴虚可导致气虚，阴虚生内热，因此病机为肝肾阴虚为本，气虚继发于阴虚。第五步"各司其属"、第六步"治病求本"，自应以滋养肝肾之阴为本，兼清虚热。第七步"治未病"，肝之所不胜为肺，所胜为脾，在滋养肝肾的同时应辅以清肺滋脾清胃。综合上述"七步"分析，本病辨证为病在肝肾，波及脾胃，证属阴虚内热。拟滋肾养肝益胃，佐以清热为治。

方药：归芍麦味杞菊地黄汤、益胃汤、玉泉散。当归12g，白芍15g，麦冬12g，五味子10g，菊花10g，夜交藤30g，生地30g，苍白术各10g，木瓜10g，茯苓30g，丹皮10g泽泻10g，沙参30g，玉竹30g，生石膏30g，甘草5g。水煎服，每日1剂。

上方共服12剂。1980年4月1日复诊，右眼睑下垂及复视情况均有明显改善，头晕、胁痛减轻，但仍有咀嚼两颊肌肉酸痛无力感，纳食、睡眠、二便尚调。仍以原方继服。再服12剂后三诊。患者眼睑下垂及复视已基本消失。患者系旅居北京，休息饮食条件较差，心情急躁，近日胸胁闷痛不舒，遂于上方中加入柴胡10g、郁金10g、姜黄10g、薄荷3g以疏肝解郁。4月22日患者四诊时，眼睑下垂、复视消失，两眼裂等大，胸痛消失，胸闷减轻，咀嚼吞咽正常，唯面颊部肌肉仍有酸痛感，偶有胸闷气短，大便日1次，但偏溏。诊其脉弦滑稍数，舌质稍红，苔白见轻度齿痕。考虑阴虚气虚仍未完全纠正，上方加入黄芪30g，嘱回原地继续服药治疗并递减溴吡斯的明服用量直至停服。后患者函告病已获愈，中西药物全部停服并恢复正常工作，至今疗效巩固。

案3

贾某某，男，42岁，干部，1980年3月6日初诊。

左眼睑下垂伴吞咽咀嚼无力3个月。

患者于1979年12月突然出现左眼睑下垂，经某医院抗胆碱酯酶药效试验确诊为"重症肌无力"。经服用安贝氯铵（美斯的明）20mg/d，无明显效果，并出现复视，吞咽咀嚼及两上肢无力。患者按我治疗重症肌无力验案中介绍，服用补中益气汤合生脉散加味20余剂不效前来诊治。目前食纳尚可，二便亦调，睡眠不实多梦。患者自述本次发病与生气、心情抑郁有关。

检查：左眼睑明显下垂，眼裂显著变小，脉弦长有力，沉取尤甚，右大于左。舌质稍红，苔薄白。

按辨证论治七步法分析：患者疾病表现在眼睑、吞咽、肢体等，应归属于脾。弦脉属肝。睡眠不实多梦结合脉弦长有力，属于肝不藏魂。患者病发于生气、心情抑郁不快之后，怒则伤肝，亦应定位在肝。因此，第一步"定位"，应定位于肝脾。上述眼睑下垂，咀嚼吞咽无力、肢体活动无力，一般应属肝虚气虚的表现。但诊患者之脉弦长有力，沉取尤甚，非气虚脉象。取《难经》阴阳轻重脉法，沉取为肝肾之脉。弦脉属肝，但应以端直以长，轻虚而滑为肝之平脉，沉弦长有力则为肝之病脉，属肝之气盛气郁之脉。患者舌质较红，脉右大于左，视物不清，均为阴血不足的征象。因此第二步"定性"为气盛、气郁、血虚。第三步"定位与定性合参"，可考虑为病在肝脾，肝之气郁气盛而血不足，脾气虚。第四步"必先五胜"，患者既有脾气不足的表现，又有肝血不足气郁气盛的表现，似乎矛盾。究竟应如何分析其病机？提出四点值得注意：其一，患者正值壮年，此次发病突然，病发于郁怒之后，因此一般不考虑气虚为主；其二，患者的脉象、舌象，均无明显气虚，而呈气郁肝旺、阴血不足的表现；其三，从治疗反应来看，助脾益气之剂无效，说明其本不在脾；其四，从肝脾两脏的关系来看，肝之所胜为脾，肝病可以传脾，《黄帝内经》所谓"气有余，则制己所胜而侮所不胜"，其病机属于肝有余而犯脾，使脾土受邪，运化失职而不能布达于四肢、眼睑等部位，出现所属部位的功能障碍。此与脾气本虚的舌、脉、证有很大不同。综上所述，本病辨证为病在肝脾，证属气郁血虚为主。第五步"各司其属"。第六步"治病求本"，应以疏肝养肝为主治。第七步"治未病"，《难经》《金匮要略》均谓见肝之病，知肝传脾当先实脾。何况患者已出现脾为肝乘的表现，因此当在疏肝养肝的同时，佐以助脾为治。

方药：参芪丹鸡逍遥散，益胃汤。党参15g，黄芪30g，丹参30g，鸡血藤30g，当归12g，白芍15g，柴胡10g，苍术、白术各10g，茯苓30g，甘草6g，生姜6g，薄荷3g，沙参15g，玉竹30g，麦冬12g，生地黄30g。水煎服，每日1剂。

患者服上方7剂后，左眼裂即明显增大，眼睑下垂及复视情况均有好转，脉弦象亦减弱。考虑气郁肝旺之象已减，遂酌减疏肝之剂，上方去丹参、鸡血藤继服。3月27日三诊时，眼睑下垂已基本消失，眼裂基本恢复正常，脉转弦细，仍以上方为基础酌加养肝柔肝和胃之剂，于上方中加入黄精30g，焦楂曲各15g，白芍改20g。5月8日患者再度来诊，自述诸症消失，美斯的明已减至5mg/d，脉沉弦，舌质微红稍胖，苔白稍腻。嘱间断服用上方，并停服美斯的明。1年后，患者来述眼睑下垂、复视等未见复发，美斯的明上次就诊后即停用。目前除偶有眼部紧张不适外，其余无任何不适。其脉略沉细，舌微红，苔薄白。患者虑其复发，要求做巩固治疗，处以参芪归芍地黄汤加味，滋肾养肝助脾以巩固疗效。

（方药中，许家松."辨证论治七步法"的临床运用——重症肌无力治验［J］.中西医结合杂志，1982，2（4）：203–205.）

⑨ 高濯风（2案）

> 高濯风，1922年生，河北乐亭县人，主任医师。出身于中医世家，后师事于岳美中先生，深得其传。首批全国老中医药专家学术经验继承工作指导老师。高濯风虽早年有良好的家传基础，但无沿袭墨守思想，一贯主张传统中医与现代医学相结合，继承与发展相结合，理论与实践相结合，辨证论治与专药专方相结合。临床辨证主张稳而准，用药主张少而精，临床擅长治疗温病及内科疑难重症。对心肌炎、冠心病及外科、妇科均颇有研究。

案1

王某，女，24岁。

初诊：1989年3月29日。

主诉及病史：产后5个月始感腿无力，继而周身疲惫，右眼睑下垂而不能睁合。经某医院诊为"重症肌无力"。服用多种药物均无明显效果。故远道慕名求医。

诊查：舌质淡红，苔薄白，脉沉缓。

辨证：系脾肾两虚之候。病属痿证。

治法：拟健脾补肾之法。

处方：太子参30g，焦术30g，熟地黄15g，石斛30g，山萸肉12g，黄精30g，黄芪15g，当归15g，肉苁蓉15g。

二诊：1989年5月27日。服药2个月，周身疲惫已除，每于晨起眼睑可以抬起，但仍睁之无力，暮时下垂加重。前方加山药15g继服。

三诊：1989年7月8日。眼睑有力，能睁。加桑寄生20g，继服，

四诊：1989年12月6日。眼睑睁合自如，诸症已除。嘱其继服上方药1个月，以巩固疗效。随访两年来未见复发。

案2

刘某，女，26岁。

初诊：1989年6月25日。

主诉及病史：产后6个月始感腿无力，渐及周身疲惫。现右眼睑下垂，不能睁圆。

诊查：舌质淡，苔白，脉沉缓。

辨证：系脾肾两虚之候。

治法：拟健脾补肾之法。

处方：太子参30g，焦术30g，熟地黄15g，石斛30g，山萸肉12g，黄精30g，黄芪15g，当归10g，肉苁蓉15g。

共服药60余剂而获痊愈。

[按语]本证患者由于素体脾肾不足，加之分娩哺乳，使气血俱伤、脾肾俱损。脾为后天之本，气血生化之源，主肌肉。眼睑属五轮之肉轮，故属脾主之位；肾为先天之本，主藏精化气。脾肾俱损则气化失司，气血无源，肌肉筋脉失养，故发为眼睑睁合不能，四肢软弱无力。因此，治疗本证以益气健脾补肾润燥为大法。方中太子参、白术、黄芪益气健脾，熟

地黄、山萸肉、黄精等补肾而润燥。二者合用使脾肾气充，清气升腾，水津四布，肌肉筋脉得润。

（董建华，王永炎.中国现代名中医医案精华：第4集［M］.北京：人民卫生出版社，2010：202-203.）

⑩ 郭士魁（2案）

郭士魁（1915—1981），中医内科专家，北京人。1955年后，历任卫生部中医研究院西苑医院心血管病研究室主任、副院长。致力于中医中药防治冠心病的研究，发展了活血化瘀、芳香温通的理论。编著有《活血化瘀文献选辑》《杂病证治》。

案1

孙某，女，34岁。

1973年7月17日初诊：1970年发现视力减退，有复视现象，伴头痛头晕，全身无力，眼睑下垂，斜视，曾先后两次住院，均诊断重症肌无力，经中西医治疗，无明显效果。现视力模糊、复视，右眼不再能转动，左眼斜视，上楼气喘、心悸、全身无力，腰酸、肢冷，四肢肌肉酸痛。检查：舌质正常，苔薄白，脉沉细无力。西医诊断：重症肌无力，隐性糖尿病。

辨证：痿证（肝肾不足）。

治法：补益肝肾。

方用：生地黄18g，肉苁蓉15g，菟丝子15g，枸杞子15g，女贞子12g，鸡血藤18g，桂枝12g，川断18g，桑寄生18g，青葙子24g，白芍24g，生甘草9g。

1973年8月14日二诊：服上方24剂，精神明显好转，畏冷减轻，视力进步不明显。舌质正常，苔薄白，脉沉细无力。宗上方加覆盆子12g，去青葙子继服。

1973年8月28日三诊：服药后精神明显好转，体力增加，食欲增加，进食速度也加快。寒冷感完全缓解，尚有轻度头晕，不头痛，视力有进步。脉细略弦，舌质正常苔白。宗上方加黄精18g，去桂枝。

1973年9月18日四诊：精神、食欲均好，月经量较多，体力明显增加，肌肉酸痛感明显减轻，视力有进步，右眼可转动，偶有复视，脉沉细。舌质正常，苔薄白，继用益气补肝肾之剂。方用：生地黄18g，女贞子12g，菟丝子12g，覆盆子9g，淫羊藿9g，仙茅9g，五味子6g，枸杞子12g，茯苓18g，车前子9g，白芍12g，生黄芪15g。

1973年10月30日五诊：精神好，肌肉酸痛消失，体力明显增加，上楼不喘无心悸。视力明显进步，复视、斜视基本好转。脉沉细，舌质正常，苔薄白。仍宗上方去白芍，加肉苁蓉18g、当归10g继服巩固疗效。

［按语］重症肌无力属中医"痿证"范畴，《素问·痿论》说："肺主身之皮毛，心主身之血脉，肝主身之筋膜，脾主身之肌肉，肾主身之骨髓。故肺热叶焦，则皮毛虚弱急薄著，则生痿躄也。……脾气热，则胃干而渴，肌肉不仁，发为肉痿。"认为引起痿证者其病在上以肺为主，与各脏腑功能失调密切相关。诱发因素如外感时邪疫气化热伤津或内伤脾肾虚亏，湿困脾土运化失调均可形成痿证，痿证病情重，病程长，治疗困难，至今病因不明确。临诊辨证，随证用药。本例临床表现视力减退、复视、斜视、全身无力、肌肉酸痛、腰酸畏寒、心悸气短，脉沉细无力。辨证：痿证，肝肾虚。以生地、女贞子、枸杞子、菟丝子、川断、桑寄生朴益肝肾；青葙子清肝明目；当归、白芍、鸡血藤养血；肉苁蓉、覆盆子、桂枝温阳补肾，经3个月治疗，病情明显好转。

案2

任某，男，58岁。

1976年2月24日初诊：眼睑下垂，头晕气短，全身无力半年。以颈部及双上肢无力尤重，吞咽无力，近3个月病情加重，每顿吃饭时需休息2～3次，手足寒凉感，夜尿频数，某医院诊断重症肌无力，西医治疗无明显效果。检查：精神萎靡，倦怠，头垂至胸，双手执物很困难，舌质胖黯，苔白，脉沉细。

辨证：痿证、脾肾虚亏。

治法：健脾补肾。

方用：党参18g、黄芪24g、当归9g、白术9g、升麻6g、茯苓12g，桂枝10g，补骨脂12g，女贞子15g，菟丝子15g，金樱子12g，鸡血藤24g，红花10g，仙茅10g，淫羊藿12g，巴戟天12g，每日1剂，连服30剂。

1976年4月2日二诊：上药共进36剂，眼睑下垂明显好转，颈部及双上肢无力缓解，吞咽正常，头晕气短缓解，全身无力感基本消除，上方继服巩固疗效。

［按语］本例发病半年，临床表现眼睑下垂，头晕气短，全身无力，尤以颈部双上肢为甚，吞咽无力，每吃一顿饭尚需休息2~3次，病人倦怠，精神萎靡，手足寒冷，夜尿频数，脉沉细，舌质胖黯，苔白，西医诊断为重症肌无力。郭士魁诊后辨证：痿证，脾肾虚亏。脾虚运化失司，肌肉筋骨失去濡养；全身无力，头晕气短，手足寒冷，尿夜频数为肾阳虚。肾为先天之本，脾为后天之本车，脾肾两虚，中气不足，全身无力，上肢不举，颈部疲软，无力吞咽。予以健脾补肾，补中益气汤合二仙汤加减，服中药36剂后，各症状明显好转。党参、黄芪、白术、茯苓健脾，益气升阳举陷；桂枝温通经脉，通阳化气；补骨脂、女贞子、菟丝子、金樱子、仙茅、淫羊藿、巴戟天补肾温阳；鸡血藤、红花活血通脉；当归、黄芪补气生血；升麻与党参、黄芪升阳举陷，恢复肌力体力。

（翁维良.中国百年百名中医临床家丛书——郭士魁［M］.北京：中国中医药出版社，2001：252-255.）

11 贺普仁（1案）

贺普仁（1926—2015），河北省涞水县人。首届国医大师。师从京城针灸名家牛泽华。1956年调入北京中医医院，任针灸科主任达26年之久。创立了"病多气滞，法用三通"的中医病机学说和针灸治疗体系"贺氏针灸三通法"。发明了贺氏火针针具，制定了国家标准火针技术操作规程，研制了贺氏针灸铜人。

王某某，女，39岁。

主诉：右眼上睑下垂半年余。现病史：半年前发现睁眼困难，视物困难，经神经科诊断为重症肌无力，经药物治疗后不效。素日纳呆，疲倦。

望诊：舌苔薄白。切诊：脉沉细。查体：左右眼睑不对称，右眼上睑下垂，半掩睛瞳，以致患者视物不利。

辨证：脾胃虚弱，气血失和，筋脉失其濡养所致。治则：补益脾胃，调理气血，通经活络。取穴：阳白、四白、头临泣、鱼腰、足三里、合谷。刺法：头部穴位以毫针刺入后，卧针沿皮刺，合谷刺5分，足三里刺1寸深，用补法，留针30分钟。

针后症状逐渐减轻，按原方针刺治疗30次，临床痊愈。

（谢新才，王桂玲.国医大师临床经验实录——国医大师贺普仁［M］.北京：中国医药科技出版社，2011：269-270.）

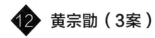

12　黄宗勖（3案）

黄宗勖（1912—2001），福建古田县人。著名针灸学家，首批全国老中医药专家学术经验继承工作指导老师，以擅长针药治疗多种奇难杂症著称于世。

案1

傅某，女，24岁，小学教师，1963年3月8日初诊。患者于1962年冬发生眼睑下垂，四肢倦怠，稍动即感困乏，曾经某医院诊断为"重症肌无力"。用过新斯的明治疗，病情有所好转，不久又复发眼睑下垂，前来求治。

检查：两眼睑下垂，眼球活动不协调，视线不能落在同一点上，手不能上举梳头，持碗握筷困难，下肢步履无力，不能上下台阶，全身疲乏，每欲卧床休息，语言低沉，脉沉细缓弱。证属脾气虚弱，气血不和，脉络失养所致。治以益气升阳，活血通络。

处方：①攒竹透鱼腰、阳白、瞳子髎、合谷。②睛明、百会、丝竹空、足三里。以上两组穴位轮流针刺，每日针1次，用补法，留针20分钟。

中药处方：黄芪40g，党参30g，白术10g，茯苓10g，升麻3g，柴胡5g，陈皮5g，当归10g，首乌10g，甘草3g。水煎，日服1剂。经过5个疗程的针药并治，四肢及眼睑均恢复正常；为巩固疗效续治1个疗程，随防1年余未见复发。

案2

林某，男，干部，1984年5月3日初诊。患者由于工作劳累，初起仅感眼目干涩，视力易疲劳，随即发生右眼睑下垂，不能睁眼。伴有怕冷，腰膝酸痛，性欲减退，精神疲倦，四肢乏力。曾经某医院确诊为"重症肌无力"，给予维生素B_1、B_{12}，新斯的明等。症状略有改善，但维持时间短暂，遂来求治。

检查：情志忧郁，腰肌酸痛，左眼睑下垂，遮盖整个黑睛，无力睁开，眼球运动功能无明显障碍，心肺（－），肝脾未触及，舌色淡红，舌苔薄白，脉象沉缓。证属脾肾阳虚。治以培补脾肾，益气升阳。

处方：①睛明、阳白、太阳、合谷、三阴交。②攒竹透鱼腰、百会（灸）、丝竹空、肾俞、足三里。以上两组穴位轮流应用，每日针1次，用补法，留针20分钟。

中药处方：黄芪40g，党参30g，白术10g，升麻5g，陈皮5g，当归10g，枸杞子20g，山萸肉15g，山药15g，附片9g，紫河车粉20g（冲服）。水煎，每日1剂。

针药同治1个星期，眼睑可睁开，但不能持久，仍守原法续治两星期，症状显著好转，腰酸倦怠明显减轻，续治两个月诸症消失，肌力恢复，随访年余未见复发。

案3

沈某，男，37岁，干部，1985年4月20日初诊。患者由于日夜赶写材料，劳累过度，诱发眼干涩，视物易疲劳，于2月28日起发生右眼睑下垂，不能睁开，伴有腰肌酸痛，精神疲倦，四肢乏力，易出汗，尤以前额为甚，曾经福州某医院诊断为重症肌无力，并服新斯的明及维生素B_1、B_{12}等，症状稍有改善，但维持短暂时间又下垂。

检查：营养一般，情志忧郁，精神不振，四肢无力，右眼睑下垂遮盖整个黑睛，眼裂变小，无力睁开，眼球转动功能无明显障碍，头部前额汗多，心肺（-），肝脾未触及，血压正常，舌色淡红，苔薄滑，脉沉缓。证属脾气虚衰，肝肾阴虚。治以健脾补气，滋养肝肾。

处方：①睛明、阳白、瞳子髎、合谷。②攒竹、太阳、丝竹空、中渚、太冲。以上两组穴位，轮流取用，每日针1次，用补法，15次为1个疗程，休息5天，再行下1个疗程。

中药处方：黄芪40g，党参30g，白术10g，陈皮5g，柴胡6g，升麻6g，当归10g，女贞子12g，枸杞子5g，熟地黄12g，山萸肉12g，甘草6g。水煎，每日1剂。

经针药同治7次后，眼睑可睁开，但不能持久，仍守原法续治1个星期，共15次，自觉症状有明显好转，倦怠显著减轻，眼睑可开合，久睁尚有疲乏感，腰痛消失，额汗减少，休息5天再行下1个疗程。

1985年5月10日开始第2个疗程，针灸取穴仍依前方，中药处方：黄芪45g，党参30g，白术10g，陈皮5g，当归12g，升麻6g，柴胡6g，大枣5枚，甘草3g。每日服1剂。针药并治3个星期，诸症消失，肌力恢复，右眼开合自如，精力充沛，面色红润光泽，恢复正常工作。

［按语与体会］

重症肌无力是西医病名，是由于神经与横纹肌之间传导障碍的一种慢性难治疾患。最突出症状是受累的横纹肌活动后疲乏无力，而休息后又有程度不等的恢复。最多见的是眼肌无力（眼睑下垂）或肢体无力，说话无力，咀嚼、吞咽均无力，下颌下垂无力闭合，颈项抬不起，呼吸道的分泌物无力咳出，洗脸无力，梳头无力，步履艰难。按以上临床表现，属于中医"脾虚"范围；若为全身性肌无力，则属于"痿证"。案1属脾气虚弱，肝郁肾虚型。脾主肌肉，脾虚则肌痿无力，肾虚不能温煦脾阳，则后天失济。故以补中益气汤加补肾疏肝之品，配合针灸；经过5个疗程，获得基本治愈。案2、3两例，证情较前为重，辨证为脾肾虚衰，治以培补脾肾，益气升阳。用补中益气汤加枸杞子、山萸肉、熟地。案2有脾肾阳虚症状，故加附片9g。诸药配伍，收效尚佳。

针灸取攒竹以调补足太阳经之经气，阳白以调补足少阳经之经气，丝竹空以调补手少阳经之经气，睛明以调补足太阳、阳明之经气，合谷以补阳明经经气，取百会以升阳，配足三里以调补脾胃。肝开窍于目，取肝经腧穴太冲以调补厥阴经经气，使诸经经气得以充养，针药同治，相得益彰。

（黄宗勖.中国百年百名中医临床家——黄宗勖［M］.北京：中国中医药出版社，2004：81-84.）

⑬ 姜良铎（1案）

姜良铎，1948年生，陕西省米脂县姜兴庄人。师从张学文、郭谦享、董建华，获中国首届中医专业医学博士学位，现为北京中医药大学东直门医院主任医师、教授、博士生导师，享受国务院特殊津贴。对发热性疾病、病毒性疾病、哮喘、功能性胃肠疾病、肝炎、肿瘤等疾病有丰富诊疗经验且疗效显著，并以解决疑难病症而著称。

李某，女，41岁。

初诊：1999年2月5日。

主诉及病史：因"重症肌无力1年，加重1个月"在北京医院住院治疗。口服溴吡斯的明60mg，阿托品0.5mg，每日4次。服用半年，仍感四肢疲乏无力，行走困难，胸憋气短，活动后加重。拟用免疫抑制剂和肾上腺皮质类固醇治疗，患者拒绝。请中医会诊。

诊查：症见气短、胸闷、乏力、行走困难、活动后加重，手足麻木、胃脘胀、纳呆，月经量少、色淡，大便不成形、排便不爽。舌淡、苔薄白，脉沉细无力。

辨证：大气下陷、脾肾两虚、胃气不降、气血生化乏源。

治法：升补大气、培元固本。

外方：炒麦芽30g 紫河车、黄芪、山茱萸、枸杞子、苏梗各15g，知母、桔梗、升麻各10g。15剂，水煎服，日1剂。

二诊：2月21日。胸闷气短、乏力、腹胀等症减，大便质软成形，舌淡，脉细滑无力。继以上方随症加减治疗，腹胀明显时，加瓜蒌30g，枳壳、佛手、香附各10g；乏力明显时，加仙鹤草30g，党参、十大功劳叶各10g；便溏明显，加炒白术、扁豆、山药各10g；心烦、睡眠差，加炒栀子10g、炒酸枣15g；畏寒、四末凉，加桑枝15g，桂枝、白芍、赤芍各10g；感冒时，加荆芥、白芷、柴胡、黄芩、金银花各10g；咳嗽痰多，加紫菀、百部、象贝母各15g。

前后加减治疗3个月，患者疲乏无力明显好转，偶有活动后气短，逐渐减少西药量，半年后停所有西药。患者每日服汤药至今，能正常生活工作。

[按语] 重症肌无力是重点累及神经肌肉接头处突触后膜上乙酰胆碱受体的，主要由乙酰胆碱受体抗体介导的，细胞免疫依赖性、补体参与的自身免疫性疾病。本病属中医"痿证"范畴，按照张锡纯《医学衷中参西录》说，胸中大气下陷比中气下陷更为危险，"气短不足以息，或努力呼吸，有似乎喘；或气息将停，危在顷刻"。本案参"治痿独取阳明"理论，并采取先后天同补，并参照张锡纯"大气下陷"说，综合配伍而取

效，而非采用马钱子等兴奋类药为治，最终取得满意疗效。

（王永炎，陶广正.中国现代名中医医案精华：第5集［M］.北京：人民卫生出版社，2010：181-182.）

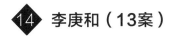

李庚和（13案）

李庚和（1936—　　），女，山东省济南市人。历任上海市中西医结合医院中医内科主任，上海市中医重症肌无力医疗协作中心主任，上海市中医学会理事，上海市中医学会内科分会副主任委员，上海市中医学会脑病分会副主任委员等职。上海市名中医，享受国务院特殊津贴专家。上海市医学领先学科特色专科——重症肌无力专科学科带头人。擅长治疗神经内科疑难病，如重症肌无力、多发性肌炎、皮肌炎、类风湿性关节炎、肌萎缩、格林—巴利综合征、帕金森病、多发性硬化等。

（1）儿童眼肌型重症肌无力

案1

叶某，女，4岁。2009年8月18日初诊。

左侧眼睑下垂1月余。今年7月感冒发热，经对症治疗后热退，但随后出现左侧眼睑乏力、下垂，症状晨轻暮重，运动或久看电视后左睑完全不能上抬，甚则畏光流泪。发病过程中偶有复视，吞咽、咀嚼及言语均无障碍，四肢肌力正常。当地医院新斯的明试验可疑阳性，胸部CT平扫及增强均未见异常。予以溴吡斯的明20mg，每日3次；泼尼松5mg，每日3次，口服，但服后疗效不明显。家长焦急万分，遂来我院。既往体健，否认过敏史，否认相关家族史。体检见左睑下垂，平视时眼裂：左6mm、右9mm。持续上视眼睑疲劳试验阳性，左眼球上视不到位，向上视有复视。四肢肌力正常。舌质淡苔花剥，脉细。诊断：虚劳（重症肌无力Ⅰ型）。辨证：脾肾气阴两虚。治则：健脾补肾，益气养阴。处方：生黄芪30g，太子参15g，葛根15g，升麻10g，柴胡9g，当归12g，熟地12g，淫羊藿15g，白花蛇舌草15g，枸杞子12g，女贞子12g，旱莲草15g，黄精12g，甘草6g。21剂。每日1剂，水煎2次，每次50mL，分2次口服。

暂维持原西药治疗方案：溴吡斯的明30mg，每日2次；泼尼松10mg，每日1次。

二诊：2009年9月8日。上药服后左侧眼睑下垂明显改善，运动后亦无明显影响，复视消失。刻下：双眼睑等大，双眼球各方向活动到位，纳好便调，舌质淡，苔薄花剥根腻，脉细。上方去女贞子、旱莲草，加锁阳12g，21剂。

三诊：2009年9月29日。诸症消失，一如正常儿童，适应托儿所生活，很少感冒，偶有流涕，对眼睑情况亦无影响，纳便调。刻下症见：双眼睑等大，眼裂10mm，双眼球活动好，舌质淡红，苔薄白，脉细滑。处方：生黄芪30g，炒白术12g，太子参15g，葛根15g，升麻10g，柴胡9g，枸杞子12g，淫羊藿15g，白花蛇舌草15g，熟地黄12g，当归12g，浮小麦15g，28剂。

泼尼松减量至5mg，每日1次。

四诊：2009年10月27日。双眼睑全天无下垂，眼球活动好，纳可便调，舌质淡红，苔薄白，脉细。上方去当归，加防风10g，女贞子12g，28剂。

五诊：2009年11月24日。偶胃脘不舒，眼睑无下垂，无复视。舌淡红，苔薄白，脉细。三诊处方减葛根、升麻、熟地黄、浮小麦，加黄精12g，红枣7g，28剂。泼尼松2.5mg，每日1次。

六诊：2010年1月5日。近日略感风寒，眼睑无下垂。舌质淡红，苔薄白，脉细。体虚易感，当于扶正之中同用祛风散寒之品，三诊处方减熟地黄、浮小麦，加防风10g，甘草6g，28剂。继续泼尼松2.5mg，每日1次。

随访：以上方加减服用，症状未见反复，生活运动一切如常，至2010年11月停服泼尼松。继续以中药调理3个月停药。随访半年未见复发。

齐某，男，1岁6个月。2009年7月28日初诊。

左侧眼睑下垂3周。患者2009年7月感冒注射某种药物（不详）后出现左侧眼睑下垂，头不自主歪向右侧，症状晨轻暮重。于浙江大学附属医院做新斯的明试验阳性，诊断为重症肌无力。予以溴吡斯的明15mg，每日3次；泼尼松10mg，每日1次口服。发病期间无复视，吞咽无障碍，无四肢乏力现象，纳好便溏。体检：右眼睑10mm，左眼睑6mm。两眼球活动到位，右侧倾斜，两肺呼吸音清，心率78次/分，律齐，全腹软，无压痛反跳痛，四肢肌力Ⅴ级。舌质淡苔薄白，脉细。诊断：虚劳（重症肌无力Ⅰ型）。证属脾虚气弱。治则：健脾益气。处方：生黄芪20g，炒白术12g，太子参15g，葛根15g，升麻10g，枸杞子12g，柴胡9g，黄精12g，淫羊藿15g，白花蛇舌草15g，红枣5g，甘草6g。21剂。

继续原西药治疗，溴吡斯的明15mg，每日3次；泼尼松10mg，每日1次，待中药起效后逐步减量。

二诊：2009年8月13日。服药后疗效显著。目前两眼睑基本等大，颈部右倾已有明显改善，纳好，二便调，动则多汗。舌质淡红，苔薄白，脉细。诸症缓解，药对其症，继守原法，加强益气养精之力，并固表止汗。上方黄精加至15g，减红枣，加浮小麦15g，21剂。西药仍保持原剂量。

三诊：2009年9月8日。双睑等大10mm，头部右倾程度明显减轻，动则多汗，时有便溏，纳差。舌质淡红，苔薄白，脉细。仍守健脾益气，助脾散精。前方加防风10g，14剂。

四诊：2009年9月29日。两眼睑全天无下垂，眼球活动好，纳可，大便时干时稀，汗出较多。舌质淡红，苔薄白，脉细。仍守健脾益气，兼以养血。处方：生黄芪20g，炒白术12g，太子参15g，葛根15g，升麻10g，柴胡10g，黄精12g，浮小麦15g，枸杞子12g，当归12g，熟地黄15g，防风10g，红枣5g，淫羊藿12g。28剂。

五诊：2009年10月27日。双眼睑基本等大，头部右倾轻微，纳食欠佳，二便调，舌质淡红，苔薄白，脉细。减滋腻之黄精，加用化食健胃之品。前方去黄精，加香谷芽10g，神曲15g，28剂。

六诊：2009年12月1日。两眼睑全天无下垂，头部右倾消失，纳食一般，舌质淡红，苔薄白，脉细。处方：生黄芪20g，炒白术12g，太子参15g，葛根12g，升麻10g，全当归12g，枸杞子12g，黄精12g，防风10g，香谷芽15g，生甘草6g。

泼尼松5mg，每日1次。

以上方加减治疗，自2009年12月10日起，泼尼松2.5mg，每日1次，两眼睑全天无下垂，颈部运动正常。自2010年3月16日起，泼尼松2.5mg，隔日口服，症状未出现，继以上方加减调养。至2010年9月停用泼尼松。

随访1年，诸症均未再发，一如健康儿童。

案3

吴某，女，5岁。2010年3月23日初诊。

患者2009年12月感冒后出现右侧眼睑下垂，症状晨轻暮重，无复视。咀嚼、吞咽、呼吸以及四肢肌力均正常。服溴吡斯的明20mg，每日3次，有效。纳少，夜寐多汗。否认相关既往史及家族史，否认药敏史。胸部CT未见异常。体检：右眼睑平视9mm，左眼睑平视10mm，眼球各方向活动到位。舌质淡红，苔薄白，脉细。诊断：虚劳（重症肌无力Ⅰ型）。辨证：此属感受外邪，伤及正气，脾虚气弱。治则：健脾补气。处方：生黄芪30g，炒白术12g，炒党参15g，葛根15g，升麻10g，当归12g，柴胡9g，熟地12g，枸杞子10g，甘草6g，浮小麦15g，龙牡各20g。21剂。

溴吡斯的明30mg，每日3次。

二诊：2010年4月13日。感冒后发热咳嗽，病情反复，纳食尚可。左眼睑5mm，右眼睑10mm，无复视，余无明显不适。纳便均调。舌质淡红，苔薄白，脉细。正虚之患儿易于反复感受外邪，此时应标本同治。上方去浮小麦、龙牡、当归，加柴胡10g，防风10g，黄芩10g。14剂。溴吡斯的明30mg，每日3次。

三诊：2010年10月19日。两眼睑等大，10mm，诸症均安。舌质淡红，苔薄黄，脉细滑。停用煎药，改服强力益气颗粒半包，每日2次以善后。溴吡斯的明30mg，每日2次。

四诊：2010年12月28日。诸症均调，纳便好。舌质淡红，苔薄白，脉细。强力益气颗粒1包，每日1次，溴吡斯的明减为20mg，每日2次。

五诊：2011年3月8日。诸症均安，一如健康儿童。舌质淡红，苔薄白，脉细。停溴吡斯的明，强力益气颗粒维持治疗。

随访4个月，诸症未再发作。

案4

张某，女，9岁。2010年6月8日初诊。

患者于2010年5月无明显诱因出现双眼睑交替下垂，症状晨轻暮重，无复视。四肢肌力以及咀嚼吞咽均无异常，外院查头颅及胸部CT无异常，新斯的明试验阳性。体检：右侧眼睑10mm，左侧眼睑8mm，双眼球外展露白，无复视，纳便调。四肢肌力Ⅴ级。舌质淡，苔薄白，局部剥苔，脉濡细。诊断：虚劳（重症肌无力Ⅰ型）。辨证：脾肾气阴两虚。治则：健脾补肾，益气养阴。处方：生、炙黄芪各20g，炒白术12g，太子参15g，葛根15g，升麻10g，柴胡10g，枸杞子15g，淫羊藿12g，白花蛇舌草12g，当归12g，熟地黄12g，鸡血藤15g，甘草6g，首乌12g。30剂。

溴吡斯的明30mg，每日3次。

二诊：2010年7月6日。双眼球外展不露白，左睑略有下垂，右眼睑11mm，左眼睑10mm。无复视，纳便调。夜寐惊悸，易感冒，汗出较多。舌质淡红，苔薄白，剥苔减少，脉濡细。气阴两虚之体，眼睑下垂有改善，舌苔剥少，气阴仍属不足，仍当滋养。上方减首乌，加川芎10g，女贞子12g，旱莲草15g。30剂。溴吡斯的明30mg，每日3次。

三诊：2010年8月3日。两眼睑10～11mm，眼球活动好，双侧外展不到位，无复视，纳便调，夜寐易惊醒。舌质淡红，苔薄白，剥苔消失，脉细。当兼顾益气滋阴养血。处方：生黄芪30g，炒白术10g，太子参15g，葛根15g，升麻10g，柴胡10g，川芎10g，鸡血藤15g，淫羊藿10g，白花蛇舌草15g，枸杞子12g，女贞子12g，旱莲草15g，当归10g，熟地黄15g，黄精12g。14剂。

四诊：2010年8月17日。眼睑无下垂，两侧外展不到位，纳便均调。

舌质淡红，苔薄白，脉细。上方减旱莲草、鸡血藤，加防风10g，锁阳12g。14剂。

五诊：2010年12月7日。在当地断续抄服上方。眼睑无下垂，眼球活动到位，近来咽痛，扁桃体经常发炎，无发热。舌质淡红，苔薄白，脉细。上方减鸡血藤，加前胡10g，鱼腥草15g，黄芩10g。30剂。溴吡斯的明30mg，每日2次。

六诊：2011年3月8日。眼睑无下垂，眼球活动到位，纳便调。舌质淡红，苔薄白，脉细。处方：生、炙黄芪各20g，炒白术12g，炒党参12g，当归12g，熟地黄15g，淫羊藿12g，白花蛇舌草15g，葛根15g，升麻10g，白芍12g，柴胡9g，防风12g。30剂。

溴吡斯的明30mg，每日1次。上药继续服用2个月，一切如常，停用溴吡斯的明，每周口服中药2剂以巩固。

随访4个月未见复发。

案5

薛某，女，5岁。2010年1月5日初诊。

患者2岁时曾有双眼睑交替下垂，未引起重视。2008年6月（3岁）无明显诱因出现双眼睑交替下垂，甲强龙冲击疗法治疗后症状消失，用泼尼松30mg维持治疗并渐减，至2009年3月停药。2009年10月感冒高烧后出现复视，眼球活动不灵活，眼睑无下垂。泼尼松早10mg，晚5mg；溴吡斯的明10mg，每日3次，复视逐渐消失，但眼球活动不改善。服用激素后体重迅速增加。目前眼睑无明显下垂，眼球活动受限，纳好便调。体检：来诊时库欣综合征明显，双眼球上视受限。心肺正常，腹软无压痛，四肢肌力Ⅴ级。舌质淡红，苔薄白，脉细。诊断：虚劳（重症肌无力Ⅰ型）。辨证：脾肾气虚。治则：健脾补肾。处方：生黄芪30g，炒白术15g，太子参15g，枸杞子12g，当归12g，女贞子12g，旱莲草15g，葛根15g，升麻10g，知母10g，生地黄10g。20剂。

守原西药方案：泼尼松早10mg、晚5mg口服。暂停溴吡斯的明。

二诊：2010年3月2日。双眼睑等大，眼球活动好，纳食一般，二便调。患者四肢肌力正常。舌质淡红，苔薄白，脉细。上方减升麻，加党参12g，茯苓12g。14剂。泼尼松10mg，每日1次。

三诊：2010年3月16日。诸症均安。眼睑无下垂，眼球活动到位，四肢肌力正常。舌质淡红苔薄白，脉细。上方加牡丹皮6g，甘草6g。14剂。泼尼松5mg，每日1次。

以上方加减服用2个月，肌无力症状未出现，柯兴氏征逐渐减轻。遂于2010年5月中旬停用泼尼松。停煎药，改用强力益气颗粒巩固治疗以善后。

随访1年，一切如常。

（案1至案5录自：上海市中医文献馆.跟名医做临床：内科难病（七）[M].北京：中国中医药出版社，2011：44-50.）

案6

梁某，女，16岁。2004年2月出现左侧眼睑下垂，伴视物模糊，畏光，时有复视，来本院专科就诊，当时左眼睑半下垂，抬举不全，双眼球外展露白，左侧眼肌疲劳试验阳性，行新斯的明药物试验阳性。舌淡苔薄，脉濡细。证属脾气虚弱，中气下陷。治拟健脾益气升提。药用生炙黄芪各30g，党参15g，白术12g，升麻12g，全当归9g，制首乌12g，枸杞子12g，潼蒺藜12g，川芎9g，仙灵脾15g，陈皮6g，炙甘草9g。大枣7枚，服药1个月后，左眼睑下垂明显改善，双眼基本等大，眼球活动基本到位，但疲劳后左眼睑仍有递减，以上方随症加减服用3个月眼睑下垂消失，学业疲劳后亦无眼睑下垂，至今临床病情稳定，一如常人。

（夏翔.上海市名中医学术经验集[M]，北京：人民卫生出版社，2006：503.）

（2）全身型重症肌无力

案1

沈某，男，56岁。2009年4月24日初诊。

咀嚼、吞咽无力加重2周。患者2006年6月无明显诱因下出现眼睑下垂，伴复视，晨轻暮重，休息后可好转，反复至各医院眼科检查，未明确诊断。半年前劳累后出现吞咽、咀嚼困难，四肢、颈项乏力、抬举无力，至某医院神经内科，新斯的明试验阳性，拟诊为重症肌无力，胸部CT发现胸腺瘤。2008年底行胸腺瘤切除术，病理示胸腺瘤B_2型，未做放疗，术后临床症状一度缓解，眼睑下垂消失，无复视，四肢颈项有力，咀嚼好转，偶进食呛咳。胸片：两肺纹理增多，增粗紊乱，左侧胸膜增厚；肺功能：轻度肺容量受限，伴中度阻塞性减退。2周前劳累后出现咀嚼、吞咽无力反复，只能进食流质，自行服用溴吡斯的明加量至90mg，每日3次，口服，未见明显改善。查体：言语声低，平视双睑未遮盖瞳孔，疲劳试验（－），双眼球活动到位，指测无复视。小口连续饮水有呛咳，无唇溢鼻溢。反复发"啊"5次悬雍垂均能抬离舌面。直臂过头到位，维持25秒，平抬立掌80°，反复10次后，角度递减为70°伴左手无名指、中指下垂。单侧下肢抬离床面60°，各维持20秒，双下肢能同时抬离床面40°，维持6秒。直立下蹲10次，无坠蹲动作。舌质红，苔中根腻，脉濡。诊断：虚劳（重症肌无力Ⅱb型），胸腺瘤术后。辨证：脾肾气阴两虚。治则：健脾补肾，益气养阴。处方：坎炁1具，生熟地各12g，山萸肉12g，山药12g，枸杞子12g，女贞子12g，龟版胶（烊冲）12g，炒党参15g，黄芪15g，白术15g，桑寄生12g，怀牛膝15g，甘草6g。14剂。

二诊：2009年5月8日。上药服后咀嚼、吞咽无力略有改善，饮水呛咳减少，可缓慢进食半流质，二便自调。无眼睑下垂，四肢肌力正常。舌质红，苔薄黄腻，脉细。上方加淫羊藿15g，白花蛇舌草15g。14剂。

三诊：2009年5月22日。咀嚼、吞咽情况进一步改善，缓慢小口饮水无呛咳，进食半流质较快，四肢肌力正常，二便自调。舌质淡红，苔薄白腻，脉细。初诊方减龟版胶，加黄精12g，淫羊藿15g，白花蛇舌草15g。14剂。

四诊：2009年6月7日。进食半流质无障碍，咀嚼较硬食物仍感乏力，四肢肌力如常。纳食量增加，自觉精力明显改善，二便调和。舌质淡红苔薄白，脉细。三诊方加锁阳12g。14剂。

以上方出入调理，随访1年半，咀嚼吞咽基本恢复正常。

案2

李某，女，34岁。2010年3月18日初诊。

全身乏力20年，伴呼吸困难2天。患者20年前无明显诱因出现易于疲劳，双眼睑交替下垂，晨轻暮重，此后逐渐出现四肢乏力。诊断为重症肌无力，胸部CT未见异常。予溴吡斯的明配合中药使用，改善时可操持家务及工作，疲劳时则休息，症状基本平稳。2008年剖腹产1子，产后因育儿疲劳，全身无力明显加重，并出现构音、咀嚼、吞咽不利。2天前无明显诱因出现胸闷、恶寒、呼吸困难、全身乏力、纳少、大便溏薄、夜寐欠安，起床、提重物、上楼困难。目前，溴吡斯的明420mg/d，约半小时起效，维持5小时。查体：神清，气息略急，言语低怯；两肺呼吸音清，未及干湿啰音；心界不大，心律68次／分，律齐，各瓣膜听诊区未及杂音；腹软，无压痛反跳痛，肝脾肋下未及，四肢肌肉无萎缩；双侧巴宾斯基征、查多克征、奥本海姆征、戈登征等病理征均未引出；双下肢无水肿。专科检查：服用新斯的明60mg，2小时后言语低怯；右睑下垂，两眼球上视不能，指测向上视有复视；鼓腮不全，舌抵腮抵腭不能；张口不全，咽部无分泌物潴留，伸舌不出关；双手直臂上举不到位，不能双手平抬立掌；握拳无力；起立需人帮助。辅助检查：急诊查血常规、血气分析、胸片无明显异常。舌色淡，边有齿痕，苔薄白，脉缓。诊断：虚劳脾肾阳虚型（重症肌无力）。辨证：患者虚劳史20年，目前全身乏力、呼吸困难、舌淡苔薄、脉缓，此为脾肾阳虚之象，肾为气之根，肾虚则气无所出。治则：①急则治其标：新斯的明1mg肌肉注射，半小时后，呼吸困难有所缓解。②益气温阳补肾。处方：坎炁1具，制附子（先煎）12g，肉桂（后入）3g，熟地黄15g，山萸肉9g，锁阳12g，山药12g，炒党参15g，炙黄芪60g，当归12g，鹿角胶（烊冲）12g，白术12g，甘草6g。14剂。

武火急煎200mL，4小时后服第二煎。次日起，每日两次煎服。

二诊：2010年4月1日。上药服后呼吸困难症状有所缓解，恶寒不作，全身肌力改善，纳可便调，右睑下垂，吞咽顺利，伸舌出关，起立时不需他人帮助。舌色淡红边有齿痕，苔薄白，脉缓。上方加降香6g。14剂。

三诊：2010年4月15日。呼吸顺畅，右睑仍有下垂，可缓慢上至3楼，胜任简单家务，不耐疲劳。舌质淡红，苔薄白，边有齿印，脉细。首诊方减鹿角胶，加黄精12g。14剂。

四诊：2010年4月28日。呼吸顺畅，右睑略有下垂，纳可便调，四肢肌肉力尚可，易疲劳。舌质淡红，苔薄白，边有齿印，脉细。仍守上方14剂。

上药服后症状趋于平稳，疲劳时右侧眼睑下垂，咀嚼吞咽以及呼吸均顺畅，纳可便调。舌质淡红，苔薄白，齿印减轻，脉细。改用参蛤强肌力胶囊口服，随访1年，未再出现呼吸困难表现，疲劳时右睑偶有下垂，四肢肌力如常。

案3

汪某，女，47岁。2008年11月20日初诊。

患者患重症肌无力1年，开始为全身乏力，吞咽、咀嚼困难，构音不清，眼睑下垂，有复视，经中西医结合治疗半年后，症状缓解。目前纳好，二便调顺，唯时而疲乏，精神不济，舌质淡，苔薄腻，脉细滑。辨证：脾主肌肉，又主四肢，眼睑也属脾轮；肾主精，为先天之本，五脏六腑之精气，皆上注于目，《难经》曰："精脱则视歧（复视）。"证为脾肾两虚。时值冬至之令，拟膏方1剂，以期脾肾之气恢复，免疫功能得到调整。治拟从培补脾肾为先。处方：

生、炙黄芪各150g，炒党参150g，全当归150g，炒白术150g，生甘草60g，葛根150g，升麻100g，柴胡100g，甘枸杞子150g，女贞子150g，旱莲草150g，黄精120g，锁阳120g，淫羊藿150g，白花蛇舌草150g，制首乌150g，山萸肉120g，莲子100g，夜交藤150g，桑葚子120g，山药150g，广郁金120g，炒陈皮60g，丹参150g，红枣80g，黑芝麻200g，核桃肉200g，炒枣仁120g，杜仲120g，桑寄生150g，西洋参100g，生晒参100g，坎炁8条，鹿角胶250g，阿胶150g，龟版胶100g，黄酒200g，冰糖200g。收膏。

二诊：2009年11月27日。服药后自2009年初至今，中西药物停服，自觉症状消失，纳好便调，精力充沛，投入全天工作。今年再服膏方，前方中加入北沙参150g，金樱子120g，防风100g。去方中坎炁，改为紫河车粉80g入膏。

案4

禹某，女，39岁。2007年12月1日初诊。

患者于2004年出现全身乏力，吞咽、咀嚼困难，2005年在华山医院行胸腺增生切除术，术后症状有所改善。2007年由于劳累，症状加重，泼尼松加量至60mg/d，经治疗后症状逐渐好转。目前，泼尼松已停服，四肢肌力好，纳好便调，脉细苔薄。证属脾肾两虚之体，经治脾肾之气已复。时值冬令，进补之时，拟膏方1剂。治以培补脾肾。处方：

生、炙黄芪各150g，炒白术150g，炒党参150g，葛根150g，升麻100g，甘枸杞子150g，淫羊藿150g，白花蛇舌草150g，黄精120g，柴胡60g，大熟地150g，半枝莲150g，防风60g，制首乌150g，女贞子120g，旱莲草150g，山萸肉100g，杭白芍120g，生甘草60g，莲子100g，炒枣仁120g，夜交藤150g，山药150g，茯苓100g，红枣80g，黑芝麻150g，核桃肉150g，龙眼肉150g，红参50g，生晒参80g，紫河车50g，西洋参50g，阿胶250g，龟版胶200g，冰糖200g，黄酒100g。收膏。

注：目前激素已减完，按疗效判定为临床痊愈。嘱患者避免劳累，预防感冒为本病的第一要事，感冒、咳嗽、咽痛、发热时尽早服用抗生素控制以免症状复发。

二诊：2008年12月5日。药后近1年，病情稳定无复发，四肢肌力好，体力充沛，精神状态佳，胜任全职工作，中西药全停，为临床痊愈。今年为巩固疗效再求膏方，宗前法拟益气健脾、补益肝肾之方。

三诊：2009年12月2日。连续两年服用膏方，诸症消失，纳好便调寐安，精力旺盛，舌质淡红，苔薄白，脉细，脾肾之气已得调整，守方续进。

（案1至案4录自：上海市中医文献馆.跟名医做临床：内科难病（七）[M].北京：中国中医药出版社，2011：53-57，75-76.）

（3）重症肌无力危象

案1

郑某，女，29岁。全身型重症肌无力症，两眼睑下垂，半月来症状加重，并发现胸腺瘤，1982年11月16日在外院施行手术，术后出现肌无力危象，气管切开后，用同步呼吸机，但自主呼吸1周后仍未能建立。症见喘而汗出，痰涎壅盛，两眼睑下垂，无力抬举，夜不成寐，苔薄腻，脉细弱。证属脾肾气衰，痰涎壅肺，急拟培补脾肾，参以涤痰开窍。药用别直参（另煎）6g，炒白术、炒白芍各12g，炙黄芪20g，大熟地（沉香粉2g同捣），锁阳、黑锡丹（包煎）各15g，炙甘草10g，煅龙骨、煅牡蛎各30g，坎炁1具，猴枣散（冲服）0.3g。鼻饲3剂后，自主呼吸恢复；5剂后撤除呼吸机，仍有头晕，痰多，月经提前，苔腻花剥，脉细数。拟进养血和阴、健脾益气之剂。上方去熟地、锁阳、龙骨、牡蛎，加阿胶、辰麦冬、鸡血藤合归脾丸。7剂后自觉呼吸良好，诸症均退，脱离险境。随访至今，已恢复轻便工作。

案2

高某，男，50岁。自1977年患病，在北京、长春等地用大剂量激素治疗，未见明显好转。1983年来我科就诊，发现胸腺瘤，在激素减量过程中，由于感冒诱发肌无力危象，呼吸困难，颈项软弱，抬头、吞咽均感困难，痰涎颇多。证属脾肾两虚，摄纳失司。急拟纳气归元，固护中州。药用别直参（另煎）6g，生黄芪、仙灵脾各15g，蛤蚧1对，坎炁1具，淡附片、炙甘草各9g，炒白术、大熟地、制黄精、补骨脂、葛根各12g，升麻10g。5剂后呼吸困难、颈项软弱均有好转，但便溏、腹痛。遂加入高良姜、香附、山萸肉等，7剂后危象基本缓解。

［按语］肌无力危象基本是方以别直参扶正益气固元；蛤蚧、坎炁为血肉有情之品，善于摄纳肾气，平喘降逆；熟地拌沉香，功专补肾纳气，收摄虚炎；附子温壮元阳；龙、牡镇摄潜阳；黑锡丹为温肾阳、散阴寒、镇逆气、定虚喘之妙品；炙甘草补中以调和诸药；竹沥、姜汁化痰平喘以

治标。诸药配合，共奏回阳固脱、益气温肾、降逆化痰之效。

（案1及案2录自：夏翔，等.上海市名中医学术经验集［M］.北京：人民卫生出版社，2006：502-503.）

案3

王某，男，56岁。2010年7月2日初诊。

全身乏力、气急1周，呼吸机辅助通气3天。患者重症肌无力史15年以上。1995年感冒后出现双眼睑下垂，症状晨轻暮重，服溴吡斯的明治疗有效。1999年、2001年2次出现重症肌无力危象，经呼吸机辅助通气，甲强龙、丙种球蛋白等冲击治疗好转出院，生活完全自理。1周前因受凉后出现鼻塞，流清涕，偶有咳嗽，无恶寒发热，继而头颈乏力，气急明显，不能平卧，至夜间气急尤甚，动则心慌、汗出，不能平卧。考虑重症肌无力呼吸危象的可能，于3天前收治入院。入院后完善相关检查，予黄芪益气扶正，腺苷三磷酸（ATP）、辅酶a（CO-A）、极化液（GIK）营养肌细胞，溴吡斯的明450mg/d，甲泼尼龙80mg/d。患者出现阶段性气急，颈项无力，抬头困难，进食受限，矛盾呼吸。血气分析：二氧化碳分压：9.5kPa；氧分压：7.4kPa，提示Ⅱ型呼吸衰竭。考虑患者病情危重，肌无力危象，告病危，故予气管插管，呼吸机辅助通气治疗，目前呼吸机辅助通气已经3天，人机配合好，四肢乏力，进食依赖胃管，二便自调。查体：呼吸机辅助通气中。面部表情自然，眼球各向活动基本到位，指测无复视，双睑闭合全，闭目力可。平视时双睑遮盖瞳孔上缘。鼓腮无力，吸吮不能，舌抵腮、抵腭不到位。颈软，无法抬离床面，双下肢勉强抬离床面。双足背屈有力。两肺呼吸音粗，未及干湿啰音。心率80次/分，律齐。腹软，无压痛，肝脾肋下未及。双下肢无水肿。血氧饱和度：98%。血常规：白细胞16×10^9/L，中性粒细胞94.4%，淋巴细胞4.5%。舌光红，苔薄白，脉濡。诊断：虚劳，元气虚脱（衰败）证（重症肌无力危象）。治则：益气固脱，回阳救逆，补肾纳气。处方：参附汤合人参蛤蚧散加减。方药：别直参（另煎）12g，制附子（先煎）15g，大熟地15g，沉香粉2g，煅龙牡各30g，淫羊藿30g，炙甘草12g。7剂。水煎400mL，冲服蛤蚧末6g、紫河车粉6g，分早晚两次鼻饲。

二诊：2010年7月9日。经上述中西医结合治疗后，患者全身无力症状明显改善，呼吸机监护中出现多次自主呼吸。胃管进食量正常，二便自调。鼓腮有力，能做吸吮动作，舌抵腮、抵腭到位。颈软，可抬离床面，双下肢抬离床面45°，维持10秒钟。舌质红，苔薄净，脉沉细。上方加鱼腥草15g，白花蛇舌草15g。7剂。

三诊：2010年7月23日。病情平稳，逐步脱机锻炼，于3天前顺利脱机。进食半流质无障碍，四肢肌力有明显恢复，可在病房内缓慢散步。舌质偏红，苔薄净，脉沉细。处方：淫羊藿15g，白花蛇舌草15g，炒党参15g，生、炙黄芪各30g，白术15g，黄精12g，枸杞子12g，女贞子12g，肉苁蓉15g，巴戟天10g，补骨脂10g，防风6g，炙甘草6g。14剂。

患者以上方加减调养2个月，诸症平和，随访1年，未再出现呼吸危象，生活自理，活动如常。

（案3录自：上海市中医文献馆.跟名医做临床：内科难病（七）［M］.北京：中国中医药出版社，2011：56-57.）

⑮ 李乃庚（1案）

李乃庚，1940年生，江苏盐城市人。江苏省名中医、全国第二批老中医药专家，全国中医儿科学会顾问，享受政府特殊津贴。精于儿科杂病，诊断注重望诊，用药立足祛邪，方法灵活多样。

张某，男，9岁。

初诊：1988年3月16日。

主诉及病史：患病6年多，始外感发热，经治疗热退后，见有看人斜视，继而左眼上睑下垂，眼裂狭小，经当地先后针灸一年多未能好转，后至上海等地治疗，经用新斯的明等药一度好转，一年前又复发，再经治疗不见效果。

诊查：刻下患儿左上眼睑明显下垂，看物需仰面而视，晨起稍轻，下午尤重，平素胃纳欠佳，形体瘦弱，面色少华。舌质淡，苔薄净，脉沉细。

辨证：脾肾阳虚，气血不足。

治法：温补脾肾，益气养血。

处方：党参10g，生白术10g，黄芪30g，茯苓10g，升麻5g，仙灵脾10g，防风5g，当归10g，红花3g，甘草5g，10剂煎服。

另用制马钱子2g，研细末，每天0.2g，分2次，和上方同服，每日1剂，30天为1个疗程，休息10天，再进行第2个疗程治疗。

二诊：1988年6月13日。经服上药2个月，眼睑开合自如，已无须仰面视物，唯下午与人对视时，可见左右眼裂尚不等大，仍拟前法化裁。处方：黄芪30g，党参10g，仙灵脾10g，仙茅10g，当归10g，红花3g，升麻10g，茯苓10g，生白芍10g，生甘草5g。10剂。隔日煎服1剂。

嘱上药服完，每日上午服补中益气丸6g，下午服肾气丸6g，连服1个月，同时用保尔泰闻药（主要南甘松、山柰、白芷、菖蒲、冰片、细辛、川椒等药组成）。每晚置枕边闻芳香之气，通窍醒脾，增强免疫功能。计治疗3个多月而愈，随访3年多未再复发。

［按语］重症肌无力属中医痿证范畴。本病例起于肺脾气虚，外感风邪，久病及肾，而呈脾肾阳虚，气血两亏。故方用黄芪、党参、白术、茯苓为主，补肺脾之气，健运中土，脾胃旺，能消行水谷之气，则可通络起痿，配以仙灵脾、仙茅温脾肾之阳，升麻、防风恢复脾土升散精微之能事。佐以当归、白芍、红花养血通络。甘草调和诸药，共奏温补脾肾、益气养血之功。治疗初期同时服用治疗重症肌无力的验方马钱子散以提高疗效。治疗后期又配以外用闻药和丸剂，巩固疗效，故能步步见效而病愈，后未再发。

（王永炎，陶广正.中国现代名中医医案精华：第6集［M］.北京：人民卫生出版社，2010：159-160.）

16 刘弼臣（19案）

刘弼臣（1925—2008），江苏省扬州市人。北京中医药大学终身教授。著名中医学家、中医儿科专家。是我国中医儿科学的奠基人之一。擅长治疗小儿高热、肺炎、急慢性气管炎、哮喘、小儿厌食症、紫癜、肾炎、肾病、癫痫、脑积水、川崎病、情感交叉摩擦症、脑功能轻微障碍症等疑难病症，尤其对小儿重症肌无力、病毒性心肌炎、抽动—秽语综合征疗效显著。

案1

耿某，男，11岁。眼睑下垂3年，晨起稍轻，午后加重，无复视，面色无华，食欲不振，舌淡苔白。易感冒，常因此而诱发或加重。辨属脾气虚弱，以补脾升提之法治之。

处方：党参15g，黄芪15g，茯苓10g，炒白术10g，当归10g，柴胡10g，升麻5g，葛根10g，制马钱子（冲服）0.5g，黄精15g，焦三仙各10g。7剂，水煎服。

[方药感悟] 刘弼臣教授指出，小儿重症肌无力，大多属于脾气虚弱，中气下陷，脉络失和。脾主肌肉，脾虚失运，水湿内蕴，湿为阴邪，易伤阳气，脾阳受损，则升降失常，清阳不能上升，浊阴必将凝聚，致肌肉筋脉失养而弛缓不用。此病病位在脾，具有病在肌肉，症在无力的特点，治以补气升提，佐以祛风通络。

案2

张某，女，5岁。主诉：双侧眼睑下垂2个月。晨起稍轻，下午加重，眼肌不耐疲劳，久视则眼睑下垂加重，伴面色萎黄，食欲差，倦怠无力，舌淡苔白，脉弱，平素易患感冒，感冒时病情加重。

刘弼臣教授认为根据本病临床特点"病在肌肉，症在无力"，与中医的"痿证"类似。中医将其分为筋痿、脉痿、骨痿、肉痿等，而重症肌无力为肌肉无力，故与肉痿有关，病机应则之于脾。脾主肌肉，脾虚气弱，水谷不化精微，气血无以上充，肌肉萎废不用。中医理论中，眼与脏腑相关，分属五轮，眼胞眼睑属于肉轮，故亦与脾密切相关，若脾虚气弱，脾主升功能失常，目胞络脉失和，则眼睑重垂无力，治疗则据《素问》"治痿独取阳明"，采用补益后天的原则，以益气升提为主进行加减。处方：党参10g，黄芪10g，茯苓10g，炒白术10g，当归10g，葛根10g，柴胡10g，升麻5g，制马钱子（分冲）0.3g。

二诊：药后眼睑睁开较前好转，食欲增加，自感全身力量加强，再拟原方加减，经过1个多月的治疗，基本告愈，改散剂巩固治疗。处方：陈皮9g，半夏12g，人参10g，白术9g，茯苓9g，炙甘草6g。

［方药感悟］"睑废"相当于西医学中的重症肌无力眼肌型，在中医中属"痿证"范畴，眼睑属于"五轮"中的"肉轮"，属脾，脾气虚弱，升提无力，故眼睑下垂不能抬起。

党参、黄芪补中益气，茯苓、炒白术健脾和中，当归养血，葛根鼓舞胃气上行，柴胡、升麻升举清阳与参、芪相伍则升阳举陷之功更著。马钱子祛风通络，诸药合用，可益气通络、升阳举陷，而使肌肉提升有力。

案3

刘某，男，2岁。患儿因感冒后发现眼睑下垂半年，朝轻暮重，心烦口渴不已，食欲不振，大便干秘，舌红苔白、中心剥脱。刘老指出，此患儿属脾胃气阴虚弱，治以健脾益气，佐以养阴通络。

处方：西洋参6g，生黄芪10g，茯苓10g，石斛10g，生白术10g，柴胡10g，葛根10g，玉竹10g，制马钱子（冲服）0.2g，当归10g。

10剂，水煎服。

案4

张某，女，5岁，辽宁省鞍山市人，初诊时间为1988年5月16日。患儿主因左眼睑下垂1个月来院就诊。刻下症见：左眼睑下垂，朝轻暮重，无吞咽困难，无复视，眼裂右10mm，左4mm，面色少华，纳食差，大便溏薄，舌淡苔白，脉细弱无力。曾在北京儿童医院做新斯的明试验诊为眼肌型重症肌无力。中医诊断：睑废，证属脾胃虚弱，中气下陷。治疗宜以补中益气，升阳举陷，方选补中益气汤加减。

处方：黄芪10g，党参10g，白术10g，茯苓10g，当归10g，升麻5g，柴胡10g，覆盆子10g，葛根10g，制马钱子（分冲）0.4g。

30剂，水煎服，每日1剂，并配用复力冲剂，每日1袋，每日3次。

药后食欲增加，面色较前红润，左跟裂增至8mm，效不更方，上方30剂继服。60剂药服完后来诊，左眼裂已增至10mm，面色红润，二便调；嘱其继服复力冲剂，每次1袋，每日2次，连服3个月，以巩固疗效。半年后随诊，未再复发。

［方药感悟］刘老指出，小儿重症肌无力大多属于脾气虚弱，中气下陷，脉络失和。葛根有鼓舞脾胃清阳之气上升，升阳举陷之功效，故可用于治疗重症肌无力。

案5

邱某，男，6岁。发现右眼睑下垂20天。20天前患儿出现右眼睑下垂，当地儿童医院诊断为重症肌无力（眼肌型），今慕名来诊。刻下症见：右眼睑下垂，朝轻暮重，无复视，伴神疲乏力，面白少华，多汗，纳欠佳，大便偏稀，小便清长，舌淡苔白，脉细弱。辨属睑废之脾胃虚弱证，治以补益脾胃，升阳举陷，取方补中益气汤加减。

处方：党参15g，黄芪10g，白术10g，茯苓10g，升麻5g，柴胡5g，当归10g，白芍10g，葛根10g，制马钱子（分冲）0.2g。

30剂，水煎服。

［方药感悟］党参、黄芪均有补中益气之功，配伍升麻、柴胡补气升阳，培中举陷，可用于脾阳不升，中气下陷所致的久泻脱肛、内脏下垂等。刘老常用此治疗重症肌无力及进行性肌营养不良等证，并取得卓效。中医古籍中无重症肌无力、进行性肌营养不良之病名，但有"睑废"之证及《北史》有"睑垂覆目不得视"的记载，根据其临床特征，还可将该病归于"痿证"范畴。《灵枢·大惑论》曰："五脏六腑之精气，皆上注于

目而为精。"并指出："精之窠力眼，骨之精为瞳子，筋之精为黑眼，血之精为络，其窠气之精为白眼，肌肉之精为约束。"后世医家据此发展为"五轮"学说，指出目与脏腑的有机内在联系，其中"肉轮"——眼睑属脾，脾主肌肉，肌肉之精为约束。刘弼臣教授认为，小儿脾常不足，脾虚气陷，脾阳不足，清气不升，故五脏六腑、四肢百骸以及皮毛、筋肉皆失于濡养，出现一派气虚、肌肉痿弱无力之象。治疗宜以补中益气、健脾升提为主，常以党参配黄芪、升麻、柴胡等收效甚佳。

案6

段某，男，15岁。患重症肌无力近10年，曾口服激素及新斯的明治疗，症状时轻时重。近10天症状明显较前加重，右眼睑下垂，抬睑无力，复视不明显，自觉乏力，舌淡苔黄腻，脉沉细。考虑气血不足，升提无力，治以补气升提，活血通络。方药如下：

处方：党参30g，黄芪30g，茯苓10g，炒白术10g，柴胡10g，升麻5g，葛根10g，当归10g，鸡血藤15g，六一散（包）10g，黄芩10g，炒川朴10g，藿佩梗各10g，制马钱子（分冲）0.6g，焦三仙各10g。

20剂，水煎服。患者服药后无力症状较前减轻，继宗原意加减治疗。

［方药感悟］重症肌无力是一种神经肌肉间传递功能障碍的自身免疫性疾病，属于中医"痿证"范畴。对于肢体痿废不用、瘫痪或者肢体痉挛的病证，刘弼臣教授认为多加鸡血藤、红花，活血通络舒筋；如气血虚，重用党参、黄芪、当归；如瘀血明显，加强川芎、桃仁、赤芍等活血药物的应用；痰阻明显，重用化痰药物；风邪阻络，重用虫类等搜风通络药物，如全蝎、蜈蚣、地龙、僵蚕、桂枝、桑枝、络石藤等。而鸡血藤养血活血，祛风通络作用强，具有补血不留邪，祛瘀不伤正的特点。

案7

钱某，女，16岁。患重症肌无力（眼肌型）1年余，睡前眼睑下垂明显，晨起缓解，视物有重影。睡眠欠安，月经量少，舌红，脉细。辨证为脾气下陷，肝肾亏虚；治以健脾升提，补益肝肾。

处方：党参15g，黄芪15g，当归10g，生熟地各10g，白芍10g，川芎10g，柴胡10g，升麻5g，葛根10g，益母草10g，制马钱子（冲服）0.6g，覆盆子10g，菟丝子10g，龙眼肉10g，酸枣仁10g。

30剂，水煎服，日1剂。

[方药感悟] 重症肌无力属于中医"痿证"范畴。刘弼臣教授认为本病具有"病在肌肉，症在无力"的特点，本病的病机主要责之于脾虚。由于脾主肌肉，脾气虚弱，中气不足，水谷不化精微，气血无以上荣，则可导致经脉失调，肌肉宽纵不收，萎废不用。而脾为中脏，虚久不复，常可波及四旁，尤其肝肾。肝藏血主筋，为罢极之本；肾藏精主骨，为作强之官。精血充盛则筋骨坚强，活动正常；如病久精血亏损，精亏不能灌溉，血虚不能营养，往往阴虚内热，灼液伤津，筋脉失去濡养，加重病症。故刘弼臣教授治疗重症肌无力，不仅注重补益脾气，也不忘补益肝肾。眼肌型是重症肌无力的常见类型，刘弼臣教授从五轮学说来考虑，出现复视斜视，认为与肝肾关系密切，同样应强调补益肝肾。熟地气甘温而味厚，质腻柔润，不仅滋阴养血，且能生精补髓壮骨，为补益肝肾之要药，常配伍山茱萸、菟丝子、杜仲、川断、牛膝等补肝肾药物。

案8

张某，男，5岁。双侧眼睑下垂4个月，晨轻暮重，眼肌不耐疲劳，视物稍久症状明显加重，辗转求治未效。1周来出现复视、凝视，眼球转动不灵活，伴面色萎黄，形瘦神疲，腰脊酸软，舌淡苔白脉细。

处方：党参10g，黄芪10g，茯苓10g，炒白术10g，当归10g，葛根10g，柴胡10g，升麻5g，女贞子10g，枸杞子10g，菟丝子10g，制马钱子（分冲）0.4g。

[方药感悟] 本病中医称为"睑废"，根据中医的五轮学说，眼之有轮，各应于脏，脏有所病，每现于轮。肉轮部位在眼胞眼睑，内属于脾，眼睑无力，主要责之于脾，然脾为中脏，虚久不复，常可波及四旁；肝藏血主筋，为罢极之本；肾藏精主骨，为作强之官，病久波及肝肾，精血亏虚不能灌溉，血虚不能营养，往往阴虚内热，灼液伤津，筋脉因而失去濡

养，则可出现斜视复视。治疗时在益气升提、活血通络的同时，加以补益肝肾，

肝开窍于目，肾之精上注于目，故肝肾阴精不足时会出现视力减退、目暗不明，本品补益肝肾而有明目之效。常与覆盆子、菟丝子、枸杞子等同用，仿五子补肾汤之意。譬如小儿重症肌无力，刘弼臣教授总结多年治疗该病的临床经验，认为辨证多属脾气虚弱、中气下陷之证，治疗当健脾升提。若有复视凝视者，则为肝肾阴精不足，筋脉不得濡润，故与女贞子、覆盆子、菟丝子等同用补益肝肾之阴。

案9

张某，男，4岁。右眼睑下垂伴斜视1年。朝轻暮重，眼球内斜固定不移，视物必须仰面，面黄体倦，懒于行动，纳可，舌淡苔白，辨属脾肾阳虚之重症肌无力。

处方：党参15g，黄芪10g，茯苓10g，炒白术10g，炙甘草3g，白附子10g，钩藤10g，柴胡10g，升麻5g，葛根10g，制马钱子（冲服）0.2g，木瓜10g。14剂，水煎服。

案10

杨某，女，2岁，湖南常德人。证经半年，开始双眼睑下垂，不能睁开。2个月后出现四肢无力，不能站立和行走，歪脖、抬头无力，哭声变小，精神不振，脸面假胖，晨轻暮重，手足不温，憎寒怕冷，时有遗尿。经湖南某医院检查，用新斯的明试验，15分钟后眼睑睁大，能行走，诊为全身型重症肌无力。用溴吡斯的明只能维持短暂时间，不能控制。现病情又在发展，痰多黏稠，泄泻，汗多，吞咽、发音、呼吸困难，有时突然窒息，迭经抢救而幸存。辨属脾肾阳衰，精气欲绝。治以温阳益气，固脱救逆。

处方：肉桂10g，附子（先煎）10g，人参10g，茯苓10g，炙甘草3g，桔梗3g，五味子10g，白术10g，白芍10g，川牛膝10g，车前子（包）10g，五加皮10g。5剂，每日1剂，水煎频服。

二诊：药后病情好转，危象已解，眼睑能睁大1/3，手足有力，唯神志略有呆滞，胸部两肋弓明显突出，舌苔脉象如常。拟以健脾益气，佐以通络。处方：党参10g，黄芪10g，茯苓10g，白术10g，白芍10g，当归10g，柴胡10g，升麻5g，葛根5g，杜仲10g，制马钱子（冲服）0.2g，生姜2片，大枣5枚。

送进60剂，基本告愈。

案11

张某，女，5岁，河北衡水人。2005年12月8日就诊。眼睑下垂1年，加重伴行走困难6月余。患儿1年前出现双眼睑下垂，时轻时重，曾在河北沧州地区治疗，未见疗效。近半年来出现全身疲乏无力，尤以双下肢为重，行走困难。在北京儿童医院、北京协和医院等医院住院，确诊为全身型重症肌无力，经用溴吡斯的明、激素等治疗，无明显疗效，特来门诊求诊。现症：眼睑下垂，全身疲乏无力，行走困难，不能下蹲。舌质淡红，苔薄白，脉细。治以补脾益肾，升陷通络。方用升陷汤加味。

处方：黄芪15g，党参15g，柴胡10g，升麻5g，桔梗5g，灵芝15g，冬虫夏草1根，熟地黄10g，山萸肉10g，茯苓10g，杜仲10g，马钱子（冲服）0.6g，当归10g，鸡血藤15g。30剂，水煎服。

二诊：服药1月后，病情稳定，眼睑能够上提，纳食增加；但仍双下肢无力，行走较困难。继守上方加蜈蚣1条、蕲蛇肉10g，以增强疏通经络作用。

2007年6月8日复诊：患儿坚持每日服用刘弼臣教授药1年半，现眼睑无下垂，行走可，可下蹲，但下蹲后站立稍困难。治以健脾补肾，活血通络；方用六味地黄丸加减。处方：党参15g，黄芪15g，熟地黄10g，山茱萸10g，山药10g，茯苓10g，灵芝15g，冬虫夏草1根，马钱子0.6g（分冲），杜仲10g，牛膝10g，当归10g，鸡血藤15g，蜈蚣1条，蕲蛇肉10g。30剂，水煎服。

［方药感悟］刘弼臣教授根据重症肌无力"病在肌肉，症在无力"的特点，认为本病病机主要责之于脾虚。脾主肌肉四肢，为后天之本，气

血生化之源，脾旺则诸脏得养，功能自强，肌肉受益从而健壮有力。常用升陷汤加减以益气升提，健脾通络。对于重症肌无力全身型、延髓型及肌无力危象，刘弼臣教授善于运用马钱子，以通络生肌。马钱子有大毒，一般人不敢轻易内服用药。刘弼臣教授观察马钱子除具有通络止痛生肌的作用外，还有祛邪清热之功。刘弼臣教授认为马钱子副作用大，小儿难以耐受，必须炮制后方可入药，且小儿剂量不能超过0.6g。同时应用马钱子时应与大剂量的补益之品配伍，可以补偏救弊，相得益彰。如与党参、黄芪、灵芝、冬虫夏草等配伍，补脾益气，通络生肌，是治疗重症肌无力的有效方法。

案12

周某，男，4岁5个月。1年前开始出现眼睑下垂，继而眼球内斜，曾在当地治疗，仍呈进行性加重。后出现全身疲乏无力，尤以下肢为重，懒于行走。于北京儿童医院做新斯的明试验呈阳性，诊断为全身型重症肌无力，经用新斯的明及溴吡斯的明、激素、B族维生素等药物治疗，未见好转，故来求治中医。现症：眼睑下垂，伴以斜视，全身倦怠，下午为重，苔白脉细。辨证属脾虚气弱，波及肝肾，治疗补脾益气佐以壮肾。

处方：生晒参10g，黄芪15g，茯苓10g，黄精15g，柴胡10g，升麻5g，葛根10g，杜仲10g，川断10g，制马钱子（冲服）0.4g，生姜2片，大枣5枚。20剂，水煎服。

二诊：服药后病情稳定，眼睑能够上提，斜视症状消失，全身渐趋有力，纳食增加，后又进40剂愈。

[方药感悟]《本草便读·山草类》："黄精，……此药味甘如饴，性平质润，为补养脾阴之正品。"故黄精既补脾气，又补脾阴，为健脾胃常用药。如脾胃气虚而见纳差、倦怠乏力，可配伍党参、茯苓、白术；如见食少、口干、大便干燥、舌红无苔则属脾胃阴虚，可配伍沙参、麦冬等。另外，刘弼臣教授认为小儿重症肌无力的临床表现，大多属于脾气虚弱之症。因脾主肌肉，主运化水谷精微，肌肉赖水谷精微所化之气血的滋养，才能丰满强健有力，运动自如。若脾气虚弱，中气不足，水谷不

化精微，气血无以上荣，则可导致眼胞无力，宽纵不收，严重时常可出现全身无力，甚至复视、斜视、眼球转动不灵活。辨属脾气虚弱，中气下陷，络脉失和，治疗用升陷汤加黄精。对肾病综合征、慢性肾炎后期，体质虚弱，脾肾两虚者，用金匮肾气丸合四君子汤加黄精以脾肾双补。

（案1至案12录自：陈继寅，刘昌燕，高静.京城小儿王刘弼臣临证实录[M].北京：中国医药科技出版社，2011：103-107，161-164.）

案13

徐某，女，1.5岁，湖北云梦，病历号：302296。

患儿半年来因感冒后发现右眼皮下垂，纳食不甘，二便正常，曾在武汉数家医院诊断治疗，新斯的明试验阳性，诊为眼肌型重症肌无力，服用新斯的明，维生素$B_6$3个月，右眼睑下垂能够上提，但左眼睑下垂表现朝轻暮重，特来门诊治疗。

现症：眼睑下垂，先右后左，呈翘板式的表现，早起好转，入暮增重，心烦口渴不已，大便干秘，苔白，中心剥脱，舌红。

辨证：脾虚阴津耗伤，无以上荣形成睑废。

治法：健脾益气，佐以养阴通络。

处方：西洋参6g，生黄芪10g，石斛10g，茯苓10g，生白术10g，柴胡10g，葛根10g，玉竹10g，制马钱子（冲服）0.2g，当归10g。10剂，每日1剂，水煎60毫升，分4次服。

二诊：药后左眼已能提1/2，入暮较早晨略重，口干作渴已解，大便如常，食欲增加，苔剥好转，再拟原方加减，经过1个多月的治疗，基本告愈，改散剂巩固治疗。

案14

王某，女，4岁，河北邯郸，病历号：301184。

右眼睑下垂伴以斜视已1年，曾去石家庄、天津、上海、武汉、广州等医院治疗，并经新斯的明试验阳性，确诊为眼肌型重症肌无力，服用西药溴吡斯的明及中药补中益气丸未能奏效。因见《健康报》报道，特来门诊求治。

现症：右眼睑下垂无力，朝轻暮重，眼球内斜固定不移，视物必须仰面，伴以面黄、体倦、懒于行动，苔白纳可。

辨证：脾虚气弱，中气下陷，肝血不足致成睑废斜视。

治法：益气升提佐以牵正通络。

处方：党参10g，黄芪10g，茯苓10g，炒白术10g，炙甘草3g，白附子10g，钩藤10g，制马钱子（冲服）0.2g，柴胡10g，升麻5g，葛根10g，宣木瓜10g。20剂，每开1剂，水煎分服。

二诊：服药11剂时，右眼已能睁开上提，眼球已能转动不太斜视，白昼视物走路和常人一样，唯黑夜仍觉疲劳无力，仍从原意接治，先后共服60剂药而愈。

案15

周某，男，4.5岁，航空部。

症经一年，始则眼肌下垂，继而眼球内斜，曾在河北沧州地区治疗，毫无效果，反呈进行性加重，出现全身疲劳无力，尤以下肢为重，懒于行走。遂来北京检查，经儿童医院、友谊医院、北京医学院做新斯的明试验阳性，诊为全身型重症肌无力。经用新斯的明和溴吡斯的明、激素、B族维生素药物治疗，仍未见好转，特来门诊求治。

现症：眼睑下垂，伴以斜视，全身无倦怠，尤以下午为重，苔白脉细。

辨证：脾虚气弱，波及肝肾。

治法：补脾益气佐以壮肾。

处方：生晒参10g，黄芪15g，茯苓10g，黄精15g，柴胡10g，升麻5g，葛根10g，杜仲10g，川断10g，制马钱子（冲服）0.4g，生姜2片，大枣5枚。20剂，每日1剂，水煎分3~4次服。

二诊：药后病情稳定，眼睑能够上提，斜视症状消失，全身渐趋有力，纳食增加，先后共进60剂而愈。

案16

张某，男，14岁，江苏连云港。

1973年发水痘后右眼睑下垂，经山东某医院检查，新斯的明试验阳性，确诊为重症肌无力（延髓型）。嗣后双眼睑下垂，时左时右，时轻时重。1975年因感冒误用链霉素，致使病情发展加重，出现吞咽困难，项肌无力，四肢无力，声音微弱而哑，眼球内收外展受限，经用转移因子、胸腺素、新斯的明等药，症状减轻，持续5～6年而不愈，改用地塞米松、氯化钾、环磷酰胺、硫糖铝等药，病情仍日趋严重。刻下吞咽困难，项部肌无力，声音微弱而哑，眼球固定，闭目不全，鼻音重，双眼睑下垂。

辨证：脾肾两虚。

治法：补脾益肾。

处方：党参10g，黄芪15g，茯苓10g，覆盆子15g，菟丝子10g，桔梗5g，柴胡10g，葛根10g，枳壳10g，制马钱子（冲服）0.8g，牛蒡子（研）10g。20剂，每日1剂，水煎服。

药后吞咽困难，声音微弱而哑好转，仍有眼睑下垂、眼球固定不灵活等症，继续治疗以奏全功。

案17

杨某，女，2岁，湖南常德。

症经半年，开始双眼睑下垂，不能睁开。2个月后出现四肢无力，不能站立和行走，歪脖抬头无力，哭声变小，精神不振，脸面假胖，晨轻暮重，手足不温，憎寒怕冷，时有遗尿。经湖南某医院检查，用新斯的明试验，15分钟后眼睑睁大，能行走，诊为全身型重症肌无力。用美斯的明和溴吡斯的明只能维持短暂时间，不能控制。现病情又在发展，痰多黏稠难吐，泄泻汗多，吞咽发音呼吸困难，有时突然窒息，迭经抢救而幸存。

辨证：脾肾阳衰，精气欲绝。

治法：温阳益气，同脱救逆。

处方：肉桂10g，附子10g，人参10g，茯苓10g，炙甘草3g，桔梗3g，五味子10g，炒白术、白芍各10g，川牛膝10g，车前子（包）10g，五加皮10g。5剂，每日1剂，水煎频服。

二诊：药后病情好转，危象已解，眼睑能睁大1/3，手足有力，唯神志略有呆滞，胸部两肋弓明显突出，舌苔脉象如常。拟以健脾益气，佐以通络。

处方：党参10g，黄芪10g，茯苓10g，炒白术、白芍各10g，当归10g，柴胡10g，升麻5g，葛根5g，杜仲10g，制马钱子（冲服）0.2g，生姜2片，大枣5枚。迭进60剂中药，基本告愈。

（案13至案17录自：刘弼臣.刘弼臣临床经验辑要［M］.北京：中国医药科技出版社，2001：305-308.）

```
╔═══╗
║ 案18
╚═══╝
```

张某，女，5岁，辽宁省鞍山市人。初诊时间为1988年5月16日。

患儿主因左眼睑下垂1个月来院就诊。刻下症见：左眼睑下垂，朝轻暮重，无吞咽困难，无复视，眼裂右10mm，左4mm，面色少华，纳食差，大便溏薄，舌淡苔白，脉细弱无力。曾在北京市儿童医院做新斯的明实验诊为眼肌型重症肌无力。中医诊断：睑废，证属脾胃虚弱，中气下陷，治疗宜以补中益气，升阳举陷，方选补中益气汤加减。

处方：黄芪10g，党参10g，白术10g，白芍10g，茯苓10g，当归10g，升麻5g，柴胡5g，葛根10g，制马钱子（分冲）0.2g。

30剂，水煎服，每日1剂，并配用复力冲剂，每次半袋，每日3次。药后纳食增，面色较前红润，左眼裂增至6mm，效不更方，上方30剂继服。30剂药服完后来诊，左眼裂已增至8mm，面色红润，二便调，嘱其继服复力冲剂，每次1袋，每日2次，连服3个月，以巩固疗效。半年后随访，未再复发。

［按语］小儿眼肌型重症肌无力是由神经肌肉间传递功能障碍引起的一种自身免疫性疾病，临床特点为受累的骨骼肌很容易疲劳，病情呈现朝轻暮重且缠绵难愈。本病似属《目经大成》所载"睑废"证，刘弼臣教授在总结继承前人经验的基础上，根据本痛"病在肌肉，症在无力"的

特点，运用"五轮学说"，对其发病机制进行了详尽的阐述，他认为：眼之有轮，各应于脏，脏有所病，每现于轮。脾主肌肉，肉轮（其部位在睑胞）属脾。故眼睑下垂，开合失常，与脾虚中气下陷密切相关。故用补中益气汤补益中气，升阳举陷；加用葛根加强升提脾阳。处方中之制马钱子（别名番木鳖），苦、寒，有大毒，入肝脾经，具有通经络，止疼痛，散结消肿的作用，为强筋起痿之良药。临证之时，注意其毒性，不可入药煎，可冲服。

（案18录自：于作洋.中国百年百名中医临床家丛书——刘弼臣［M］.北京：中国中医药出版社，2001：27-28.）

案19

王某某，女，2岁。1988年3月10日诊。住院病案号47742。患儿2个月前因受凉而发热，咳嗽。当地医院诊为肺炎。经肌肉注射青霉素等药物后肺炎痊愈。10日后突然眼睑下垂，朝轻暮重。近10天来，双眼睑下垂明显加者，至晚则抬举不起。多家医院均诊为"眼肌型重症肌无力"。刻下症见：双眼睑下垂，右侧为甚。查：左侧睑裂1cm，右侧睑裂0.6cm。咽红，舌红苔薄，心（－），肺（－），脉滑。证属风热（原文缺失）纵，睑胞热极致废而不用。治宜疏风清热，升举眼睑。方用玄参升麻汤加减：玄参、板蓝根、升麻、荆芥、豆豉、柴胡、葛根、竹叶各10g，薄荷3g（后下），山豆根5g。服10剂后眼睑抬举明显好转，但近几日又流涕，咳嗽，发热，眼睑下垂复加重。查：体温37.5℃，咽红，心肺（－）。证属外感风热，风热上攻。治宜疏风清热，解毒祛邪。方用银翘散加减：银花、连翘、荆芥、豆豉、牛蒡子、竹叶、赤芍各10g，薄荷、桔梗、蝉衣各3g，生石膏（先煎）25g。服7剂后，体温降为正常，眼睑亦有所恢复。遂改用补中益气汤加减继服以强健脾气，升举中气，继服月余康复出院。

（案19录自：徐荣谦.刘弼臣教授从肺论治小儿疾病举隅［J］.四川中医，1995，2：40-42.）

⑰ 刘炳凡（1案）

刘炳凡（1910—2000），湖南人。湖南省中医药研究院研究员，院学术顾问，著名中医学家，首批全国老中医药专家学术经验继承工作指导老师，享受国务院特殊津贴。提出了"治病必须治人"的中医学整体治疗原则，创立了"柔剂养阳"的治疗大法，形成了在脏腑辨证中首重脾胃的诊疗体系。

易某，女，43岁，住岳阳毛田。1995年12月就诊。因家庭儿女多，负担重，劳累过度，情绪忧郁，突患全身无力，四肢活动受限，逐渐眼肌下垂，右侧为甚，特别是语言不能出声，咽喉吞咽从鼻腔呛出，有4个月病史，经岳阳市某医院检查诊断为全身性重症肌无力，认为神经肌肉间传导功能阻滞，致某些横纹肌无力运动，属自身免疫性疾病。给予新斯的明治疗。因疗效不明显乃转入湖南省中医药研究院住院治疗。仍用新斯的明，上、下午各1针，每针维持4小时，过时则上述症征依然出现，患者之夫诉其家乡有同样患者詹姓小孩在我院门诊治愈，乃点名求治，由病房医师邀请会诊，症见眼肌下垂，吞咽受阻，肢体活动受限，舌质淡红，苔薄白，脉弦缓，不按时注药则纳食、排便困难。属中医痿痹范畴，治宜健脾益气，温用通痹，借以兴奋全身功能。处方：党参20g，白术10g，苍术15g，茯苓12g，炙甘草5g，黄芪30g，当归12g，酒炒白芍12g，附子5g，水蛭5g，肉桂1g，蜈蚣2条，杜仲15g，补骨脂5g，菟丝子15g，炒桑枝30g，升麻8g，砂仁5g，生鸡内金5g。每日煎服1剂。另人参5g，苍术15g，炒桑枝30g，煎水代茶，上方与中药交叉服。

在服药的当天下午即停注新斯的明，3剂后声音出、吞咽无阻，5剂后眼肌复位，两眼等大，每日1剂，连服14剂，饮食睡眠正常，二便自如。其夫陪同步行来门诊复诊，携药出院返回毛田。

[按语] 本例迅速治愈的关键在于：①病人对医生先产生了信任，精神疗法起了作用。②脾主肌肉、四肢，针对劳倦伤脾给以健脾助化是用药

的基础。③方中黄芪、苍术突出重用，以激活整体调节之机。④蜈蚣、水蛭虫类通络，蜈蚣有强壮功能的作用；水蛭除活血化瘀外，本身有收缩功能，对提振眼胞有良好作用。此治病治人有机结合，"使方而不使于方也"。

（刘炳凡.中国百年百名中医临床家丛书——刘炳凡［M］.北京：中国中医药出版社，2001：337-338）

⑱ 裘昌林（1案）

> 裘昌林，1944年出生，浙江嵊州人。浙江省中医院神经内科主任医师。全国中西医结合学会神经专业委员会委员，浙江省中西医结合学会常务理事、副秘书长。浙江省中西医结合学会神经内科专业委员会主任委员。从事神经系统疾病临床工作。善于应用中西医结合手段和方法治疗中风病、头痛、肌肉疾病、帕金森氏病、癫痫、神经衰弱等各种神经系统疾病，尤为擅长治疗肌肉疾病（重症肌无力）、头痛（偏头痛）和帕金森氏病，有较丰富的临床经验，疗效显著。

患者，男，43岁。2001年1月因眼睑下垂在外院就诊，查抗乙酰胆碱受体抗体（AchR-Ab）阳性，CT示胸腺增生，诊为重症肌无力，行胸腺摘除术。术后服用溴吡斯的明120mg，每日4次。半月后出现呼吸困难，不能吞咽，收治入院。查体：高枕卧位，呼吸急促，不停涌吐痰涎，双眼睑下垂，四肢肌力Ⅱ级。诊断为重症肌无力危象。经血浆置换、激素、免疫球蛋白等综合抢救治疗后，呼吸平稳，流涎消失，进食基本正常，四肢肌力Ⅳ级，但双眼睑仍下垂，短时间内反复咀嚼无力，动则疲乏、气促、出汗，少气懒言，四肢萎软无力，便溏尿频，面色无华。舌质淡胖、苔薄白，脉细弱。予益气健脾补元汤加减：生黄芪60g，当归、焦白术各12g，潞党参、制黄精、仙灵脾各30g，升麻、柴胡、陈皮、炙甘草各6g，仙茅10g，山药、巴戟天各15g。水煎服。813丸每次2粒，每日3次。15剂后，诸症明显好转。上方（院内制剂）加紫河车粉（分吞）6g、防风10g，813丸（院内制剂）逐渐增至每日2g。3个月后停激素，6个月后停溴吡斯的明，症状俱消，能正常工作，随访2年，病情稳定。

（王珏．裘昌林治疗重症肌无力的经验［J］．浙江中医杂志，2004，6：238-239）

⑲ 任继学（1案）

任继学（1926—2010），吉林省扶余人，长春中医学院终身教授，第一批、第二批、第三批全国老中医药专家学术经验继承工作指导老师，享受国务院特殊津贴，首届"国医大师"。曾先后提出肺胀、胆胀、真心痛、脾心痛、厥心痛、时行感冒、虚损性肾衰、急性肾风、慢性肾风等20余种病名及系统的辨证论治理论。对于急性缺血性中风、急性出血性中风等，提出"气血逆乱、痰瘀内结、水毒伤害脑髓元神"的病机观，创立了"破血行瘀、泻热醒神、化痰开窍"的治疗原则，创建了较为完整的中医急诊医学体系。主编我国中医急症第一部规划教材《中医急诊学》。

某姓，女，70岁。

患者左眼睑下垂1个月。

初诊：患者1个月前突然出现左眼睑下垂，左眼球运动不灵活，有复视现象，双目干涩，颈项酸软沉重。就诊于吉大一院，诊为"重症肌无力"（单纯眼肌型）。查：舌质淡红，舌苔薄白而腻，脉沉弱无力。诊其为：脾虚清阳下陷之睑废。治以益气升提之法，方选补中益气汤。方药如下：

西洋参15g，黄芪30g，白术10g，炙甘草5g，当归15g，陈皮15g，升麻3g，柴胡3g，五爪龙15g。4剂。日1剂，水煎服。

二诊：服药后眼皮能抬起来。辨证准确，此次调整剂量。方药如下：

西洋参20g，黄芪30g，白术15g，炙甘草5g，当归15g，陈皮15g，升麻5g，柴胡5g，五爪龙30g。4剂。日1剂，水煎服。

［按语］眼睑为肉轮，脾主肌肉，脾虚清阳下陷，无力升提故眼睑下垂。方中西洋参、黄芪、升麻、柴胡、白术补气升提；余药为佐，病情好转。

（梅祥胜，李丽，杨明杰.国医大师验案良方：五官卷［M］.北京：学苑出版社，2010：43-44.）

20 尚尔寿（6案）

尚尔寿（1924—2005），出身于五代世医之家，自幼随父学医。1957年历任吉林省中医中药研究院基础理论研究室主任、院专家委员，吉林省第四、第五届政协委员，吉林省中医学会副会长。1985年调任中国中医研究院专家委员会委员、西苑医院专家委员会委员。首批全国老中医药专家学术经验继承工作指导老师，擅长内科，治疗肝炎、肝硬化腹水、进行性肌营养不良症、重症肌无力、运动神经原病、震颤麻痹等经验丰富。

案1

李初晨，女，6岁，病历号：41574，于1990年11月22日入院。

1989年7月，患儿无明显诱因出现双侧眼睑下垂，在白求恩医科大学附属医院诊治，经做新斯的明试验及其他有关检查，诊断为：重症肌无力。予溴吡斯的明治疗，症状基本消失。3个月后，无明显诱因，患儿双侧眼睑下垂再度复发，并且双侧眼睑下垂症状交替加重，伴有复视及轻度抬颈无力。当地医院再予溴吡斯的明治疗，疗效不显，又加用激素进行治疗仍不显效。以后又在当地医院服用中药数剂，病情一直没有改善。1990年7月，患儿父亲来尚尔寿主任医师的专科门诊，详叙病情（患儿当时未来），据其父所述病情，并详细参考了白求恩医科大学附属医院的有关检查，予复肌宁片及复肌宁Ⅰ号方带回去给患儿服用，服药1个月后，患儿病情好转，双眼睑下垂交替加重的现象明显减轻，眼睑下垂基本固定在右眼上，复视基本消失，抬颈有力，接近正常。于1990年11月22日来尚尔寿主任医师专科门诊治疗，据证于当日收入西苑医院儿科病房。

入院检查：

（1）双侧眼睑下垂，以右眼为重。

眼裂减小：左眼6mm，右眼4mm（双目上视时，测量上下睑缘间最大距离即为眼裂）。

（2）右眼球活动受限。外展露白2.0mm，内收露白2.0mm。

（正常人：外展、内收眼球均不露白）

左眼球活动尚可、无复视。

（3）四肢肌力正常，生理反射存在，病理反射未引出。

（4）颈肌正常、无吞咽困难及咀嚼无力现象，呼吸均匀、语言清晰、面部肌肉正常。

实验室检查：

（1）免疫球蛋白测定：

IgG：8.26mg/mL（正常值：6.05～10.41mg/mL），

IgA：1.36mg/mL（正常值：0.7～1.38mg/mL），

IgM：1.36mg/mL（正常值：0.77～1.37mg/mL）。

（2）补体C3测定：1.26mg/mL。

（3）抗乙酰胆碱受体抗体（AchR-Ab）未测。

入院时全身情况：双侧眼睑下垂，以右眼为重，右眼球活动受限，面色㿠白，动则汗出，时有盗汗，食欲不振，且有偏食习惯，二便尚可，舌质暗红、苔薄白、脉细弱。

入院诊断：重症肌无力（眼肌型）。

中医病名：睢目。

辨证：肝脾肾俱亏、肝风内动、风痰阻络。

治则：镇肝熄风、健脾化痰通络。

处方：（1）复肌宁片，每次3片，每日3次。

（2）复肌宁Ⅰ号方加减：胆星3g，菖蒲6g，麦冬10g，伸筋草10g，牡蛎10g，珍珠母10g，赤芍6g，僵蚕6g，牛膝6g，龙齿6g，云苓10g，佛手6g，黄芪10g，党参6g，桃仁6g，钩藤10g，姜夏6g，陈皮6g，升麻3g，鸡内金5g（炒），焦三仙各10g，炙甘草3g。

入院前至入院后服药2个月，患儿左眼基本恢复正常，右眼睑在劳累及睡眠不足情况下仍有轻度下垂，但双侧眼裂接近正常且等大为7mm。右眼眼球活动受限较入院时明显减轻，右眼外展露白由入院时2mm减为1mm，右眼内收基本不露白。全身其他情况良好，病情显著好转，准予出院。出院时嘱：继服复肌宁片1个月和复肌宁Ⅰ号方半个月以巩固疗效。

案2

隋某某，男，54岁，法院干部，于1990年10月29日入院。

患者因工作繁忙劳累过度，于1990年7月16日出现右眼睑下垂，在当地医院用新斯的明等药治疗，病情一度好转。20天后又因劳累过度及饮酒后病情再度复发且症状加重，右眼睑下垂伴复视，视物模糊，当地医院再用上述西药治疗，疗效不显，来京在同仁医院诊治，经同仁做新斯的明试验及有关其他检查，诊断为重症肌无力。于1990年10月23日来尚尔寿主任医师专科门诊就诊，据证于10月29日收入西苑医院高级病房。

（1）右眼睑下垂，眼裂为：外展露白2.0mm，内收露白2.0mm。

（2）右眼球活动受限：外展露白3mm，内收露白2mm

有明显复视，身体震动后复视更甚。

（3）四肢肌力正常，生理反射存在，病理反射未引出。

（4）颈肌正常，无吞咽困难，无咀嚼无力，呼吸均匀，语言清晰，面部肌肉正常。

实验室检查：

（1）免疫球蛋白测定：

IgG：9.24mg/mL（正常值：6.05～10.41mg/mL），

IgA：0.98mg/mL（正常值：0.7～1.38mg/mL），

IgM：1.21mg/mL（正常值：0.77～1.37mg/mL）。

（2）AchR-Ab滴度：0.126nM（正常值＜0.323nM）。

入院时全身情况：右眼睑下垂伴复视，视物模糊，右眼球活动受限，面色发暗，夜寐差，食欲尚可，二便调。舌质暗红少苔，舌体胖大，脉沉细无力。

入院诊断：重症肌无力（眼肌型）。

中医病名：睢目。

辨证：肝脾肾俱虚、肝风内动、风痰阻络。

治则：镇肝熄风、补肝肾、健脾化痰通络。

处方：（1）复肌宁片每次服5片，每日2次。

（2）复肌宁Ⅰ号方加减：胆星10g，菖蒲10g，麦冬15g，伸筋草15g，牡蛎20g，珍珠母20g，丹皮10g，僵蚕10g，牛膝10g，云苓15g，佛手10g，黄芪15g，党参15g，桃仁6g，钩藤15g，姜夏10g，陈皮10g，杜仲炭15g，枸杞子20g，穿山龙15g，焦三仙各10g，炙甘草6g。

服药15天后，患者自觉复视明显减轻，余证同前。继服原方，第25天患者自觉抬睑明显有力，复视基本消失；右眼球活动较入院时灵活。继服原方，服至1个半月后，患者病情明显好转，右眼睑下垂明显改善，测眼裂9mm左右，基本与左眼裂等大。右眼球活动受限减轻，右眼外展露白由原来3mm减小至1mm，右眼内收几乎不露白，复视消失。双眼视物较清楚，于1990年12月19日病情明显好转出院。出院后嘱其继服复肌宁片1个月以巩固疗效。

1991年3月8日患者来信：病情痊愈。

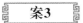

案3

宋某某，男，34岁，台湾某公司职员。于1990年6月9日入院。

患者于8年前因过度劳累后出现左侧眼睑下垂伴复视及左侧面瘫。经当地医院做新斯的明试验，确诊为重症肌无力。予抗胆碱酯酶类药物治疗。但病情逐渐加重，最重时左侧眼睑不能上抬，左侧面瘫，抬颈无力，饮水呛咳，四肢肌肉极易疲乏等，当地医院又合用激素治疗，曾一度好转，左侧面瘫消失，饮水咳呛消失，但左侧眼睑下垂一直未愈。于1990年初来北京协和医院诊治。查抗乙酰胆碱受体抗体滴度增高予胸腺素治疗，病情较稳定，并于1990年5月4日来西苑医院尚尔寿主任医师专科门诊诊治。初诊时症见：左侧眼睑下垂伴复视，四肢疲乏无力，气短，心悸，腹胀，饮食一般，二便尚可。舌质暗红、苔黄稍干，脉弦细。据证予复肌宁片及复肌宁Ⅰ号方加减，服药1个月后，患者自觉抬睑明显有力，眼睑下垂好转，复视明显减少，要求住院治疗。于1990年6月9日收入我院外宾病房。

入院检查：

（1）左侧眼睑下垂，左侧眼裂减少约8mm；右侧眼裂正常，约12mm。

（2）双侧眼球活动不受限，而且无明显复视。

（3）四肢肌力正常、抬颈有力、无吞咽困难、咀嚼有力、语言清晰、呼吸均匀、面部肌肉正常。

实验室检查：

（1）免疫球蛋白测定：

IgA：1.19mg/mL（正常：0.7~1.38mg/mL），

lgM：1.03mg/mL（正常：0.77~1.37mg/mL），

IgG：0.81mg/mL（正常：6.05~10.41mg/mL）。

（2）AchR-Ab滴度：1.65nM（正常值＜0.323nM）。

入院时全身情况：左侧眼睑下垂，四肢易疲乏无力，气短，时有心悸，腹胀满，饮食可，二便调。舌质暗红，苔黄稍干，脉弦细。

入院诊断：重症肌无力（眼肌型）。

中医病名：睢目。

辨证：肝脾肾俱亏、肝风内动、风痰阻络。

治则：镇肝熄风、健脾化痰通络。

处方：（1）复肌宁片，每次5片，每日3次。

（2）复肌宁Ⅰ号方加减：胆星10g，菖蒲10g，麦冬15g，伸筋草15g，黄芪15g，党参10g，云苓10g，白术10g，陈皮10g，佛手10g，僵蚕6g，桃仁10g，穿山龙10g，姜夏10g，牡蛎20g，炙甘草6g。

患者入院前服药1个月时，眼睑下垂好转，复视明显减少，入院后继服原方1个半月后，眼睑下垂痊愈，右眼裂恢复正常，与左眼裂等大12mm，复视消失，四肢劳累后无疲乏感，全身其他情况良好，于1990年7月23日痊愈出院。

案4

杨某某，女，74岁，初诊日期：1987年10月7日。

1987年9月初，患者无明显诱因出现有眼睑下垂，视物模糊等症，在协和医院做新斯的明试验及其他有关检查，诊断为重症肌无力，予溴吡斯的明等药治疗，但疗效不显，病情逐渐加重，于1987年9月29日开始出现咀嚼无力及吞咽困难，且夜间有憋气感觉，服溴吡斯的明后，症状稍有改善，但只能维持2小时，2小时后症状又逐渐加重，故于1987年10月7日来尚尔寿主任医师专科门诊就诊。

体检：

（1）右侧眼睑下垂，眼裂减小，双眼上视测右眼裂8mm，左眼裂10mm。

（2）眼球向各个方向活动均未见受限、无复视，但右眼球位点较左高1mm。

（3）四肢肌力减弱。

（4）颈肌尚可，平卧后测枕部和床间距离>10cm。

（5）咀嚼费力，吞咽困难，说话无力，呼吸发憋，气短，面肌正常。

全身情况：右侧眼睑下垂，面色㿠白，四肢无力，气短，汗多，夜寐差，纳呆，大便溏，小便尚可。舌质暗红、苔少，脉弦细。

诊断：重症肌无力Ⅱb型（即全身型）。

辨证：肝脾肾俱虚、肝风内动、风痰阻络。

治则：镇肝熄风、补肝肾、健脾化痰通络。

处方：（1）复肌宁片，每次5片，每日3次。

（2）复肌宁Ⅰ号方加减：胆星10g，菖蒲10g，麦冬15g，伸筋草15g，牡蛎20g（先下）， 丹皮10g，珍珠母20g（先下），夏枯草15g，僵蚕10g，牛膝10g，龙齿15g（先下），钩藤15g，佛手10g，黄芪15g，党参15g，姜夏10g，陈皮10g，杜仲炭15g，地龙15g，炙甘草10g。

服药后1个月，患者眼睑下垂明显好转，眼斜好转，吞咽仍困难，继服原方1个半月，眼睑下垂基本痊愈，左右眼球位点等高，吞咽困难明显减轻，咀嚼有力，四肢肌力明显增加，气短减轻。嘱继服半年后，除眼部感不适外，双眼恢复正常，四肢肌力接近正常，无吞咽及咀嚼困难，全身其他情况良好，随访3年，除1989年10月因生气吞咽困难复发外，其他症状未见复发。而且吞咽困难复发后，服原方1个月，症状消失，全身情况良好，至今未再复发。

案5

秦某某，男，60岁，初诊日期：1990年7月25日。

患者于1983年3月因劳累过度，先出现左侧眼睑下垂，伴有复视、颈部发酸等症，在宣武医院诊治，予溴吡斯的明治疗，症状缓解。1983年12月因突然停药，症状逐渐加重，出现双臂上举困难，咀嚼无力，吞咽困难等症，经协和医院做新斯的明试验及肌电图等各项检查，确诊为重症肌无力Ⅱb型（即全身型），并于1984年3月16日住入协和医院。入院后病情继续加重，曾于1984年3月23日发生呼吸困难一次，用药后缓解。住院期间，先后用溴化新斯的明、溴吡斯的明、胸腺肽等药治疗近5个月，病情稳定，症状好转出院。出院后一直服用溴吡斯的明以维持疗效。1990年4月因感冒后病情再度加重，服用溴吡斯的明后疗效不显，于1990年7月25日来尚尔寿主任医师专科门诊诊治。

体检：（1）右侧眼睑轻度下垂，右眼裂小于左眼裂。双目上视测右眼裂9mm，左眼裂11mm。

（2）眼球向各个方向活动均未见受限，且双眼向各方向均无明显复视。

（3）四肢肌力减弱。

（4）颈肌肌力减弱，平卧位测枕部和床间距离<8cm。

（5）吞咽困难、咀嚼无力。语言声音变低、呼吸气短、面部肌肉尚可。

全身情况：左眼睑下垂、眼裂不等大，四肢疲乏无力，吞咽、咀嚼费力，气短汗多，语声低微，食欲不振，夜寐较差，大便稀，小便尚可，舌质红少苔，脉弦细弱。

诊断：重症肌无力Ⅱb型（即全身型）。

辨证：肝脾肾俱亏、肝风内动、风痰阻络。

治则：镇肝熄风、补肝肾、健脾化痰通络。

处方：（1）复肌宁片，每次5片，每日3次。

（2）复肌宁Ⅰ号方加减：胆星6g，菖蒲10g，伸筋草15g，麦冬15g，牡蛎（先下）20g，珍珠母（先下）15g，丹皮10g，僵蚕10g，牛膝10g，黄芪15g，党参15g，云苓15g，佛手10g，杜仲炭15g，穿山龙15g，枸杞子20g，钩藤15g，焦三仙各10g。

因患者病情较重，嘱溴吡斯的明继续服用。服中药后，患者自觉抬睑有力，眼睑下垂明显好转，下肢肌力明显增加，行走距离明显增长，蹲立次数由原来不足5次增加到8次以上，但上肢上抬仍感费力，咀嚼稍有力，其他症状如前，继服原方并加入桂枝10g、桑寄生10g，以增加通经补肝肾之效。服药2个月后，病情逐步好转，眼睑下垂已愈，下肢活动如常。咀嚼及吞咽无明显异常，只是吃饭稍慢。上肢由只能平举好转为可以上抬过头，只是上肢上抬时间较短，全身情况良好，据证减溴吡斯的明用量，由原来每口5片减为每日4片。中药继服。现患者病情稳定，除上肢活动费力外、全身其他部位无明显异常，嘱继服中药以巩固疗效。

（案1至案5录自：闫洪琪，马立森.尚尔寿疑难病临证精华［M］.北京：新世界出版社，1992：67-76.）

案6

梁某，男，65岁，初诊日期：1994年2月15日。以声哑、吞咽困难9个月，呼吸困难2个月为求诊。缘于9个月前无明显诱因出现发音嘶哑、舌发硬、双眼不适、视物模糊，渐出现呛咳、吞咽困难、消瘦，经多家医院专家会诊，查眼肌疲劳试验（+）、新斯的明试验（+），诊断为重症肌无力，不久即发生呼吸肌麻痹，行气管切开插管，靠呼吸机维持呼吸，因患者拒绝激素等治疗，特请尚老会诊。患者已气管切开67天，靠呼吸机维持呼吸，近几日每天可有几十分钟停用呼吸机，靠自主呼吸。不能吞咽，用胃管进食，眼睑无明显下垂，有复视，精神郁闷，形体消瘦。诊查：舌淡红、苔白厚腻，脉沉弦。眼睑无明显下垂，眼球活动不受限，有复视，四肢活动自如、肌力Ⅳ级，四肢腱反射减弱、病理反射未引出，整个形体消瘦，未见某一部位肌肉明显萎缩。中医诊断：痿证（肝肾不足，脾肺气虚，风痰阻络）。西医：重症肌无力（全身型）。治则：补益肝肾，健脾益气，祛风化痰通络。方药：（1）复肌汤：杜仲炭15g，牛膝10g，党参15g，生黄芪15g，胆星6g，石菖蒲15g，伸筋草15g，麦冬15g，珍珠母20g，牡蛎20g，钩藤10g，僵蚕10g，佛手10g，清半夏10g，茯苓15g，焦三仙各10g，炒枣仁20g。（2）强肌宁胶囊，每次5粒，每日3次。

二诊（3月15日）：病人服药后病情明显好转，能坐起，想下地走路，每天可有四五个小时脱离呼吸机，复视亦好转。舌淡红、苔白厚腻，脉右寸关弦、尺弱、左沉弦。上方加夏枯草10g，菊花10g，去枣仁。强肌宁胶囊继服。

三诊（4月16日）：病情继续好转，近1周来已脱离呼吸机，可下地行走，复视已好，眼睑无下垂，仍感吞咽困难。舌淡红、厚腻苔渐退、苔薄黄微腻，脉滑数。予复肌汤加砂仁6g，鸡内金10g，枳壳10g，桔梗6g，菊花10g。

四诊（5月18日）：呼吸平稳，咀嚼有力，说话不清，吞咽感困难，四肢活动有力，眼睑不下垂，无复视，食欲好，两便调。再拟化湿和胃汤：旋覆花15g，代赭石10g，竹茹10g，柿蒂10g，陈皮10g，法半夏10g，茯苓15g，生甘草6g，珍珠母20g，牡蛎20g，枳壳10g，桔梗6g，生黄芪20g，生石膏15g，苍术10g，金钱草15g。强肌宁胶囊继服。

五诊（6月8日）：说话吞咽较前好转，四肢活动有力，无眼睑下垂及复视，体重增加10kg，舌淡红、苔白腻，脉滑数。病情明显好转，天气渐热，暂停服汤药，继服强肌宁胶囊巩固疗效。

（案6录自：于振宣，黄坤强，季晓莉.尚尔寿治疗痿证经验［J］.中医杂志，1995，36（9）：522-524.）

 ## 21 万友生（1案）

万友生（1917—2003），江西省新建县西山乡人。第一批全国老中医药专家学术经验继承工作指导老师，享受国务院特殊津帖。江西省中医药研究所所长，江西中医学院教授，中华中医学会第一、第二届常务理事等职，提出寒温统一的外感热病理论体系，极力倡导寒温统一。

胡某，男，18岁。

初诊：1985年11月17日。患者左眼睛下坠遮盖其目不能视，浑身无力，腰痛，下肢有时挛急而痛，有时胸部逼闷，说话声音难出，自觉舌大，脉细弱。处方：黄芪120g，山药60g，川断30贞，桔梗15g，枳壳15g，甘草10g。

二诊：1988年4月4日上午。右眼睑下坠，经1985年至1986年底用大剂黄芪为主的上方治愈，已1年多未复发。近因结婚，旧病复发，并由右眼转为左眼，浑身乏力，脉沉细弱。方用补中益气汤：黄芪120g，党参30g，白术15g，当归10g，升麻15g，北柴胡10g，陈皮10g，炙甘草5g。

三诊：1988年4月12日上午。服上方7剂，在服第1、2剂时，左眼睑下坠即恢复正常，病若失，持续到服第4剂亦然。但服至第5剂后又复如故，只是精神比以前好，自觉舒适。近时腹部阵痛（下午及晚间明显），痛则欲便，粪如烂粥不成条，色黄。守上方加减：黄芪120g，党参30g，红人参10g，白术30g，陈皮15g，广木香15g，升麻15g，北柴胡15g，炙甘草10g。

四诊：1988年4月18日上午。服上方5剂，左眼睑下坠基本恢复正常，腹痛渐止，但有时筋惕肉瞤。嘱守上方长服以巩固疗效。

（万友生，万兰清.中国百年百名中医临床家丛书——万友生［M］.北京：中国中医药出版社，2003：138-139.）

22 汪履秋（1案）

> 汪履秋（1919—1999），江苏兴化人。第一批全国老中医药专家学术经验继承工作指导老师，擅长外感时病及内伤杂病的治疗，特别是在肺炎、肠伤寒、细菌性痢疾等时病，风湿性关节炎、类风湿性关节炎、白塞氏病、系统性红斑狼疮等结缔组织病，以及糖尿病、重症肌无力、肝炎、肝硬化等疑难病症方面有丰富的治疗经验。在中医理论上，提出了"劳苦伤阳，忧郁伤阴"的观点，对临床指导意义较大。

田某，女，39岁。

初诊：1980年10月19日。

主诉及病史：肢体软弱无力年余，尤以下肢为主，逐渐加重，伴有视物模糊。近半月来病情急剧加重，腿软不能行走，手软不能持物，复视，吞咽不利，呼吸困难，在某院诊为重症肌无力。

诊查：眼睑下垂，舌苔薄白，脉象细滑。

治法：养肺阴以滋生化之源，化痰浊以通隧道不利。

处方：南沙参12g，麦冬10g，五味子3g，川贝母10g，橘红5g，桔梗

3g，远志6g，郁金10g，菖蒲5g，桃仁10g，红花10g。7剂。

二诊：10月26日。上药服后，吞咽困难有所减轻，余症无明显变化。药已中病，原方继进。处方：原方加法半夏10g，7剂。

三诊：11月3日。药进十余剂，吞咽不利、呼吸困难等症基本消失，肢软无力亦有减轻，痰浊渐化，隧道渐利，治以补肝肾、益气血、强筋骨、活络脉。处方：首乌12g，枸杞子10g，生熟地黄各12g，山药12g，黄芪15g，党参12g，白术10g，当归10g，狗脊10g，巴戟天10g，桃仁10g，红花10g。

上方略增损服药3个月余，肢软无力显著减轻，复视消失。再进药半年，恢复正常工作。

［按语］重症肌无力乃神经肌肉间传递功能障碍引起的疾病，与中医学之痿证相似。《素问·痿论篇》云："肺热叶焦，则皮毛虚弱急薄，著则生痿躄也。"肺燥津伤，肺津失布，四肢筋脉失养而痿弱不用。因此，治疗必须以养肺阴，清肺热为主。又脾胃为气血生化之源，肝主筋藏血，肾主髓生精，脾胃虚弱，肝肾不足，亦可致肌痿不用。故养肝肾、补脾胃、益气血亦是必用之法。是案病初吞咽困难，呼吸急促，乃痰浊瘀血阻滞机窍所致。故在沙参、麦冬养肺阴同时，以贝母、橘红、远志、郁金、菖蒲、桃仁、红花等化痰浊、和络脉。后期以肢软无力为主时，从养肝肾、补脾胃论治，药用参、芪、术及首乌、熟地黄等，并用巴戟天、狗脊强筋壮骨，前后治疗不足1年，病变向愈。

（董建华，王永炎.中国现代名中医医案精华：第3集［M］.北京：人民卫生出版社，2010：247-248.）

㉓ 汪受传（1案）

汪受传，1946年生于江苏东台，南京中医药大学教授、主任医师、博士生导师，享受国务院特殊津贴，国家级重点学科南

医案精选

京中医药大学中医儿科学学科带头人，第四、第五批全国老中医药专家学术继承工作指导老师，国家中医药管理局中医药重点学科建设专家委员会委员。长期从事中医儿科工作，擅长于小儿呼吸系统疾病、脾胃疾病和疑难杂症。

葛某某，男，10岁。

初诊日期：2006年7月10日。

主诉：眼睑无力6年。

现病史：患儿于2000年左眼睑下垂，当地医院诊为"重症肌无力"，给予泼尼松治疗半年，治愈停药，但以后每年发作，服用激素时有效，但每于停药时复发，现泼尼松减量至每天5mg。

现症：挑食，无咳喘，无发热，夜寐可，二便调。

查体：形体偏瘦，精神好，左眼睑下垂遮盖瞳孔2mm，复视，心肺听诊（–），舌苔薄白，脉软。

诊断：眼肌型重症肌无力（中医：睑废）。

辨证：中阳不振，升提无力。

治则：温脾升阳。

处方：炙黄芪20g，党参15g，茯苓、白术、黄精、薏苡仁、当归各10g，升麻5g，陈皮、炙甘草各3g。以此方加减服用，同时服用腰痛宁（含马钱子）4片，每晚服1次，同时激素渐减量。服用中药1个月，停用激素。其间左右眼睑下垂交替出现，坚持服用中药汤剂及腰痛宁治疗半年。

二诊：2007年3月31日诊，患儿左右眼睑抬举正常，有力，继服中药调理加腰痛宁，未见复发。

三诊：2007年8月6日减腰痛宁为每日3片，至2007年11月未见复发，继续巩固治疗。

（万力生.汪受传儿科医论医案选［M］.北京：学苑出版社，2008：235–236.）

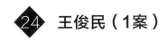

24 王俊民（1案）

王俊民，生卒年不详，1978年广东省中医工作会议上，获广东省人民政府授予"广东省名老中医"称号。

何某某，男，40岁。广州铁路分局工作。1970年6月29日入院。住院号：63695。

患者于1968年10月发现复视，视物过久头痛，左眼痛尤甚，有时眼胀，视力易疲劳，曾用维生素B_1、维生素B_{12}、维生素A、维生素D、可的松、胶性钙治疗3个多月，症状基本消失。住院前十多天，因工作忙，加上感冒，又出现复视等症状，右眼睑下垂，随入院治疗。

住院检查：患者营养一般，神志清醒，右眼睑下垂，双上睑结膜充血，有疤痕形成，巩膜无黄染，瞳孔2.5 mm等大，眼球运动机能无明显障碍，五官无特殊，心肺（-）、肝脾未触及，双膝反射存在，血压100/60mmHg，体温36.5～36.9℃。血常规：红细胞$4.16×10^{12}$/L，白细胞$4.5×10^9$/L。血沉、"抗O"属正常范围。X线报告：未能排除胸腺肥大。超声波、脑电图、心电图等检查报告，均排除心、肝、脑病变。西医诊断为重症肌无力。

入院后用胶性钙、可的松、维生素B_1、维生素B_{12}、溴化钙、氢溴酸加兰他敏，氢溴酸新斯的明等药，以及穴位钙游离子透入等治疗，症状略有所改变。

1970年8月6日请中医会诊。患者自诉一身无力，精神不振，四肢痿软，手不能执笔写字，足软步履难举，剧时虽1～2m距离也不可到达，上厕所时跌倒，吞咽困难，上睑下垂，复视。服新斯的明，上列症状消失，但维持时间不长。胃纳尚可，夜寐梦多，二便自调，舌色淡红，苔薄滑白，脉沉细缓。

辨证施治：此属中医痿证范畴。原因很多，五脏病变皆能发生痿证，在五脏中与脾的关系较为密切，因脾统血，主肌肉四肢，是后天之本，眼睑属脾，脾脏喜燥恶湿，寒湿困于脾，脾失健运，则肌肉松弛，四肢痿软无力、眼睑下垂、舌色淡红、脉沉细缓，苔薄滑白，是脾虚湿困之象。

在治疗上中西医结合，西药仍采用上述药物，中药治宜健脾补气，温化水湿，选用补中益气汤加茯苓、泽泻、桂枝为主，由1970年8月6日至9月10日，患者症情减轻，能扶墙下楼。

从1970年9月11日开始，以中药治疗为主，轮流使用维生素B₁、维生素B₁₂、氢溴酸加兰他敏新针等治疗，时用时停。按上述病因病机，总结上段治疗情况，治疗原则，以健脾补气、温中散寒为基础，随证配用舒筋活络、益血安神、温化水湿等药。分2个阶段治疗：

第一阶段：1970年9月11日至11月底，侧重补益气血，健脾渗湿，温化水湿，选用苓桂术甘汤合甘麦大枣汤（茯苓五钱，桂枝三钱，白术三钱，炙甘草三钱，小麦芽一两，大枣五钱），并加入当归、枸杞子为基本方药。另每天服制马钱子末三次，每次一分。随证情变化，加减配用黄芪、白芍、川芎、陈皮、法半夏、生薏苡仁等药。使脾脏健旺，困聚的湿邪得以解除，加以补益气血，有利于肌健由松弛无力转为紧张有力，患者精神趋佳，无复视，眼睑仍有少许下垂，吞咽如常，步履较前有力，能上下楼、执笔写字，但易感疲劳，步行时间仍不能超过半小时。

第二阶段：由1970年12月1日至1971年3月17日。患者经过第一阶段诊治后，病情大有好转，但仍未完全恢复，仍属脾脏阳虚，寒湿未清，气血不足，肌腱不得温煦而痿软。故治疗侧重温中益气，壮阳化湿，通络强筋，选用黄芪建中汤（黄芪六钱，白芍六钱，桂枝三钱，炙甘草三钱，生姜三钱，大枣四钱，饴糖一两）为基本方药，加减配用熟附子、木瓜、肉苁蓉、橘红、防党、川朴。在治疗中，患者曾失眠咳嗽，配用法半夏、远志、枣仁、麦冬等药，另继续按前法服制马钱子末。经过两个阶段治疗，脾肾之阳气复健，困聚未清之寒湿得以温散，阳气日渐充沛，络活筋强，肌力得以恢复，症状基本消失，出院后继续中医门诊治疗巩固疗效。至今7年多，无复发现象，一直坚持工作。

［按语］（一）重症肌无力属中医痿证范围。《内经·痿论篇》有"五脏使人痿"之说。痿证病因虽多，但归根到底，脾为后天之本，脾主

肌肉及四肢，眼睑属脾，重症肌无力的症状常见于肌肉、四肢及眼睑，或先出现于这些部位。因此，脾脏虚弱、寒湿困脾而发为痿证，治宜补脾行气，温化寒湿为主，这是此病的主要病因和治疗基础。一般可按此病因病机进行施治，同时又需结合患者具体特点进行证治。

（二）本病用药有马钱子，但多服或过量可致四肢抽搐强直，牙关紧闭，直视，适与肌肉松弛相反。马钱子苦、寒，入肝、脾二经，功能通经络，消结肿，治瘫痪，有强壮及兴奋作用。治疗肌无力有一定效果。由于此药带毒性，须经泡制，且用量宜慎。量过少，无济于事；量过多，又易致中毒。此病例因急于求愈，曾自服马钱子末一次二分，服后约一小时，即觉四肢发抖，头晕，目眩，心跳，呈中毒现象。据我临床体会，须在医生指导下使用此药。一般患者每天服三次，每次服一分，似较恰当。

（三）本症为寒湿困于脾，四肢肌无力，桂枝是治疗此病主要药物，能温通经脉，通达四末，祛散阻闭于经络的寒邪，如与马钱子同用，以健脾利湿，加强舒筋活络，其效更佳。

（广州中医学院《新中医》编辑室.老中医医案医话选［M］.出版社不详，1977：109－112.）

25 王为兰（1案）

王为兰（1913—2005），首都医科大学附属北京中医医院主任医师、教授、研究生导师，第一批全国老中医药专家学术经验继承工作指导老师。对风湿类疾病、温热病、内科杂病进行专门研究，尤其对类风湿性关节炎急性发作期和强直性脊柱炎早期的治疗有系统研究。

黄某某，女，39岁。

1992年7月中旬因受凉、劳累，突然自觉双上肢抬举无力，穿脱衣服困难。在本院内科、骨科就诊，考虑为"急性肱二头肌炎"，服布洛芬，并配合针灸、拔火罐、理疗等治疗2周，症状逐渐加重。8月2日到北京某医院神经内科检查，双上肢肌力Ⅱ级，双下肢肌力Ⅱ级～Ⅲ级，乙酰胆碱抗体1.2（正常值0.323），肌电图强阳性，血沉64mm/h，胸腺CT示"胸腺瘤"，新斯的明试验阳性。诊为胸腺瘤、重症肌无力。9月4日行胸腺瘤切除术，术后查乙酰胆碱抗体为1.6、四肢肌力Ⅱ级～Ⅲ级，伴进食困难，右侧声带麻痹。治疗2月复查，双上肢肌力Ⅲ级、双下肢肌力Ⅱ级、双上肢上指时间3秒，乙酰胆碱抗体2.1。请王为兰教授诊治，患者除上症外伴四肢活动不利、行走困难、语言无力、心悸气短、面色苍白、食欲不振，生活不能自理。舌淡苔薄白，脉沉细。诊为痿证。证属肺脾气血两虚、精微不布、经脉失养，治宜补中益气汤加味。

药用：黄芪60g，当归15g，升麻6g，柴胡10g，陈皮10g，白术15g，党参20g，炙甘草10g，炒阿胶10g，大熟地15g，炒白芍15g，桂枝10g，川芎6g，生姜3片，大枣5枚。水煎服，每日1剂，早晚各服200mL。嘱用文火煎药60分钟。

患者连续服药3个月，自觉四肢乏力明显见好，心悸、气短消失，语言清晰有力，双上肢可上举30分钟，可持较轻东西，生活可自理，亦可骑自行车。治疗上予溴吡斯的明60mg，每日2次；中药方配成丸剂，每次10g，每日服3次。1993年4月末复查，双上肢肌力Ⅳ级～Ⅴ级、双下肢肌力Ⅴ级。治疗上予溴吡斯的明30mg，每日1次。5月患者恢复全日工作，并到外地进修、旅游，无明显乏力、心悸。10月追访，已停用药物，正常工作。

（王德敏，齐岩.王为兰教授治疗疑难病经验选录［J］.中医函授通讯，1994，2：26-27.）

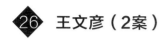

26 王文彦（2案）

王文彦（1913-？），河北省饶阳县人。辽宁中医药大学教授、主任医师，从事中医教学、医疗及科研工作。享受国务院特殊津贴，第一批全国老中医药专家学术经验继承工作指导老师。擅治内科及妇科疑难杂病。

案1

黎某，男，58岁，干部，初诊日期：1994年6月18日。

患者于1年前感冒后诱发双眼睑下垂，伴复视，继之出现全身无力，语声低弱，并逐渐出现吞咽困难，咀嚼无力，经某西医院诊断为"重症肌无力"，行胸腺瘤切除术治疗，病情缓解3个月，其后症状又逐渐加重，每天服用溴吡斯的明维持。现症见双眼睑下垂，说话无力，痰多无力咯出，吞咽咀嚼困难，上肢不能持物，走路需人搀扶，食少纳呆，舌淡红，苔薄白，脉沉缓。证属脾胃虚弱，气血亏虚，肌肉失于充养所致。治以健脾益气、活血养血。处方：太子参20g，黄芪30g，白术15g，茯苓20g，炙甘草15g，陈皮15g，砂仁15g，当归20g，川芎20g，桃仁15g，红花10g，赤芍20g，桂枝15g，熟地20g，菟丝子20g，鸡血藤20g。7剂，日1剂，水煎分3次口服。

二诊：1994年6月25日。患者食欲增加，仍需服用溴吡斯的明维持，但走路似较前有力，舌淡红，苔白，脉沉无力。药已切中病机，药力似有不足，治疗仍宗前法。上方太子参改为人参15g，加柴胡15g、升麻10g。7剂，日1剂，水煎分3次口服。

三诊：1994年7月2日。患者体力明显增加，停服溴吡斯的明后，眼睑上抬容易且耐久，双手有力，可端饭碗，能自己行走，饮食及二便已正常，舌淡红，苔白，脉沉稍弱。效不更方，以上方继服7剂。

四诊：1994年7月9日。患者自觉症状完全消失，饮食少，二便正常，舌淡红，苔白，脉沉稍弱，其病已愈。为防复发，仍以上方去柴胡、升

上篇 医案精选

121

麻、鸡血藤，5剂，研末和蜜，制成9g重丸，1次1丸，日3次口服，以巩固疗效。

[按语]本例为重症肌无力，中医古称"睢目"，其以肌肉弛缓、痿弱不用为特征。其病因多责之阳明脾胃虚弱，水谷精微不能化生气血，肌肉失于濡养。治疗上当以健脾和胃、益气养血为主。但虑及久病多瘀，气虚血滞，故兼以活血方能速效。方取补中益气汤健脾益气，桃红四物汤以养血活血，治则方药切中病机，故获良效。

案2

赵某，男，68岁，干部，初诊日期：1994年3月21日。

患者近半年来左眼不能睁开，上睑下垂，曾先后于省内各大医院检查，诊断为"重症肌无力"，给予B族维生素及新斯的明等药物治疗，效果不理想，遂来诊。查：左上眼睑下垂，瞬眼障碍，伴乏力倦怠，精神不振，食少纳呆，夜眠不实，梦多，舌淡有齿痕，苔白，脉细弱。脉症合参，证属脾胃气虚，肌肉失其所主而致。治以健脾和胃、益气养血。

处方：补中益气汤合健脾丸加减。人参15g，黄芪30g，白术15g，当归20g，茯苓20g，陈皮15g，柴胡15g，炙甘草15g，山药20g，神曲15g，焦山楂15g，莲子肉20g。6剂，日1剂，水煎服。

二诊：1994年3月28日。患者乏力、食少纳呆等症悉减，左眼睑似有感觉，但仍不能瞬眼，舌淡，苔白，脉细。此脾胃渐苏之象，但气血恢复正常尚待时日。上方久用唯恐过燥，加白芍15g、生地15g、川芎15g，合当归以成四物之意；加麦冬20g，以滋五脏之阴。6剂，日1剂，水煎服。

三诊：1994年4月5日。患者乏力倦怠等症已解，左眼闭合自如，唯夜眠仍不实，梦多，舌淡红，苔白，脉沉。患者脾胃已健，气血亦实，所以不能安眠者，乃心血亏虚，心神不安也。予健脾益气、养血安神之人参归脾丸，每次1丸，日3次，连续服用1个月。随访诸症皆安，未再复发。

[按语]重症肌无力一病属痿证范畴。其病因病机多认为属于肺热伤津，湿热浸淫，或气血不足，肝肾阴虚等所致。王老总结以往治疗痿证经

验，并结合脏腑生理功能、病理变化，认为本病发生的病理基础为脾胃虚弱，气血不足。脾主肌肉，与胃共为后天之本、气血生化之源，脾胃虚弱则水谷精微不能化生，气血脏腑肌肉失于濡润，故出现肌肉瘦削，痿弱不用。其他前人所论情志所伤、劳倦太过、房室不节、伤湿、伤热等诸般因素，无不通过影响脾胃而诱发痿证。故治疗上应围绕脾胃这一中心环节而兼顾其他。本例患者病半年而能速效者，皆因肾气未衰，脾胃用药力专故也。

（卢秉久.中国百年百名中医临床家丛书——王文彦［M］.北京：中国中医药出版社，2004：155-158.）

 ## 27 韦玉英（1案）

> 韦玉英（1925—2004），中国中医科学院广安门医院眼科主任医师。生于中医眼科世家，祖父为清宫御医。第一批全国老中医药专家学术经验继承工作指导老师。擅长治疗多种内障和外障眼病，尤其对儿童视神经萎缩和老年黄斑变性等疑难眼病疗效颇佳。

1992年5月29日遇1例，女性，28岁，病历号218031。主诉右上睑沉重下垂1个月，晨轻晚重，不耐久视。眼部检查双视力1.2，平视下睑裂宽度右眼仅6mm，左眼10mm。疲倦试验，反复瞬目60次后右睑裂宽度3.5mm，新斯的明试验后20分钟，右睑裂增至9.5mm。诊断为右眼眼肌型重症肌无力。患者饮食欠佳，睡眠、二便、月经如常，舌质淡，舌体胖，苔薄白，脉细。辨证属中气不足，脾阳不升兼血亏。随以补中益气为主立法，处方：生黄芪15g，炒白术、党参、当归、陈皮各10g，升麻、柴胡、炙甘草各6g。因正气虚易遭风邪侵袭，气虚推血无力，又可致血瘀，故加防风、羌活、丹参、钩藤（后下）各10g，以疏风通络活血。并合用肌苷口服液每次10mL，每日2次。治疗2周后自觉右眼疲劳和沉重感减轻，右睑裂增宽至7.5mm。因患者服汤药不便，仍按原治则改用眼科3号丸（本院自制），生脉饮及活血通脉片，按常规量服用。7月10日复诊，自诉长时间看电视不觉眼累，平视双睑裂对称，均为9.5mm。以后因工作忙自行停药，病情曾有反复。在原治则基础上，加用金匮肾气丸，嘱其坚持用药2～3周后，可间断服药，病情一直比较稳定。1993年4月17日复诊，双睑裂仍保持9.5mm宽度。

本例病在胞睑，症在无力，根在气虚，治在脾肾。但以治脾为主，兼顾治肾，脾气主升，又主肌肉。胞睑属脾为肉轮。睑废无力下垂，务先治脾。故以补中益气汤为主治疗。因脾与肾生理上相互影响，脾气的健运有赖肾气的温煦，才能持久发挥升清作用，病程日久注意补肾有助疗效和稳定病情。

（韦企平.中国百年百名中医临床家丛书——韦玉英［M］.北京：中国中医药出版社，2002：367-368.）

 ## 28 魏凤坡（1案）

　　魏凤坡，1928年出生。广州华侨医院针灸科教授，擅长对神经系统，呼吸系统疾病，妇科闭经、月经不调及其他各科疑难杂症等的诊治。

肖某，女，24岁。

初诊：1967年5月30日。

主诉及病史：双上睑下垂，全身易疲劳，症状有波动性，早晨较轻，下午与傍晚加重。病史已近2年，初起时症状较轻，未加注意。后因精神受刺激或过度劳累后，病情加剧而去某医学院附属医院神经科检查，经用新斯的明小剂量肌肉注射后，20分钟症状明显好转而诊断为重症肌无力。并告知患者无特殊治疗及预后不良等后果，而来针灸科求治。

诊查：可见患者明显双上睑下垂，因知本病预后不良，而情绪低落，心情抑郁。抱着死马当活马医的态度来求治。脉象沉细无力，苔薄白舌质红。抗胆碱酯酶药物试验阳性。

辨证：根据病史、主诉、诊查，本病特点是病在肌肉，症在无力，并有情志失和、郁久成疾之证。

治法：益气健脾，疏肝解郁。

处方：（1）曲池、合谷、足三里、丰隆、阳白透鱼腰。

（2）配疏肝解郁理气化痰方药：醋柴胡12g，枳壳12g，制郁金10g，菊花15g，沉香（后下）5g，法半夏12g，贝母12g，瓜蒌20g，海藻30g（视证情而加减用之）。

本证开始主要用针刺治疗，毫针刺用补法或平补平泻，留针30分钟，取针后双上眼睑即可提起，自觉全身无力症状消除。自用针刺后即停止应用中西药物。为巩固疗效，患者共坚持十余年针刺治疗。10年后仍不定期进行治疗，至1988年笔者从武汉调广州为止，共观察20余年，并一直上班坚持轻工作。据现代神经科专业提示，本病在分娩后可加剧。但其婆母坚持要患者生育，在治疗过程中共生两胎，未见病情加剧。本证属中西医疑难病症，值得探讨。

［按语］本病当属中西医疑难病症。对治疗本病，中西医均感棘手，对预后均不乐观。笔者所治病例中，有治愈和显效者，有见效缓慢者，亦有个别发生危象收住院而短期死亡者（当时医院尚无人工呼吸机）。笔者所在医院名老中医治疗本病多从益气健脾入手，虽有一定疗效或显效者，但取得满意效果者甚少。笔者曾验证此类病例，其疗效使某医科大学神经科专家、教授惊奇。中医治疗前，每天必按时服用新斯的明，少服一次则症状明显加剧。中医治疗共服中药20剂而愈。停用新斯的明，生活如常，并可上班坚持原来工作。中医立法是从疏肝解郁、疏导气机入手。其学术思想有朱丹溪的"六郁说"（气、血、痰、湿、食、热郁）。六郁中朱丹溪强调气血郁，认为它为诸病形成之共因（万病之源）。重视疏肝理气，解郁散结。朱丹溪指出："气血冲后，万病不生，一有怫郁，诸病生焉。"故人患诸症皆因于郁。王节斋著《古今名医汇粹·诸郁证》称丹

上篇
医案精选

溪治病不外乎对气、血、痰而用药，并认为久病属郁，三者多兼郁，故治疗法则以解郁为主。此例即按丹溪学术思想立法用药而获良效。多数患者为巩固疗效，应健脾温阳益气。脾与胃相表里，在体合肉（本病病位所在），脾主四肢（本病主证为四肢无力）。脾主运化水谷精微和水湿，如脾阳虚，运化失职，则水湿停留，凝结成痰。许多疑难病证与痰有密切关系。丹溪云："诸病多因痰而生。"痰作为病理产物，到处流窜，在肌肉则表现此类病证。健脾和益气均需温阳，"阳化气"，故取阳明经穴，温补法，温阳益气而健脾，脾为后天之本，用调理脾胃法治疗慢性病及疑难病证的疗效巩固，是有力措施之一，并经临床验证确有良好效果。

（董建华，王永炎.中国现代名中医医案精华：第4集［M］.北京：人民卫生出版社，2010：35-36.）

翁维良（1案）

> 翁维良，1937年出生。首都国医名师，中国中医科学院首席研究员，科学技术委员会委员，主任医师，博士生导师，博士后合作导师，第二批、第四批全国名老中医药专家学术经验继承工作指导老师，享受国务院特殊津贴，全国名中医。擅长治疗冠心病、冠脉介入术后再狭窄、期前收缩、心房颤动、缓慢性心律失常、高血压病、心肌炎、心肌病等。

许某，男，34岁，干部。

1993年9月12日初诊：肌力减退6年，开始为四肢疲乏无力，逐渐加剧，并有眼睑下垂，视物模糊不清，曾在某医院住院三次检查及治疗，诊断为重症肌无力，曾做多种治疗，但未能控制病情，有加剧之势而来诊。目前肢体肌肉无力，酸胀而痛，尤以下肢为甚，影响至走路，尤其是上楼时很困难。眼睑下垂，甚为明显，影响视力，手足不温，遇寒加剧，脉沉细无力，舌苔薄白，舌质淡红。中医诊断为痿证。辨证：肝肾不足。

治则：温补肾阳，滋补肝肾。处方：炮附片（先煎）12g，桂枝10g，肉苁蓉12g，补骨脂15g，细辛3g，高良姜10g，乌蛇肉15g，鸡血藤、菟丝子各20g，枸杞子15g，炙甘草10g。

二诊：前方服6剂，肢体发冷有改善，肌力仍差，走路困难，眼睑下垂无明显变化，疲乏无力，脉沉细，舌苔薄白，舌质淡。仍宗前法增加补气温阳力量，处方：红人参、炮附片各（先煎）12g，怀牛膝15g，肉苁蓉、补骨脂各12g，细辛3g，乌蛇肉12g，菟丝子20g，高良姜10g，肉桂粉、鹿茸粉、全蝎粉各1.5g，后三味混合分冲，黄酒15mL后兑以作药引。

三诊：连服12剂，精神体力有改善，下肢肌力有进步，上楼困难有好转，畏冷减轻，抬眼皮也有轻度好转，视物较前好转，脉沉细，舌苔薄白，舌质淡，前方继服。

四诊：又进前方6剂，病情进一步有所缓解，肢体转温，肌力有改善，尤其表现在走路最为明显，眼睑下垂减轻，视物好转，但药偏贵，难以久用，脉沉细，苔薄白，舌质淡。仍以温补肾阳为主要治法，处方：炮附片（先煎）10g，太子参、桂枝各12g，干姜10g，细辛3g，补骨脂12g，菟丝子20g，乌蛇肉、肉苁蓉各12g，络石藤20g，川牛膝15g。

五诊：前方服6剂，感觉没有进步，肌力反而有退步，余症无明显变化，脉沉细，苔薄白，舌质淡。前方不变继服，加华佗再造丸，每日2次，每次9粒，用黄酒15mL送服。

六诊：服1周复查，病情有可喜进步，肌力保持进步状态，视力好转，可以看电视，精神体力均有改善，脉沉细，苔薄白，舌质淡。仍用上方。

［按语］本例重症肌无力是中医痿证的一种，治疗上以补肝肾，温肾阳为主，药后病情有所好转，但由于鹿茸、肉桂等价格高，要长期使用，难于坚持，停用又影响疗效，改用华佗再造丸后，使病情得以控制，华佗再造丸具有益气活血通络之功用，原来用于中风后遗症，在临床中发现华佗再造丸对中风后弛缓性瘫痪有增加肌力作用，用于本例重症肌无力痿证，也取得了一定效果。

（翁维良.全国著名老中医临床经验丛书——翁维良临床经验辑要［M］.北京：中国医药科技出版社，2001：138-139.）

30 武明钦（1案）

武明钦（1926—1997）。开封市第二中医院名誉院长，主任医师，先后担任中国中医药学会河南分会常务理事，河南省药物研究会委员，历任河南省高评委委员，第一批全国老中医药专家学术经验继承工作指导老师，享受国务院特殊津贴。对中医内、妇、儿科皆通，精于肝病、脾胃病及心脑血管病的治疗。

魏某某，女，32岁。2个月前自觉头痛眩晕，继而出现两侧眼睑沉重不举，眼睑闭合差，下垂晨轻夜重；同时伴有四肢无力，心烦多梦，面色少华，舌质淡，舌边胖大有齿痕，脉沉细无力。西医诊断：重症肌无力。祖国医学认为本病为"上睑下垂"证，属脾虚湿阻，眼肌失养所致，治以健脾祛湿，升阳益气之法。予归脾汤加味：炒白术、党参、当归、生甘草、炙远志各10g，生黄芪30g，茯苓、酸枣仁各20g，合欢皮、龙眼肉各15g，升麻8g。6剂，水煎服。服药后头晕痛，四肢无力症状减轻，眼睑下垂明显好转，上方又服10剂，眼睑下垂已愈，1年未再复发。

[按语]重症肌无力中医称本病为"上睑下垂"。其特点以上眼睑不能提起为主，发病有单侧和双侧之分，脾虚之人尤其多见，脾主肌肉与四肢，其华在唇，开窍于口。脾阳不振为湿邪所困，湿邪重浊而凝滞，故出现肌肉痿软无力，上睑下垂不举之证。多采用健脾祛湿，升阳益气之法，自能收到良好的疗效。

（武明钦，武步涛.临床验案三则［J］.中原医刊，1989，1：16.）

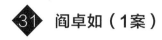 **阎卓如（1案）**

> 阎卓如，生卒年不详，北京老中医。

兰某某，男，42岁，1975年10月20月初诊。

（家属代诉）某某省医院诊断为：重症肌无力，某某医学院附属医院诊断为：胸腺瘤手术后。现两眼下垂，视物偶有斜视，语言滞涩且仅能说短语，吞咽不利，每日仅能吃稀饭5两左右，偶有作呛，伴有呼吸困难，四肢无力，不能持重抬举。臂抬起立即随之垂下，握力尚可，但自己不能上楼，便溏尿频。苔白、舌淡粉红，脉沉弦缓。拟益气健脾、温补命门真阴真阳之法以治。方药：百合31g，生地15g，麦冬12g，石斛15g，牛膝12g，黑附子18g，山萸肉10g，白术10g，党参25g，粳米31g，炒知母10g。

1976年1月4日患者来信：服上方症状较前有所好转，自己上楼不觉困难，上肢较灵活，能提起5磅水瓶，能倒水吃药，且能举起双臂。可行走1里多路，不觉疲劳。仍以上方继服，且黑附子增至31g，知母改为12g。

1976年4月4日患者来信：服吡啶斯的明逐渐减少。治疗上拟丸药方：生地93g，山药93g，丹皮25g，泽泻31g，茯苓31g，山萸肉62g，附子93g，肉桂15g，麦冬62g，石斛93g，牛膝93g，沙参62g，百合93g，炒知母62g，党参156g，炒白术93g，陈皮31g，炒黄柏62g。

共为细末蜜丸，每丸重10g。日服二三次，每次1丸，引用粳米15g煎水300mL分3次进药。

1976年11月22日，患者专程从郑州来院致谢。复查体征，一切正常，两臂抬举自如，且能提8磅之重物，行走稳健有力，每日口服吡啶斯的明3片，以资巩固。

（《北京市老中医经验选编》编委会. 北京市老中医经验选编［M］.北京：北京出版社，1980：74–75.）

32 杨继荪（1案）

杨继荪（1916—1999），浙江余杭人。主任中医师，第一批全国老中医药专家学术经验继承工作指导老师，享受国务院特殊津贴。擅长诊治脾胃湿热、胸痹等疾病。

单某，女，20岁。

初诊：1984年11月13日。

主诉及病史：四肢逐渐痿软无力2个月余。经神经科诊断为"重症肌无力"。

诊查：症见手指无力握笔写字，下午走路常易跌倒，右眼皮下垂，倦怠嗜睡，苔薄白脉沉细。

辨证：属气血不足、脾虚肾亏。

治法：益气养血、温补脾肾。

处方：炙黄芪15g，炒当归12g，炙甘草6g，丹参30g，红花9g，川芎12g，白菊花12g，枸杞子12g，制黄精15g，制玉竹15g，桂枝6g，鹿角片15g。

二诊：前方药连服3周后，四肢无力、嗜睡倦怠已有好转。原方续进。

三诊：继进7剂后，右眼皮复常，能举手梳发，步履较稳，胃纳稍差，口淡苔薄白脉沉细。原方去白菊花、甘草、红花，加制巴戟天9g、甜苁蓉9g、制苍术9g、炒米仁30g，续服。

［按语］重症肌无力，以手足弛软无力为主症，属中医痿证之类。其中上睑下垂，中医称之"上胞下垂"。综合病情，属脾肾两虚，气血不足，故治用补益气血，健脾温肾，以期肌肉筋骨得其所养，而渐趋恢复。

（董建华，王永炎.中国现代名中医医案精华：第1集［M］.北京：人民卫生出版社，2010：231.）

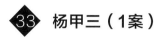

33 杨甲三（1案）

杨甲三（1919—2001），江苏省武进人，北京中医药大学首任针灸推拿系主任、博士生导师、终身教授。是新中国中医针灸界一代宗师，国家第一版统编教材《腧穴学》主编。临床经验丰富，创立"杨氏单手进针法"，选穴精当，强调针感，治疗哮喘、糖尿病、中风、癫痫、帕金森病等多种老年病、疑难疾病疗效突出。

王某，男，12岁。

初诊：1990年1月3日。

患者缘"右侧眼睑下垂8月余，伴眼球活动不利"由东北专程进京求治。患者于1989年4月份无明显诱因突发右侧眼球活动不利，右眼睑不能上抬，在北大医院就诊，新斯的明试验阳性，胸片及CT正常。予诊"重症肌无力"。经对症治疗，效不明显，并逐渐发展至左侧。刻下症见：双侧眼睑下垂，不能上抬，眼球活动欠灵活。形体瘦弱，面色欠华，动甚则胸闷憋气。舌红苔薄黄，右脉滑而小数，左脉弦细小数。中医诊断：睑废。西医诊断：重症肌无力。辨证：脾胃虚弱，清气不升，阳跷失荣。治法：益气升清，养跷通经。选穴针灸处方：风池、阳白、睛明、合谷、太冲、公孙、申脉、外关。其中脾俞、胃俞、脾俞、胃俞、太冲、合谷、申脉施补法，余穴平补平泻。每日1次，留针30分钟。

二诊：1990年1月17日。经治10次，患儿症状有所缓解，效不更方，继续治疗。

三诊：1990年2月1日。再治10次，患儿眼睛睁开较前明显增力，面色转佳，乏力气短症减。因患儿家居外地，不便长期逗留，故嘱其返家后继续治疗。

后随访患儿坚持治疗，病情减轻，基本能睁开眼睛，眼球活动灵活。

［按语］此例患儿禀赋不足，脾胃虚弱，化生气血功能不足，而致气

血乏源。气血不足则形体瘦弱,面色欠华。胞睑属脾,胞睑失养,肌肉弛纵则致睑废。从经络而言,目之开阖在于跷脉。跷主运动,阳跷主开,阴跷主合。阳跷失养则目闭不开。治疗则以益气升清、养跷通经为法。以脾俞、胃俞调补脾胃以助气血生化。申脉通阳跷,补之以养阳跷,调开阖。阳跷脉气旺盛,则目得以开。风池、阳白乃胆经穴,睛明为足太阳膀胱经穴,皆为治目疾之要穴,可调和局部气血。目为肝窍,故取肝经原穴太冲,与合谷相配乃"四关"穴,调肝以养目。外关通阳维,阳维为诸阳之会,蓄存阳经流溢之气血,取之以促进气血流动。诸穴合用,共奏益气养阳、升清健跷之功。

(胡慧.中国百年百名中医临床家丛书——杨甲三[M].北京:中国中医药出版社,2001:221-222.)

 ## 34 张澄庵(1案)

张澄庵,生卒年未详。成都市第一人民医院名老中医,新中国成立初期该院八大名老中医之一。

初某某,男,19岁,1967年底突然出现双眼睑下垂,复视,闭目无力,咀嚼困难,手乏力,晨起时情况较好,入晚趋重,某医院诊断为"重症肌无力"。服新斯的明等,症状有所改善。1971年8月双眼睑下垂加重,复视,咀嚼无力,吞咽困难,四肢无力,行走不便,无力握笔持箸,严重时吸气困难,生活不能自理,仍服新斯的明及溴化吡啶斯的明,效果不佳。病情日趋严重,同年12月来信求治,据其病情分析,当属痿证中之肉痿,为脾胃虚弱,主以健脾和胃,为疏方:

苏条参30g,土炒白术12g,茯苓9g,炙黄芪30g,山药30g,陈皮9g,全瓜蒌9g,薤白9g,白豆蔻6g,肉桂6g,砂仁6g,芡实15g,炙甘草3g,莲子15g。

服药1个月来信称病情有好转，眼睑下垂减轻，行走仍不便，不予更方，嘱将上方6剂量煎为膏剂服，并逐渐减少新斯的明与溴化吡啶斯的明剂量，服膏剂一料后，西药减量二分之一，继服膏剂，治疗至3个月时，眼睑下垂大减，咀嚼有力，握物有力，脚能行走，能自理生活，新斯的明等药全停，单纯服用中药，半年后仅眼睑时微下垂，其他一切如常人。再服膏剂数料，一年后眼睑恢复正常，上班恢复工作，3年后随访，与正常人无异。

［按语］本例西医诊断为重症肌无力，类似祖国医学痿证中之肉痿一证。《素问·痿论》对痿证曾作较为详细论述，有"五脏使人痿"之说，将痿证分为痿躄、脉痿、筋痿、肉痿、骨痿等5种。认为本病均由于热，而又以肺热叶焦为其毛因。后世医家在此基础上有所发挥，张景岳谓："则又非尽为火证，……因此而败伤元气者亦有之。"本例即属脾胃虚弱，脾主四肢、肌肉，脾之运化正常，营养供应充足，则四肢活动有力，肌肉丰满结实。如脾运失司，营养吸收发生障碍，则出现四肢软弱无力，肌肉消瘦或痿弛。在治疗上亦取"治痿独取阳明"之意，独取阳明是指采用补益后天为治疗原则。脾胃为后天之本，是气血营卫的源泉，以参、苓、术、草、芪甘温益气，健脾益胃，助以山药、莲子、芡实之甘平，加强补脾之力，砂仁、白蔻温中化湿，薤白、瓜蒌通阳化痰，从而取得了满意疗效。

（成都市第一人民医院.老中医经验选编［M］.出版者不详，1979：25-26）

35 张谷才（1案）

张谷才（1921~?），江苏如皋人。曾任南京中医药大学教授、硕士研究生导师，享受国务院特殊津贴。擅治肝病、肿瘤、中风等内伤染病以及妇幼疾病。

李某，女，10岁。

初诊：1988年3月12日。

主诉及病史：1986年开始，精神疲倦，肢体无力，1987年起两眼眼泡下垂，下肢腿软。经医院确诊为重症肌无力。

诊查：肢体无力，精神疲倦，头昏心悸；两眼泡下垂，睁开无力；腰酸腿软，活动少劲，行走艰难；饮食不振，思卧难眠；脉象细弱，舌淡苔白。

辨证：脾肾阳虚。

治法：温补脾肾，方选金匮肾气丸加减。

处方：附子10g，熟地黄10g，山药10g，肉桂（后下）2g，山茱萸10g，黄芪15g，当归10g，仙灵脾10g，巴戟天10g。

二诊：上方加减连服药20剂，眼泡下垂似有好转，肢体似比前有力。疗效不显，进步极慢。病乃脾肾阳虚、精血亏损，非一般药物所能改善症状，当改用大剂血肉有情之品，温补脾肾之阳，取阳生阴长之理。处方：紫河车（先煎）15g，鹿角片（先煎）15g，龟版（先煎）15g，附子10g，黄芪20g，当归10g，熟地黄10g，阿胶（烊化和服）15g，仙灵脾18g，猪脊髓（先煎水，后煎药）50g。

另健步虎潜丸，每次服9g，日服2次。

三诊：上方加减，汤丸交替内服，连服药40剂，形体渐壮，精神渐振，眼泡已不再下垂、睁开正常，行走均已恢复正常，原方再服20剂，症状全部消失，正常上班工作。继服健步虎潜丸调治，以防止反复。

［按语］重症肌无力，属于中医"虚劳""痿证"范畴，治疗难愈。过去多从补气养血治疗，疗效均不满意。本病例从脾肾阳虚治疗，用大剂温补肾阳药，如附子、仙灵脾，最重量用至18g；另用血肉有情之品，如紫河车、鹿角片、龟版、阿胶、猪脊髓等，持续服药1年多，症状基本控制，体力逐渐恢复，能上班工作，其疗效实属少见。

（董建华，王永炎.中国现代名中医医案精华：第3集［M］.北京：人民卫生出版社，2010：266.）

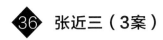

36 张近三（3案）

张近三（1901—1978），江苏松江（今属上海市）人。1920年拜名医夏应堂为师。行医五十余载，擅长诊治中医内外科疑难杂症，尤其钻研重症肌无力症。1964年从中医理论探索认定该症成因于脾肾虚损，采取培补脾肾的治疗方案，效果显著。1973年11月进而对30例重症肌无力症的治疗观察，提出重症肌无力症的脾肾学说，揭示该症的发病机制、诊治途径和治病原则。1975年，又进一步提出脾肾虚损以脾虚为主的学说，肯定脾肾治疗是治本之道。

案1

钱某，男，6岁。

患眼肌型重症肌无力症半年。右眼睑半下垂，入夜更甚，无复视，纳食尚可，大便日二次，溏烂不实，脉细小，苔薄腻，淡黄，舌质露红，为脾虚气弱、气虚下陷，辨证为脾气偏虚证，治拟补中益气升陷法，处方：炒党参9g，炒白术9g，炙黄芪9g，炙甘草4.5g，炙升麻9g，柴胡6g，炒陈皮6g，当归9g，红枣15g。

该患者经常感冒，又有肠回虫症，故随症给予益气固表，扶正达邪，驱蛔等。连服补中益气汤4个月，两眼睑睁开等大，症状全部消失，同时体质也有了增进。

案2

周某，女，24岁。

患全身型重症肌无力症，发病10个月，开始于复视，两眼睑下垂难睁，逐渐全身乏力，咀嚼困难，每餐须新斯的明支持，上午尚能起床，下午则软瘫无力，面容憔悴，表情不自然，饮食极少，大便时干时溏，此精、气、神三者俱虚，辨证为脾肾气阴两虚证，先予益气生津以助元神，处方：党参12g，熟地24g，炙黄芪12g，当归9g，丹参12g，枸杞子12g，炙甘草4.5g，陈皮9g，炒川芎3g，紫河车粉（分吞）3g。

上药加减服用3个月，患者症情减轻，全身肌力增长，但复视仍较严重，苔薄，脉细，目乃五脏六腑之精华所聚，瞳子属肾，精脱则视歧，还是肝肾阴精不足，治以补肾填精。

处方：熟地12g，枸杞子12g，女贞子12g，山萸肉12g，龟版30g，阿胶（烊冲）9g，制首乌12g，生白芍12g，当归12g，紫河车粉（分吞）4.5g。

上药加减又服3个月，全身逐渐恢复、容颜丰盛，精神亦佳，新斯的明也逐渐递减，复视减轻但未全除，又服益气填精数月，复视消失，患者能胜任一般劳动，新斯的明也停服。

患者前后所服中药以益气健脾，补肾填精等剂，约2年半痊愈，参加工作并已结婚，随诊4年，体力良好。

案3

高某，男，43岁。

患重症肌无力全身型8个月，开始由吞咽困难，继则颈项萎软，不能自主，咀嚼吞咽不利，畏寒怕冷，呼吸困难，寐着多汗，苔薄质淡，脉细便溏，脾肾两虚，元阳不振，肾气失纳，辨为阴虚阳亢症，治拟补脾肾以助元阳。

处方：别直参粉3g，附片12g，肉桂4.5g，熟地30g（沉香粉1.2g同捣），补骨脂15g，肉豆蔻15g，炙黄芪15g，炒白术15g，煅龙牡30g，黑锡丹9g，五味子4.5g。

服上药月余，症状有所改善，因阑尾炎，尿路结石在外科保守疗法，症状稳定后，又转入中西结合病房，此时，患者的肢体软弱无力的症状复作，但两眼睑已能抬举，咀嚼乏力，进食困难，苔薄白质淡，脉细，仍属脾肾两虚，治疗在前方中别直参改西洋参或红参，去黑锡丹，加鹿角胶（烊冲）9g或鹿角霜30g，去龙牡、五味子，加枸杞子、红枣。

患者以中西结合治疗为主，中药以温补脾肾之阳为主服用10个月左右，新斯的明药物全部递减至完全不用。出院后改为补中益气汤、六君子汤、玉屏风散之类，以资巩固，随访数年，照常工作。

（案1至案3录自：上海市卫生局.上海老中医经验选编［M］.上海：上海科学技术出版社，1980：536-538.）

 ## 37 张琪（1案）

张琪，1922年出生，河北省乐亭县人。黑龙江中医药大学教授、博士研究生导师。享受国务院特殊津贴，首批全国老中医药专家学术经验继承工作指导老师，首届国医大师。从事肾病研究，对慢性肾小球肾炎、慢性肾功衰竭等的治疗疗效卓著，具有特色。

杨某，女，11岁，1986年3月7日初诊。主诉双眼睑下垂，睁眼困难1年余。晨起略轻，夜间较重。经西医神经科确诊为重症肌无力。服新斯的明等药取效一时，但不能持久。因转中医求治。诊见患儿形体适中，面色萎黄，双眼睑抬举不能，语言清晰。家属代言其平素饮食较少，择食较重，喜食则略多，不喜则拈筷即放。体质较差，肢体软弱，动则乏力，不似他孩好动。查舌质淡，苔白，脉沉弱。中医诊为痿证，属脾气虚弱，肌肉失养。治以升阳益胃汤加减。处方：党参15g，白术10g，黄芪20g，半夏10g，陈皮10g，茯苓10g，泽泻10g，防风10g，羌活10g，柴胡10g，白芍10g，红枣3个，生姜10g，人参10g。每日1服，水煎服。

1986年3月16日二诊：服上方8剂，眼睑下垂有明显好转，上午基本可以睁眼，午后仍差。继服上方月余，眼睑均可灵活抬举。但看书较多时，仍觉眼睑疲劳，再诊上方去茯苓、泽泻，加薏苡仁30g，连服3个月，眼肌麻痹完全恢复。饮食、精神、体力均随之逐渐好转。后嘱其以香砂养胃丸、补中益气丸间断交替服用，以巩固疗效。追访3年，患儿一直正常，已告痊愈。

［按语］《灵枢》谓："五脏六腑精气皆上注于目，而为之精，精之窠为眼，骨之精为瞳子，筋之精为黑眼，血之情为络，其窠气之精为白眼，肌肉之精为约束，裹撷……"。裹者、包扎；撷为以带承物，约束裹撷即眼睑肌之功能，为肌肉之精，而属于脾，脾合肌肉。故本案治眼肌无力下垂，以补脾胃升阳为主，选用升阳益胃汤治之而获满意疗效。

（张琪.全国著名老中医临床经验丛书——张琪临床经验辑要［M］.北京：中国医药科技出版社，1998：258-259.）

 ## 38 张绚邦（1案）

张绚邦（1936—2002），浙江桐乡人。1962年上海中医学院毕业，同年赴新疆工作。曾任新疆中医学院院长，教授被确定为首批全国继承老中医药专家学术经验导师，享受国务院特殊津贴。临床擅治内科疑难病症，是新疆中医药高等教育和中医药研究生教育开创者。

范某，女，38岁，军人。

初诊：1993年4月20日。

双眼睑下垂、目珠突出2年。病人于2年来无特殊原因而发现眼睑下垂，抬举艰难，并见目珠突出。在多家医院诊治，确诊为"重症肌无力，伴甲状腺功能亢进"。接受西医方法治疗效果不明显，亦经中药、针灸调治，终无进展，辗转来诊。察见双睑下垂，不能抬举，目珠则显有外突；脉数濡细，舌苔薄白；精神尚可，纳食欠香。睑胞属土轮，无力上提当责中阳清气不升；目珠突而脉数，又必因风木之动。似此肝、脾二经俱病，而同时见证于双目，治当益气补中、升举清阳，佐以疏风柔肝。方用自拟振萎弛张汤化裁：

生炙黄芪各12g，炒白术9g，潞党参12g，软柴胡4.5g，炙升麻3g，西羌活3g，紫丹参15g，干地龙9g，制全蝎2.5g，炒枣仁9g，陈皮4.5g，桑寄生12g，仙灵脾10g。7剂。

二诊：药后眼睑略有上举，脉濡细，苔薄白，仍予原方。

三诊：服15剂后，睑垂减轻，抬眼睡觉有力。唯目珠时觉抖动，肢体乏力。原方去柴胡、羌活、陈皮，加西洋参2.5g、天麦冬各10g、五味子2.5g、茯苓9g、谷精草12g、黄精12g。嘱服15剂。

四诊：诸症见轻，脉细软，舌苔薄白。疏方：生晒参3g，天麦冬各12g，五味子3g，山药12g，生、炙黄芪各10g，当归身9g，丹参皮各12g，桑寄生12g，鹿衔草15g，钩藤12g，炒白术9g，蝉衣3g，珍珠母30g，灵磁石30g。

上方连服20剂，辍药半月，再服20剂。其后每月坚持服药，并间断停药休息，眼睑几近常人，病情未见复发。

[按语] 向来治痿之法，大抵无外于益气调中大则。近人因痿证痿软无力，虑其肌肉经筋弛缓不张，是以每欲选用增强肌张力的药物，如马钱子等品即常见用。张绚邦认为该病虽以痿软见证，但系经筋弛张失调为患，不可一意增强肌力，应当张弛兼施，以调为法，假之时日，则振起有望，若拳拳于肌力增强，或可暂效于一时，终难持久。本例病人以双睑无力上举为主症，且见目珠外突，遂诊为痿证类风，由中气虚清阳不升、肝经风气乘虚上动而致。故用经验方振萎弛张汤，以芪参术补中气之虚，柴胡、羌活、地龙、陈皮、丹参，疏风理气、和血运经；更用仙灵脾、升麻升举阳气，振奋经筋之力，全蝎、炒枣仁祛风定痉，缓和脉络之急。二诊以肢体乏力，目珠抖动，虑风药升散，易伤肝体，故减疏风之品，而加益气柔肝者，后诊加当归、鹿衔草、钩藤、蝉衣、珍珠母、磁石等品，平降浊气与风阳，坚持服药而收功。从该案治验可见，治痿软之证，首要者当推健脾益气，这一原则应始终坚持，不可动摇。其次为和肝血，养肝体，张氏多用丹参、当归、赤白芍等。其三为弛张并用，张绚邦喜借重全蝎、地龙、钩藤、枣仁等以缓筋之急；而以升麻、仙灵脾、桂枝等以升举阳气，振奋筋力。其四为守定主方，功在日

医案精选

久。张绚邦每诊虽变换药，但主方大致不变，并嘱病家坚持用药，以保证疗效巩固，不致反复。

（邱德文，沙凤桐，熊兴平.中国名老中医药专家学术经验集：5［M］.贵阳：贵州科技出版社，1999：655-656.）

 39 章真如（1案）

> 章真如（1924—2010），江西南昌人。武汉中医医院主任医师。首批全国老中医药专家学术经验继承工作指导老师。重视丹溪学说，认为阴精是人身之本，滋阴为临床常用治法。对中医诊治肝胆病、糖尿病、肾病等有较深入研究。

王某，男，6岁，家住汉口黄石路。

患儿1年多来双眼睑下垂，张目非常困难，并有食纳减少，睡眠欠安，汗多等症。至某医院检查，诊断为"重症肌无力"，治疗乏效，乃转中医治疗。诊察：脉沉细，舌暗淡，苔薄白，眼睑下垂，睁目困难，呈营养不良面容。辨证：脾肺阳虚，脾主肌肉，肺主皮毛，脾虚则肌张无力，肺虚则皮毛失同，发为"肌痿"和"皮痿"。治法：健脾补肺，通络振痿。处方：北沙参10g，白术8g，茯苓8g，甘草6g，山药10g，扁豆8g，百合10g，枸杞10g，桔梗10g，天冬10g，僵蚕6g，地龙6g。每日1剂，服5剂。二诊：服上方10剂，睡眠转安，眼睑开闭自如，未见下垂，舌脉无变化，仍守原方再进10剂。三诊：眼睑未见异常，饮食睡眠略差，拟补气升阳，原方去僵蚕、地龙，加黄芪10g，升麻6g，柴胡6g，再服10剂。四诊：患儿共服药30剂，眼睑活动恢复正常，嘱家长注意饮食调理，继续服药，以资巩固。

［按语］眼睑下垂属于中医痿证范畴，《黄帝内经》有"五脏使人痿"之说，眼睑下垂为"肌痿"或"皮痿"，肺主皮毛，脾主肌肉，因而

从肺脾辨证，本案患孩因后天不足，脾肺素虚，是发病主因，治用健脾益肺，竟起到满意效果。

（章真如.跟名师学临床丛书——章真如［M］.北京：中国医药科技出版社，2010：137-138）

 40 赵绍琴（1案）

赵绍琴（1918—2001），北京市人。三代御医之后，幼承家学，后又拜师于太医院御医韩一斋、瞿文楼和北京四大名医之一汪逢春，尽得三家真传。1956年到北京中医学院任教，曾任北京中医学院温病教研室主任。首批全国老中医药专家学术经验继承工作指导老师。擅治急慢性肾小球肾炎、肾病综合征、糖尿病肾病、肾盂肾炎、多囊肾、肾囊肿、肾积水、急性肾功能衰竭、肾功能不全、尿毒症及心、肝、脾、肺、肾、糖尿病、高血压、脑病综合征、精神抑郁、疼痛、失眠、癫痫、肿瘤、癌症等各种疑难杂症。

胡某某，女，52岁。

初诊：患者因重症肌无力住院半年，每日注射西药新斯的明2次，中药出入于八珍汤、十全大补汤之间。4日前突然发热，体温38.5℃，致病情迅速恶化，每次吃饭前必须加注一次新斯的明，否则不能坚持将饭顺利吃下。因虑其呼吸肌麻痹而致衰竭，已准备向外院借用呼吸机相关设备备急。由于体温持续上升，病情难以控制，遂请全院专家共同会诊。

患者面色萎黄，形体消瘦，精神不振，舌胖苔白糙老且干，两脉虚濡而数，按之细弦且数，自述心烦梦多，小溲色黄，大便两日未行，身热颇壮，体温39.4℃，已从协和医院借来呼吸机相关设备准备抢救。会诊时，诸医皆曰：气血大虚，必须甘温以除大热。赵师问曰：前服参、芪、桂、附诸药皆甘温也，何其不见效？诸医又曰：原方力量太小，应增加剂量。赵师曰：个人看法，虽属虚人，也能生实病，此所说实病，包括新感病、传染病或其他实证。为慎重起见，先请经治医生用冰箱冷水少少与之。结果患者非常喜饮，又多给了一些，病人仍想多喝，将一杯（约300mL）喝完，患者说："我还想喝"，遂又给约300mL。饮毕自觉头身有小汗出，心情愉快，即时安睡。赵师曰：患者素体气血不足，用甘温补中，本属对证。但目前非本虚为主，乃标热为主，暮春患此，当从春温治之。如是虚热，病人何能饮冰水600mL，且饮后小汗出而入睡？根据其舌胖苔白糙老且干，两脉虚濡而数，按之细弦且数，心烦梦多，溲黄便秘，断定是阳明气分之热，故改用白虎汤。

生石膏25g，生甘草10g，知母10g，粳米60g，煎100mL，分2次服，1付。

二诊：患者昨服白虎汤后，夜间汗出身热已退，体温37℃，两脉虚濡而滑，按之细弱，弦数之象已无。患者今日精神甚佳，食欲亦增，心烦减而夜寐甚安，大便已通，小溲甚畅，舌胖苔已滑润，改用甘寒生津益气方法，以善其后。处方：生石膏12g，沙参10g，麦冬10g，生甘草10g，知母3g，1付。

三诊：药后体温36.5℃，精神益佳，食眠均安。脉象濡软，舌胖质淡红苔薄白且润，余热尽退。已无复燃之虞。仍由经治大夫按原治疗方案治疗原发病可也。

［按语］病有标本，宿疾为本，新病为标。宿疾虽虚，新病未必亦虚，反之亦然。故不可一概而视之。虽是虚人，亦可患实证。此患者素服八珍汤、十全大补汤等甘温之剂，此治其重症肌无力，原属对症。然其暮春患感，陡然高热，脉舌症皆显热象，岂可以虚热对待。虽前贤有甘温除大热之法，热其可治内伤虚热，不能退外感之实热。故虽从医皆曰可补，独先生能力排众议，坚请用清。若无定见于胸中，宁不随波逐流以免涉险乎？其用冷水试恢一法，又见诊断之细致入微。如果系实热，则必喜冷饮，若属虚热，则必不喜冷饮。以此法试之，虚实立判。故诊为阳明白虎证，授以白虎汤原方，立见功效。昔薛立斋氏尝以口畏冷热为判定寒热真

假之标志，信非虚言矣。

（彭建中，杨连柱.赵绍琴验案精选［M］.北京：学苑出版社，1996：14-15.）

41 郑陶万（2案）

郑陶万，1923年出生。成都市中西医结合医院主任中医师。首批全国老中医药专家学术经验继承工作指导老师。擅长中医治疗脾胃疾病、肝胆疾病、风湿痹证等。

案1

孙某，男，26岁。1986年1月5日诊。患者半年来手足乏力，经治未愈，逐渐加重，某医科大学附属医院诊断为重症肌无力。服中西药效果不显著，刻诊：双眼睑下垂，睁眼困难，眼球转动不灵，看物斜视，面色㿠白，时有泛红，双手软弱，抬举困难，双脚乏力，步履艰难，畏寒，小便清长，大便稀溏，舌质淡红，苔薄白，脉细缓。辨证为脾肾亏损，气血两虚。治宜补脾温肾，益气养血。处方：潞党参、生黄芪、广巴戟各30g，白术、桂圆肉、当归、枸杞子、枣皮、茯神各15g，柴胡、升麻各10g，大枣25g。每日1剂，服5剂后，精神、行走均较前好转，小便清长，大便溏而滞下，余症同前。前方加核桃仁30g；又服5剂后，双手逐渐可抬举，行走尚有乏力感，眼睑下垂减轻，睁眼困难改善。仍畏寒，时有晚间口干，但不思饮，舌质淡红，苔白干，脉沉缓而尺弱。此乃脾气渐旺而肾气尚弱，津液上承不足。前方去柴胡，加菟丝子30g，鹿角胶10g（烊化兑服）以增强补肾。1月22日复诊，睁眼明显好转，步行已有力，双手可持重，活动自如，面色转红润。继续加强固肾，前方去升麻加山药30g，益智仁15g。再服5剂后，诸症基本消失。前方再加杜仲25g，补肾强筋健骨，以巩固善后。

案2

李某某，男，24岁。1985年10月15日诊。半年前出现精神疲乏，饮食减少，继而午后腹胀，大便溏，每日2～3次，饮食续减，形体消瘦，四肢无力，双眼睑下垂，视物模糊，精神不振，面色萎黄，某医院诊断为重症肌无力，服用西药无明显改善。刻诊：除上述症状外，查舌质淡，苔白中厚，脉细缓。患者喜好游泳，嗜食生冷。郑陶万教授认为，发病与中阳损伤，湿邪困脾有关。正如《素问·痿论》云："有渐于湿，以水为事，若有所留，居处相湿，肌肉濡渍，痹而不仁，发为肉痿。"证属脾虚湿困无疑。治宜温脾健胃益气佐以芳化。仿补中益气之意。药用：潞党参30g（米炒），白术12g，茯苓15g，黄芪25g，苍术、当归、升麻、柴胡、油朴、藿香、砂仁、白豆蔻各10g，肉桂3g。每日1剂。服4剂后，精神好转，食量增加，腹胀减轻，行走稍有力，大便已正常。但眼睑仍下垂，眼球转动不灵，视物不清，两手无力。前方去苍术加核桃仁15g，以补肾强腰膝，通润血脉。

10月23日三诊，双眼睑下垂减轻，能活动，持物有力，步行力增。唯口干思饮，苔白干，舌质红，脉微数。此系胃阴不足，脾胃升降失司。宜益胃养阴，助脾胃运转。药用：明沙参、黑小豆、鲜石斛各30g，白术、茯神各15g，炙黄芪25g，当归、大枣、升麻、砂仁、桔梗各10g，炙甘草5g，广陈皮6g。

10月28日四诊：口干渴消失，手脚有力，眼睑基本不下垂，眼球能活动。前方去陈皮、桔梗，加枸杞15g，山药25g。

11月5日五诊：诸症消失，准备上学。为巩固疗效，继宗健脾益肾法处方善后。

[按语]重症肌无力属中医学痿证范畴。郑陶万教授认为，本病以青少年最为多见。其病因与父母体虚，遗传因素致禀赋薄弱有一定关系。其病变尤以脾肾关系至为密切。脾胃亏损，化源不足，内无以调和脏腑，外无以洒陈筋脉、肌肉，可致痿证。滋补肾水，可养肝营筋；补命门之火，生土健脾。故健脾益肾法治疗本病有积极意义。该两例皆为青少年，肾气未盛，加之，劳心诵读，摄养失度，脾胃伤而不足以滋养先天，肾气本未

旺而复受其虚，则无力以温煦脾阳而脾愈虚。故治疗皆用健脾益肾法而获佳效。特别是例一，在加强补肾填精之后，见效尤捷。

（张安国.郑陶万治重症肌无力验案［J］.四川中医，1992，8：31.）

42 周仲瑛（3案）

周仲瑛，1928年出生，南京中医药大学主任医师、教授。首批全国老中医药专家学术经验继承工作指导老师，江苏省名中医，首届国医大师。首创"第二病因""瘀热论""癌毒论""伏毒论""复合病机"等多种学说，擅长从"风痰瘀热毒虚"入手，采用"复法大方"治疗急难重症。

案1

邵某，女，28岁。2002年7月16日初诊。

患者2月下旬出现两目睁眼费力、咀嚼困难、肢软无力，后经上海长海医院确诊为"重症肌无力"，用新斯的明治疗，病情一度稳定，但停药后病情复作，右目斜视时有复视现象，有时肌肉瞤动，舌质红、苔黄，脉细滑。证属脾肾双亏，虚风内动，气血不能灌注外荣。治当脾肾双补，益气养血，息风通络。处方：

潞党参15g，生黄芪30g，当归12g，生白术15g，炙甘草5g，炙黄精10g，枸杞子10g，川石斛12g，川断15g，炒杜仲15g，大熟地10g，仙灵脾10g，炙僵蚕10g，乌梢蛇10g，炒白芍12g，葛根15g，煅龙骨（先煎）20g，煅牡蛎（先煎）25g，鸡血藤15g。14剂，常法煎服。另：复方马钱子胶囊，0.3g×100片，每次1片，每日2次，吞服。

二诊：2002年9月9日。连续服上药40余剂，自觉症状稍有改善，但四肢无力，肌肉经常动，颈软，抬头困难，舌质偏红、苔黄，脉细。顽症须守方继求，击鼓再进。处方：潞党参20g，生黄芪40g，当归10g，生白术

15g，制黄精10g，大生地10g，大熟地10g，鸡血藤20g，仙灵脾10g，巴戟天10g，川断20g，川石斛12g，炙蜈蚣3条，炙全蝎5g，乌梢蛇10g，煅龙骨（先煎）20g，煅牡蛎（先煎）25g，葛根15g，红花10g，片姜黄10g，怀牛膝12g。复方马钱子胶囊原法继服。

三诊：2002年11月11日。服用上药2月，行路已有力，临晚腹胀多气，劳累后肌肉动，部位不定，舌质暗红中裂隐紫、苔黄薄腻，脉细。药效已见，当乘勇追击。9月9日方加南北沙参（各）12g、千年健15g、土鳖虫5g、炙僵蚕10g，改生黄芪50g。复方马钱子胶囊按原法服用。

四诊：2003年1月20日。服上方2月余，肌肉动基本不显，四肢活动较难，腹胀矢气稍多，尿赤较频，腰不酸，舌质红、苔黄，脉细。9月9日方加千年健15g、土鳖虫5g、炙僵蚕10g、晚蚕沙（包煎）10g、大腹皮10g。

五诊：2003年3月24日。肌痿，经治四肢逐渐有力，舌质暗红、苔黄，脉细弦。9月9日方改生黄芪50g，加土鳖虫6g、晚蚕砂（包煎）10g、大腹皮10g、千年健15g。21剂。另：复方马钱子胶囊，原法继服。

（周仲瑛，陈四清，周宁.健脾益肾、熄风通络法治疗重症肌无力［J］.江苏中医药，2006，27（12）：40-41.）

案2

傅某某，女，22个月。初诊时间：1997年3月26日。左侧眼肌下垂2个月。2月前无明显原因出现左侧眼睑下垂，伴小便难以自控，纳谷不香，大便干结，形体瘦弱，面色欠华，苔薄白，指纹不显。辨证属脾虚胃弱，清阳失用，治以健脾益气升清，佐以补肾固涩，以补中益气汤加减治之。药用生黄芪15g，党参10g，焦白术10g，炒薏苡仁10g，葛根10g，当归10g，炙甘草3g，煨益智仁10g，菟丝子10g，炒枳实10g，炙僵蚕10g，初投7剂，另与制马钱子0.1g，每日2次。1周后复诊，药后左侧眼肌下垂复常，开闭自如，但左目有时仍见向外斜视，纳谷增加，余无不适。药已取效，效不更法，原方加制白附子5g，炙全蝎3g。服20剂后来诊，两侧目裂对称，左眼肌下垂全部复常，小便能控，食纳平平，苔净，指纹不尼，续初诊方加陈皮6g，服3月余后随访，未见发作。

案3

钟某某，男，57岁，高校教师。初诊时间：1997年4月30日。左侧眼睑下垂8个月。去年8月出现左侧眼睑下垂，在南京某医院住院诊治，CT、核磁共振全身检查无异常发现，经疲劳试验、抗胆碱酯酶药物试验、肌电图确诊为"重症肌无力"，服用新斯的明治疗2周后好转出院，今年3月中旬复发，刻诊见左侧眼睑下垂，舌体不和，语言不清，咀嚼困难，口唇周边肌肉有乏力感，伴头晕，舌苔两侧花剥，境界明显，舌质紫暗，脉细。查见语声低微，语音不清，呼吸平稳，心肺正常，睁眼无力，咽反射良好，左上肢握力5级，右上肢握力4级，证属肝肾亏虚，清气不能上承，治当培补肝肾，益气升清。药用石斛12g，黄精12g，枸杞子10g，生黄芪20g，党参15g，葛根15g，当归10g，炙甘草3g，陈皮10g，石菖蒲6g，升麻5g，炙僵蚕10g，炮穿山甲6g。初投7剂。1周后复诊，眼睑下垂稍复，语音清晰，咀嚼功能改善，但不耐劳累，舌苔能化，质光红好转，但尚暗紫，脉细滑，治守原法，原方改石斛15g，生黄芪30g，继服30剂。1个月后续诊，眼睑下垂复常，语音清晰，咀嚼功能恢复，精神改善，舌苔薄腻，质暗紫，脉细有力。效不更章，原方改石斛10g，嘱持续服用1个阶段，以资巩固，半年后随访未见复发。

［按语］中医古籍中与重症肌无力相似的证名记载有"痿证""睑废""脾倦""大气下陷"等。对病机和治疗的阐述，着重脾胃的较多。中医学认为，脾为后天之本，主运化，为气血生化之源，主四肢、肌肉，五脏六腑之精气皆赖其供养，四肢肌肉均为其主持。脾虚则运化失常，气血生化乏源，四肢肌肉失于濡养，故痿而不用，《素问·太阳阳明论篇》曰："脾病而四肢不用，何也？岐伯曰：四肢皆禀气于胃，而不得至经，必因于脾，乃得禀也。今脾病不能为胃行其津液，四肢不得禀水谷之气，气日以衰，脉道不利，筋骨肌肉皆无以生，故不用焉。"《证治汇补》亦指出："气虚痿者，因饥饿劳倦，胃气一虚，肺气先绝，百骸溪谷，皆失所养，故宗筋弛纵，骨节空虚。"眼有五轮，各应五脏，脏有所病，各现于轮，肉轮属脾，脾主肌肉，脾虚则气血不能上荣于肌肉而出现"睑

废"；《灵枢·大惑论》云："五脏六腑之精气皆上注于目而为之精。精散则视歧，视歧见两物。"气血不充目睛，则出现视歧；呼吸困难、构音不清虽主要责之于肺肾，但与脾的关系亦十分密切，呼吸困难时常伴有痰涎壅盛，源于脾虚不能化湿，痰湿随气上壅；构音不清为咽喉等部位肌肉失于气血濡养所致。若脾虚肝旺，可见筋惕肉眴等风象；气不运血，或痰湿阻滞，可见肌肤麻木不仁等瘀症。关于治疗，《素问·痿论篇》早就指出"治痿独取阳明"。后世医家亦颇多论述。所谓治痿独取阳明者，即补益后天之法。《素问·痿论篇》曰："阳明者，五脏六腑之海，主润宗筋，宗筋主束骨而利机关也。"脾与胃相连，行津液上输于肺，布散全身，以润筋脉肌肉。故脾胃得健，则肺津有源，肝肾精血得充，宗筋得润，机关可利，不易致痿或痿易恢复。故治疗常以益气健脾升清为主要大法，方用补中益气汤之类。临床上患者不仅脾虚，且常有兼症，其中最常见者为肾虚，即《脾胃论》中指出的"脾病则下流乘肾，土克水则骨乏无力"。治疗当在健脾益气升清的基础上加鹿角胶、巴戟肉、锁阳、菟丝子、杜仲、桑寄生等补肾温肾之品。总之，本病多虚，以脾为主，或脾肾两虚，故当宗"治痿独取阳明"之训，同时针对相关脏腑，审其病理因素的兼夹情况，兼顾并治。

（案2及案3录自：周仲瑛.国医大师临床经验实录——国医大师周仲瑛[M].北京：中国医药科技出版社，2011：324-326.）

 祝谌予（2案）

祝谌予（1914—1999），中国协和医科大学教授。师从名医施今墨。曾任北京中医学院教务长，北京协和医院中医科主任等职，享受国务院颁发的政府特殊津贴，首批全国老中医药专家学术经验继承工作指导老师。擅长糖尿病、脾胃病、妇科病和疑难病症的中医治疗。

案1

吕某，男性，19岁，学生。病历号C118612。

1978年7月7日初诊。

主诉：眼睑下垂、全身无力3年。

患者于1975年8月因睡卧湿地数小时后发现眼睑下垂，说话及吞咽困难，饮水反呛。经我院神经内科确诊为重症肌无力，服新斯的明治疗后明显好转。1975年12月又因外出受凉并发上呼吸道感染而病情反复，出现全身无力、声音嘶哑、呼吸困难，急诊住院经大剂量溴吡斯的明及多种抗生素治疗病情控制于1976年2月出院。出院后长期服用美斯的明治疗，近2个月口服美斯的明由9片/日减至5片/日，症状加重。20天前自行下楼梯时突然无力而摔倒，嗣后不能自行上下楼。

现症：双眼睑下垂，无力抬起。咀嚼无力，吞咽困难。尤以每日午后疲惫乏力殊甚，自己不能上下楼梯，虚汗很多，极易外感。舌淡，尖红黯，脉沉滑。口服美斯的明，5片/日。

辨证立法：脾肾阳虚，卫表不固。治宜温补脾肾，实卫固表。方宗保元汤、四君子汤、桂枝汤三方增损。

处方：生黄芪30g，党参15g，白术12g，川桂枝15g，白芍15g，炙甘草6g，菟丝子15g，女贞子12g，肉苁蓉15g，巴戟天10g，仙灵脾10g，鸡血藤30g。每日1剂，水煎服。

治疗经过：服药1个月，汗出减少，未再外感，余证同前。原方加茯苓15g，陈皮10g，川断12g，桑寄生20g，楮实子10g。再服1个月，体力增加，自己能上下楼梯，美斯的明减至4片/日。依上方加减服药90余剂，患者眼睑下垂、咀嚼无力、吞咽困难均除，体力明显增加，美斯的明减至4片/日维持。乃将原方加麦冬、石斛等配制蜜丸常服，以资巩固。半年后随访，病情稳定。

[按语]：重症肌无力颇似中医之痿证，但临床并无明显的肌肉萎缩。《灵枢·本神篇》云："脾气虚则四肢不用。"《诸病源候论·睢目候》亦云："目是脏腑气血之精华，若血气虚，其皮缓纵，垂复于目，则

不能开，此呼瞤目。"可知重症肌无力病在肌肉，证在无力，究其根本病机是脾肾亏损，卫阳不足，每易于风邪外干而加重病情，盖脾主四肢肌肉，为气血生化之源。肾藏精主骨，为作强之官。脾肾不足，先后天俱虚，精气无以充养肌肉筋骨则动作乏力，痿软似瘫；不能上注于目，目胞失约则眼睑下垂；卫阳不足，风邪外干则汗出溱溱，易患外感。故祝师治疗本案大量投以黄芪、党参、白术、茯苓、菟丝子、女贞子、巴戟天、仙灵脾、肉苁蓉、楮实子等温补脾肾、强筋壮骨之品以培其本，合用桂枝汤蠲和营卫、祛风解肌以固其表。辨证立法精当，坚持守方治疗，取效令人满意。

（案1录自：季元.祝谌予临床验案精选［M］.北京：学苑出版社，1996：104-105.）

案2

贾某，女，12岁，学生。病历号C111355。

患者于1969年6月因右眼突然难以睁开，经某医院诊为重症肌无力（眼肌型），用新斯的明治愈。1975年1月不慎外感，双眼睑先后发皱、下垂，以午后为重，并伴有复视。1975年6月中旬再度受风，眼球活动受限，咀嚼无力，吞咽困难，甚或饮水发噎。虽服新斯的明等西药，效果不著，诸症渐次加重。1975年7月22日因发热伴呼吸困难，我院神经科诊断为重症肌无力（全身型）并发肌无力危象及肺部感染收住病房。经吸痰、给氧、抗感染等积极抢救，肌无力危象及肺部感染得以控制后，邀请中医会诊。

现症：精神萎靡，面容憔悴，两眼睑下垂无力抬起，眼隙如缝，复视，气短憋气，语声低微，咀嚼无力，颈项酸软，全身近似软瘫，不能下地行走，两手小鱼际肌肉轻度萎缩。舌淡，脉沉细。

辨证立法：脾肾虚损，气血双亏，复感风邪而致痿弱。治拟补脾肾、益气血培其本，疏风活络顾其标，方宗补中益气汤加减。处方：生黄芪30g，台党参9g，全当归9g，升麻6g，柴胡9g，生白术9g，广陈皮9g，清半夏9g，茯苓12g，炙甘草3g，川断9g，桑寄生15g。

每日1剂，水煎服。同时嘱患者每日用生黄芪30g煎汤冲洗眼胞。服药1个月后再诊：患者仍感无力，多汗，四肢远端厥冷，舌淡，苔白腻，脉濡软。此乃表阳不固、营卫失调之象。暂拟温脾肾、固表阳、和营卫法治之。药用：川桂12g，杭白芍12g，炙甘草9g，制附片9g，淡干姜4.5g，台党参15g，茯苓12g，生白术9g，枸杞子9g。

每日1剂，洗药同前。

以上方为主加减治疗1个月，汗出逐渐减少，手足转温，余症同前，仍守培补脾肾原意。药用：生黄芪15g，台党参15g，生白术12g，茯苓15g，全当归9g，杭白芍15g，川芎9g，熟地12g，制附片9g，川桂枝9克，仙灵脾9g，巴戟天9g，节菖蒲9g，炒远志9g，鸡血藤30g。

每日1剂。

住院期间患者病情日趋好转，身渐有力，可以随意下地活动，饮食正常，生活亦能自理。唯眼睑下垂、复视改善不太明显，遂于1975年12月下旬出院，后到中医科随诊治疗。药用：生黄芪30g，川桂枝9g，赤白芍各15g，制附片6g，淡干姜6g，仙灵脾15g，巴戟天15g，全当归9g，大熟地15g，枸杞子12g，黄精15g，千年健10g，十大功劳叶15g。

每日1剂，水煎服，洗药同前。

上方为基础加减治疗3个月后，患者眼睑下垂、复视均有明显改善，自己能上百货大楼等处玩耍。原方加服疏风定痛丸，早晚各服1丸，以散风通络，攻补兼施。1976年7月，复视消失，眼睑上抬亦觉有力，基本恢复正常，西药新斯的明出院时每日12片减至6片。乃停服疏风定痛丸，原汤药方改配丸药巩固疗效。药用：生黄芪90g，云茯苓60g，生白术30g，升麻15g，建神曲60g，生山楂90g，千年健60g，金狗脊60g，十大功劳叶60g，川断30g，菟丝子30g，女贞子30g，枸杞子60g，巴戟天30g。

诸药研末，制成蜜丸，每丸重约9g，早晚各服1丸。

1978年3月随诊：患者病情稳定，略感面肌发紧，笑不自然。原方加地龙、乌梢蛇、钩藤、白蒺藜等祛风通络之品，制成蜜丸续服。新斯的明减至每日3片。1978年12月，西药全部停用，诸症皆瘥，患者体壮身健，肌肤丰满，复学后功课优秀，体力活动一如常人。

中医无重症肌无力的病名，从其证候特点来看，颇似痿证或瘫痪，然并非真正的痿证或瘫痪。痿证在《黄帝内经》中认为由"肺热叶焦"所致，"独取阳明"是其治疗大法。瘫痪前人亦多从风痰所中或气虚血瘀立论。祝氏认为，重症肌无力之病机多属脾肾虚损，气血不足。考《灵枢·本神篇》云："脾气虚则四肢不用。"《灵枢·大惑论》云："五脏六腑之精气皆上注于目而为之精。精散则视歧，视歧见两物。"《诸病源候论·睢目候》亦云："目是脏腑气血之精华，若血气虚，其皮缓纵，垂复于目，则不能开，此呼睢目。"重症肌无力病在肌肉，症在无力。盖脾为后天之本，气血生化之源，五脏六腑之精气皆赖其供养，四肢肌肉均为其主持；肾为先天之本，作强之官，藏精主骨。若脾肾不足，先后天俱虚，精气无以充养肌肉筋骨，则四肢痿软似瘫；不能上注瞳神则复视、斜视。故培补脾肾、益气养血、强筋壮骨实为本病治本之法。

本案虽属脾肾亏损，然两次因风邪诱发，病程绵长，症状复杂。祝谌予根据其虚实夹杂病情，治疗亦大体分3个步骤：初期温补脾肾，益气养血，扶正固本，恢复体力，重在治脾；中期加服疏风定痛丸散风通络，攻补兼施；后期仍治以培补脾肾，强筋壮骨，重在治肾，然后改制丸药意在缓图。祝氏认为黄芪为治疗本病之要药。据《本草备要》记载，黄芪可"温分肉，实腠理"。《本草正义》亦云其"具春令升发之性，能直达人之肤表肌肉"。现代药理研究证明，黄芪有强壮身体、加强全身肌力和调整免疫功能的作用。本案外用黄芪煎汤冲洗眼胞，直达病所，内服黄芪补气升阳，充养肌肉，其效果更是相得益彰。

〔案2录自：史宇广，单书健. 当代名医临证精华：奇证专辑〔M〕.北京：古籍出版社，1992：254-257.〕

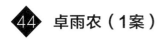

44 卓雨农（1案）

卓雨农（1906—1963），四川省成都市人。出身于中医世家，自幼随父学医，精研内、妇、儿各科，尤以妇科见长。对妇科疾病论治，重在调气血，养肝肾，和脾胃，三者有机联系，相互化生。

潘某某，女，30岁，干部。门诊号20510。

因吞咽和全身无力，说话易倦、语言不清10年，于1959年3月5日来诊。

患者于10年前一次看电影中，甫及半场，即觉眼皮重坠，睁眼费力，头抬不起，需将枕部斜靠椅背上始继续看完。5年前出现说话困难，费力，且吐字不清，只好书面写出请人代读。2年前复现吞咽和全身无力，写字只能写几个，再写即觉无力而字迹不清。以看病情逐渐加重，说话但可说1分钟许，无人帮助便上不了公共汽车，站10分钟许就要跪下，食物在嘴里无力嚼咽。1957年3月14日住入四川医学院第二附院神经科，胸部X线片提示胸腺无长大，又做临床基础代谢率测定和心电图检查均属正常，血和大小便常规正常。诊断为"重症肌无力"。用氯化钾、新斯的明等，当时有效，停药刚又发。曾用针灸治疗亦未见效，乃来我院诊治。

据患者上述现证诊为"痿证"，用温肾坚骨、除湿强筋法，予虎潜丸（方略）加茯神、泡参、葛根、刺力、茅术、桑寄生等出入服用。6剂后减轻，更服6剂而愈。

（成都中医学院老中医经验整理组.成都中医学院老中医医案选［M］.出版者不详，1977：105.）

二 **多发性肌炎与皮肌炎（39案）**

　　多发性肌炎（polymyositis）是一种原因未明的骨骼肌炎性疾病，是指非化脓性所致的骨骼肌损害，以对称性肢带肌、颈和咽部肌肉无力为特征。

　　这类疾病广义的包括传统的成人多发性肌炎和皮肌炎（多发性肌炎伴特征性皮疹），儿童皮肌炎、与肿瘤有关的肌炎、伴其他结缔组织病的肌炎（重叠综合征）和包涵体肌炎。

　　多发性肌炎和皮肌炎是一类以肌力减弱和肌酶升高为特征的突发性肌炎。多为潜隐性起病，一般无急性加重过程。常累及四肢近端。为对称性肩和骨盆带肌无力，故其早期症状为抬上臂梳头困难和上楼梯时抬腿困难，而后累及颈、呼吸和咽喉部肌群。当影响到咽喉部肌群时，可出现吞咽、发音和构音障碍，这是预后差的标志。可伴中度肌痛或肌肉压痛。疾病活动时可出现关节痛，但明显的滑膜炎少见。重者其受累肌群可有肌萎缩和肌挛缩。伴横纹肌溶解、肌球蛋白血症及暴发性肾功能衰竭者不多见。受累肌群的腱反射可降低。

　　当肌炎病人有皮肤损害时称之为"皮肌炎"。典型的皮损是面、颈和四肢伸侧面红斑；指、肘、膝关节上有高出皮面的红或紫红色，其上附有鳞屑的皮损则名之为Gottron氏斑。特征性上睑部紫红色皮疹，个别可出现甲床毛细血管改变，尤其有雷诺现象的病人较为典型。这些改变包括毛细血管袢的扩张或扭曲，有时逐可见无血管区。

　　多发性肌炎的诊断依赖于：①亚急性或急性起病的四肢近端酸痛和无力；②血清肌酸激酶水平增高，数百至数千单位；③肌电图呈肌源性，或伴神经源性损害；④肌肉病理呈明显的炎性细胞浸润。

　　西医治疗该病，首选药物为糖皮质激素，必要时选加环磷酰胺、硫唑嘌呤、环孢霉素等免疫抑制剂。

（一）多发性肌炎（9案）

1 李庚和（6案）

案1

陈某，男，49岁。2009年3月6日初诊。

四肢酸痛逐渐加重6月余。患者6个月前冒雨涉水后出现发热、咳嗽、四肢肌肉酸痛乏力，自服退热药后热退咳减，生活工作如常。但四肢酸痛乏力症状不解，并呈逐渐加重之势，初行走时乏力，5个月后发展为难以爬楼梯，生活部分不能自理，严重影响正常生活，不能工作。外院查肌酸激酶814U/L，乳酸脱氢酶368 U/L，谷草转氨酶172 U/L，肌电图提示肌源性损害。外院诊为多发性肌炎，予泼尼松40mg/d，至今已服用3个月，纳食亢进、多汗畏热，体重增加，但四肢肌肉酸痛、乏力症状并未缓解，肌酶指标居高不下。偶有咳嗽，口苦气秽，大便溏薄。舌淡苔黄厚腻，脉细滑。辨证：风寒湿邪客于肌腠，肺脾两虚，日久化热，痹阻脉络，肌腠失养。治则：健脾宣肺利湿，搜风通络。处方：

生黄芪30g，苍、白术各15g，茯苓15g，桑白皮15g，桔梗10g，薏苡仁15g，川牛膝15g，巴戟天10g，露蜂房10g，鸡血藤15g，青风藤15g，甘草6g。14剂。

二诊：2009年3月20日。服药7剂后即咳止，服14剂后四肢酸痛大为减轻，汗出减少，口气不浊，纳食较多，大便转调。舌质淡红，苔薄黄腻，脉滑。肺气已得宣肃，继以健脾化湿，搜风通络。上方减桑白皮，加防风12g，海桐皮12g。14剂。

三诊：2009年4月3日。患者四肢酸痛较轻，能胜任简单家务，但不耐疲劳，纳馨便调，肌酶基本恢复正常。舌苔薄白，脉滑。以原方加养血通络之当归12g，地龙12g。28剂。以此方加减应用，3个月后泼尼松渐减至5 mg/d，体重逐渐恢复，下肢肌力明显改善，可自行登上3楼，生活自理。1年后停服泼尼松，恢复工作。

随访1年余，症状平稳。

案2

李某，女，45岁。2010年6月7日初诊。

四肢酸痛无力9个月。患者于去年春节前大扫除劳累，并用冷水清洗大量衣服后出现上肢酸痛，2周后出现上肢乏力，并逐渐出现上肢无力，抬举不过头，甚则梳头困难，下肢亦感酸软，但程度较上肢轻，可以缓慢登3层楼。曾去当地查肌酸激酶1 168U/L，谷草转氨酶86U/L，乳酸脱氢酶882U/L。肌电图提示：肌源性损害。拟诊为多发性肌炎。外院以泼尼松30mg/d治疗2月余，肌酶略有下降但不明显，症状不改善。且服用泼尼松后出现胃脘胀闷不舒，嗳气酸腐，口气臭秽，口干苦，纳谷不馨，寐差等症状。舌淡暗，苔薄黄，脉濡细。辨证：寒湿之邪日久化热，痹阻脉络，肌腠失养。治则：宣肺健脾化湿，活血祛风通络。处方：

麻黄6g，杏仁9g，苍、白术各15g，生、炙黄芪各30g，川牛膝15g，片姜黄12g，生米仁30g，厚朴花12g，茯苓15g，虎杖12g，红花6g，徐长卿9g，羌、独活各12g，甘草6g。7剂。

二诊：2010年6月14日。服上药7剂后患者诉肌肤中似有蚁行，大感舒畅，肢体肌肉疼痛之感减轻，但仍感酸软，胃脘仍感不适，纳食渐增，夜能安睡。舌质转为淡红，舌苔转为薄白，脉象沉稳有力。此为邪退之势。继以此方加用养血通络之鸡血藤15g，益母草15g，以及补肾散寒之制狗脊10g，巴戟天10g以扶正。14剂。

三诊：2010年6月28日。服药后肢体酸软有所缓解，可缓慢梳头，爬3层楼不觉过分疲劳，胃脘不适，时有泛酸，纳便均调，寐安。舌质淡红，苔薄白，脉沉。上方减徐长卿，加煅瓦楞30g。14剂。

再以上方加减服用，并逐渐减少泼尼松用量，胃脘不适逐渐消失，11个月后停用泼尼松。复查肌酸激酶228 U/L，谷草转氨酶正常，乳酸脱氢酶144U/L，上肢酸痛轻微，下肢酸痛消失。纳馨，二便自调。继以参苓白术散合四物汤调养，随访1年，症状平稳，未再进展。

案3

赵某，女，30岁。2008年11月15日初诊。

患者于两年前起无明显诱因出现四肢肌肉疼痛伴发热，经检查，血清肌酶增高，血清磷酸激酶同工酶（CPK）达2 000U/L以上，肌电图提示为多发性肌炎。主要症状为肌肉疼痛、无力，登楼、下蹲均有困难，经中西医结合治疗后，肌酶降至正常，肌肉疼痛已缓解，但仍有乏力、面色少华、气短等症，舌质淡，苔薄白，脉细。证属脾虚气弱，邪毒内犯。经治邪毒已清，然脾气未复，脾虚则湿邪不化，气虚则血行不畅，脉络痹阻，病程已进入缓解期。时值冬日，以膏方调补，以期渐渐恢复体力。治拟扶正培元，兼化湿活血通络。处方：

黄芪200g，炒党参150g，炒白术150g，川桂枝60g，全当归150g，大熟地150g，茯苓150g，防风100g，秦艽120g，独活120g，桑寄生150g，杜仲120g，威灵仙150g，川断150g，木瓜100g，防己100g，生薏苡仁150g，白花蛇舌草150g，半枝莲150g，丹参150g，忍冬藤150g，虎杖150g，鸡血藤150g，制首乌150g，黄精120g，红枣80g，黑芝麻150g，核桃肉150g，陈皮60g，生甘草60g，生晒参100g，红参（另煎）50g，紫河车粉（冲入）80g，冰糖200g，黄酒150g，阿胶250g，鹿角胶100g，龟版胶100g。收膏。

二诊：2009年11周13日。服药后，症状基本消失，CPK正常，血沉正常。治则宗前，前方加减，去部分化湿药秦艽、独活、桑寄生、生薏苡仁，加山萸肉150g、肉苁蓉100g、玄参120g、枸杞子150g，以期酸甘化阴、脾肝肾同治。

（案1至案3录自：上海市中医文献馆.跟名医做临床：内科难病（七）[M].北京：中国中医药出版社，2011：59-61，77-78.）

案4

陈某，男，49岁。进行性乏力5月余，胸闷心悸，咳嗽气短，四肢肌肉酸痛，口苦纳差，肌酸激酶800U/L，谷草转氨酶120U/L，乳酸脱氢酶320U/L，肌电图：出现纤颤波、正锐波，最大收缩时出现干扰相，提示肌源性损害。诊断为多发性肌炎，外院用泼尼松片40mg/d，肌酶未降。四肢肌肉酸痛乏力，咳嗽有痰，口苦纳差，胸闷气短，苔淡黄厚腻，脉细滑。中医辨证，风邪上受首先犯肺，肺失清肃，脾虚生痰，肺脾两虚，风邪化热，痹阻脉络，治以健脾利湿，清肺化痰。方药：生黄芪、桑白皮、象贝母、茯苓、露蜂房、蕲蛇、白花蛇舌草、苍术、白术、淡黄芩、野百合加减。应用3个月余，泼尼松片减至5mg/d，四肢肌力有改善，痰少，舌苔也化薄，肌酶恢复正常。病邪已有消退之势。以原方加减，增加化瘀通络之剂，随访1年，泼尼松停服，病情在稳定中。

案5

谢某，女。52岁。于1995年6月两上臂无力抬举，下肢乏力不耐久立，头苦倾，有时胸闷气短，肌电图提示：肌源性损害。肌酸激酶1 100U/L，谷草转氨酶87U/L，乳酸脱氢酶800U/L，拟诊为多发性肌炎。在外院以泼尼松片30mg/d治疗2月余，肌酶虽有下降，但不多，自觉症状未有改善。来本科做中西医结合治疗，当时症状两上臂近端肌肉酸痛，上举动作难以完成，下肢不耐久立，登楼困难，纳差口苦而干，夜寐不酣，动则汗出，苔薄黄腻，脉濡细。中医辨证为湿热之邪浸淫肌肤，脾主肌肉，又主水湿，湿邪不化，痹阻脉络，治从健脾化湿，活血通络。药用：生黄芪、苍术、白术、小川连、川牛膝、生薏苡仁、茯苓、白花蛇舌草、半枝莲、虎杖、杜红花、片姜黄、蕲蛇、徐长卿、独活等味。

以上用药4月余，泼尼松片减至10mg/d，肌酸激酶280U/L，谷草转氨酶正常，乳酸脱氢酶170U/L，上臂肌痛已减轻大半，但仍有口苦失眠，苔黄腻脉细，脾虚气弱，湿邪化而未尽，前方加土茯苓、酸枣仁、夜交藤等味，又服用3月余，泼尼松减为隔日5mg口服，肌酶正常，又服用近半年，纳食有增，舌苔化薄。以后一直服用健脾化湿之剂，泼尼松在1998年初停服，症状稳定。

案6

杨某，男，39岁。全身乏力，肌肉疼痛，手指皮肤紫红，下肢乏力易跌仆，当时肌酸激酶2 000U/L，乳酸脱氢酶560U/L，血沉90mm/h，诊断为皮肌炎。外院以泼尼松片治疗1年多，最大量50mg/d，但症状不稳定。来本科时全身肌肉酸痛，手指、面部皮损紫红，下肢乏力易跌仆，夜不成寐，纳差，舌紫黯，苔厚腻，脉细滑。中医辨证为脾虚生湿，脾虚则湿邪不化，气虚则血瘀，气血瘀滞肌肤，脉络失和，拟益气化瘀，利湿清热。

药用：生黄芪、苍术、白术、川朴、丹参、小川连、怀牛膝、王不留行、杜红花、赤芍、生薏苡仁、白花蛇舌草、半枝莲、虎杖、片姜黄。上药用4月余。泼尼松片减为15mg/d，手指、面部皮肤紫红转淡，夜寐改善，舌质仍紫，舌苔化薄，肌酸激酶降至200U/L，血沉30mm/h，乳酸脱氢酶156U/L，辨证为气虚血瘀，脉络痹阻，上药减去苍术、黄连，加入补肾之剂如巴戟肉、制锁阳、鸡血藤，服用半年余，泼尼松片减至隔日5mg口服，肌酶全部正常，血沉也正常，恢复正常工作。

[按语] 脾虚气弱。邪毒内犯是多发性肌炎的主要病机，脾虚气弱是发生本病的内在条件。脾胃为气血生化之源，充养肌肉、腠理。脾胃虚则气血亏，气血亏则荣卫弱，荣卫弱则不能充养肌肉，而腠理疏松，使外邪易侵入而发肌痹。因此本病的发生内责于脾胃虚弱，外责于风寒湿热诸邪。内外成因皆能成毒。若外受湿毒所袭与正气相搏则发病急骤，脾虚湿热内蕴泛于肌肤则发病缓慢。

肺主皮毛，肺为华盖，故风邪外侵上受首先犯肺。冬春季节风寒当令，亦是病毒活跃的季节，易发生呼吸道感染，而病毒感染与多发性肌炎的发病关系密切。本病约15%患者有肺部并发症，如间质性肺炎、肺纤维化等，并常死于继发感染，尤以肺部感染为著。有的病人可出现吞咽困难、进食呛咳、胸闷气短等症，即所谓"上为大塞"，故治脾为本的同时强调肺脾双调。

以上典型病例中可以看出李庚和主任治疗多发性肌炎主要治则可归纳为健脾益气、化湿清热、解毒化瘀，兼以清肺化痰。治本以健脾益气为主，治标则针对邪之性质，各有侧重。但诸邪百变，皆能成毒，故始终强调必须参以解毒。由于辨证论治是中医学的灵魂，确切地辨证就能取得较好的疗效。

在药物使用上，李庚和主任强调益气健脾以黄芪为君，先实脾土扶助正气，生黄芪又有益气托毒之功，有助于化湿解毒。《本草正义》言："黄芪一药能补益中土温养脾胃，凡中气不振，脾土虚弱，清气下陷者最宜。"《本草备要》则言："生用固表，无汗能发，有汗能止，温分肉，实腠理，泻阴火，解肌热。"因此黄芪一药而多功。白术一味补脾利水，苍术除能健脾之外，燥湿力更强。方中选用半枝莲、白花蛇舌草、土茯苓清热解毒辅助黄芪。苍白术益气健脾，以达到邪去正复的作用。多发性肌炎患者有肺部并发症，常有呛咳气喘之症，方中桑白皮性味甘寒入肺经，有清肺平喘之功，配黄芩清热肃肺，用野百合清肺止咳。两个病例中都运用了红花、虎杖、姜黄以活血化瘀，选蕲蛇等祛风通络以除风湿痹痛。

（案4至案6录自：夏翔.上海市名中医学术经验集［M］.北京：人民卫生出版社，2006：504-505.）

② 邵念方（1案）

邵念方，1938年生。山东中医药大学附属医院主任医师、教授、博士生导师，享受国家政府特殊津贴。擅治内科常见病、多发病和疑难危重病。

张某某，男，19岁，工人，初诊时间：1974年5月15日。

患者左腿疼痛20天，两膝关节以下明显，夜间不能翻身。西医诊断：多发性肌炎。舌质红苔白，脉细数。

方药：生薏米85g，生白术60g，制没药9g，制乳香9g，鸡血藤30g，炙麻黄9g，丹参30g，当归18g。水煎服，日1剂。

6月8日，服药20余剂，诸症基本消失，只是牙龈微痛，余正常。舌质淡红苔白，脉缓和。上方加沙参24g，炙麻黄改6g。继服3剂以巩固疗效。

1年后随访，此人健康。

[按语] 脾主肌肉，此方重用生薏米、生白术，健脾渗湿，舒筋活络为君；用丹参、制乳没、鸡血藤活血通络，祛瘀止痛为臣；用当归养血活血为佐；用麻黄发表疏风，引诸药直达肌腠而为使。共奏健脾渗湿、活络止痛之功。功专力宏，疗效卓著。此方每次应用，都有良效。

（邵念方.中国现代百名中医临床家丛书——邵念方 [M].北京：中国中医药出版社，2006：327-328.）

③ 薛盟（1案）

薛盟，1917年生，江苏省南通市人。主任医师。师从秦伯未、余无言、许半龙诸沪上名医，历任浙江省中医药研究所中内科负责人，《浙江中医杂志》编辑。临床擅治肾病、脑病等。

陈某，女，71岁，退休教师。1988年10月12日初诊。

患者于2个月前起自觉全身疲乏，不思饮食，继而出现41℃高热不退，咳嗽气急多痰，频发室性早搏，经收住某省级医院诊治，病情未见好转，体重由49kg降至30kg，渐呈全身瘫痪、肌肉萎缩及吞咽肌痉挛，淋巴肿大。诊断除胆囊炎胆石症外，本病结论为多发性肌炎（恶性肿瘤待排），曾用多种抗生素、先锋霉素、激素等，均罔效，1月后出院。其时体温已转为低热，上下午起伏无定。大便干结，数日未解。实验室指标：血沉降率163mm/h，肌酸磷酸激酶525U/L，乳酸脱氢酶1002U/L，谷丙转氨酶117U/L，尿肌酸3 828mg/24h。

患者出院后，因体质虚羸已极，无力转侧活动。察舌呈灰黑苔，质淡，脉沉细涩。法本"热淫风消，治以甘寒"之旨，同时又不忘清热祛邪、扶正固本。药用：

生黄芪45g，土茯苓30g，白花蛇舌草30g，天冬10g，麦冬10g，姜半夏10g，丹参15g，全瓜蒌15g，三叶青15g，北沙参15g，鱼腥草15g，鸭跖草15g。

初诊当晚，曾出现咳甚痰壅，气上冲咽，几至窒息虚脱，服第一剂药后，即转危为安。后连续服20余剂，痰咳气逆顿减，热退身安。继在益气养阴基础上，加入活血通络之品如秦艽、当归、赤芍、白芍、地龙、炮甲片、大活络丹等，最后以益肾健脾药调治巩固。目前患者已起床行走，能自行料理生活。

（史宇广，单书健. 当代名医临证精华：奇证专辑［M］.北京：古籍出版社，1992：101-102.）

◆ 4 周仲瑛（1案）

鲁某，女，16岁，1999年4月14日初诊。两下肢软弱无力2年余，曾于脑科医院确诊为多发性肌炎，予泼尼松，最大量达60mg/d。就诊时服50mg/d，5个月来多次复查，各项检查改善不显，近期检查结果为：广谱细胞角蛋白4 147U/L，谷草转氨酶119U/L，谷丙转氨酶141U/L，乳酸脱氨酶1 150U/L，均较高，症状无明显缓解。刻诊：两下肢软弱无力，举步乏力，登楼上行难以支撑，腿足末端肌肉萎缩，两手臂乏力，近3个月来形体渐胖，呈满月貌，肌肤有大量花纹，经潮正常，怕热多汗，二便尚调，苔淡黄腻，边尖红，脉濡，为湿热浸淫，脾虚气弱，气血不能灌注。方用：苍白术各15g，葛根、生薏苡仁、鸡血藤各20g，黄柏、木防己、木瓜、晚蚕沙（包）、黑料豆、土鳖虫各10g，五加皮6g，生黄芪25g，石斛、萆薢各15g，服药10个月，下肢无力明显减轻，复诊时遵原方随症加减。标象渐平时，曾加续断、淫羊藿、桑寄生等以补肝肾强筋骨，生黄芪渐加量至50g以增补气血力度，并再进活血通络之品，如炮山甲、千年健、油松节、乌梢蛇等，泼尼松递减，至7月7日已撤，患者肢体活动复常，趋向临床痊愈。

（王敬卿，顾勤.周仲瑛教授治疗痿证经验［J］.中国中医药信息杂志，2001，8（1）：77-78.）

（二）皮肌炎（30案）

◆1 曹鸣高（1案）

曹鸣高（1907—1985），江苏苏州人。主任中医师，教授，硕士研究生导师，江苏省首批名老中医。出身于六代中医世家，14岁起先后随祖父清代御医曹沧州、父亲曹甫候、伯父曹南笙等临证习医，为江苏省中医院创始人之一。擅治肺系疾病及调理脾胃，善用变法治疗心血管、神经系统、自身免疫性疾病等诸多疑难杂症。

王某，男，33岁。

初诊：1973年5月16日。

主诉及病史：低热，全身肌肉、关节游走性酸痛已逾半年，皮下有散在性结节，左小腿有红斑。血沉71mm/h。4个月前在某医院病理活检诊断为"皮肌炎"。住院期间用大量激素治疗，效果不著，渐减量，出院后来院门诊。

诊查：全身肌肉、关节游走作痛，皮下有散在性结节，左小腿红斑，均有压痛。午后低热，二便正常，舌苔薄黄，脉细弦。

辨证：风热痰瘀，痹阻营络，脉道不利。

治法：祛风清热，活血通络。

处方：威灵仙9g，左秦艽15g，虎杖根15g，乌梢蛇9g，白芥子6g，制胆南星4.5g，豨莶草9g，漏芦9g，凌霄花9g，鸡血藤15g，大生地黄15g，京赤芍9g。

二诊：上方共服15剂，激素已撤，低热未净，左手臂皮下结节消失，但右腋下又出现结节，左小腿红斑如前。关节酸痛，活动后为甚，腰酸乏力。舌尖红，苔薄黄腻，脉细弦。风热入营，痰瘀阻络。再拟清热化瘀，活血通络。

处方：鸡血藤15g，紫丹参15g，全当归9g，地鳖虫4.5g，制僵蚕9g，乌梢蛇9g，海藻9g，昆布9g，夏枯草15g，杜红花9g，左秦艽15g，凌霄花9g，漏芦9g，生黄芪15g。

三诊：上方加减续服2个月，体温已正常，关节肿痛减轻，唯左膝关节及右上肢肌肉疼痛。脉细弦，苔白微腻。血沉23mm/h。营中热毒渐化，治守前方出入。

处方：全当归9g，昆布9g，凌霄花10g，紫丹参15g，海藻15g，红花9g，生黄芪15g，漏芦9g，怀牛膝9g，左秦艽12g，防己9g。

上方服20剂，全身关节肿痛已愈，皮下结节及红斑均已消失，唯两臂肌肉偶有刺痛。11月12日查血沉18mm/1h。后带原方回部队服用，信访迄今，身体健康。

[按语] 本例以全身肌肉、关节疼痛，发热，肌肤肿胀，皮下结节、红斑为主症，类似中医学的"皮痹"。曹鸣高教授认为，本案的主要病机为风邪热毒侵入营血，痰瘀络阻。故除用祛风活血、化痰软坚等药之外。为了重在清热凉血解毒，乃选用凌霄花与漏芦两药；凌霄花能清热解毒、凉血去瘀，可治"血气刺痛，疬风恶疮"，曹鸣高教授常用以配伍清热解毒、疏风通络的漏芦，治疗某些血分热毒疾患，如皮肌炎、红斑性狼疮、白塞病及部分皮肤病，有一定效果。秦艽有苦泄辛散、祛风除湿、和血舒筋、退骨蒸潮热之功，且祛风湿而不伤阴，故古人谓"秦艽为风药中润剂"，此案用之尤为恰当。

（董建华，王永炎.中国现代名中医医案精华：第3集［M］.北京：人民卫生出版社，2010：162-163.）

② 查玉明（2案）

查玉明，1918年出生，辽宁新民人。辽宁省中医研究院主任医师，第一批全国老中医药专家学术经验继承工作指导老师，享受国务院特殊津贴。擅长治疗糖尿病及其并发症、心脑血管病、肾病等。

案1

李某某，男，21岁。1978年7月患带状疱疹，反复感染。低热持续3个月不解，全身无力下肢萎软，于10月初旬入院。查尿肌酸500mg，肌酐0.25g，尿检：尿蛋白阳性，红、白细胞1～3。病检确诊为皮肌炎。入院后症状逐增，肌肉无力，卧则不能翻身自起，呈瘫痪状态。口不能开，咽下困难，用胶管吸饮水汁。曾用地塞米松、环磷酰胺等药治疗，不见好转。12月邀中医会诊。

证见：患者神情苦闷，面色紫红不泽，面部有散在米粒大小丘疹，皮肤粗糙，两臂不举，指屈曲不能伸，指端皮损溃破，肢凉不温，全身肌肉瘫软，但无疼痛。舌绛苔薄，脉沉缓而细。病始于带状疱疹，感受毒邪而诱发。本病反复发作，时轻时重，缠绵日久，阴血耗损，低热不解、真气大伤所致。邪气留恋，病变逐渐加深，气血愈损。内不能灌溉脏腑，外不能充养形体，则两臂不举，指不能伸，营虚不仁，卫虚不用，全身肌肉瘫痪，口不能开。此属四肢不收、身无疼痛的风痹证。治宜调和营卫，通达阳气。选用黄芪五物汤加减：生黄芪50克，茯苓25克，甘草10克，桂枝7.5克，白芍15克，鸡血藤25克，红花15克，当归15克，川芎15克，豨莶草15克，防风10克，生姜12片，大枣7枚。服药20余剂。阳气渐复，气血复生，内脏得以滋养，外形得以濡润。痹通邪微，故能翻身坐起，尚能下床活动，但步履维艰，不能蹲起。两臂略举，口开咽下顺利，诸症显著改善，仍宗前方加首乌15g继服。查尿肌酸182mg，明显恢复，尿检无异常所见。但见面皮脱屑、头面发痒、毛发稀疏、眉毛脱落，指关节压痛，筋脉拘紧，伸屈不利，下肢踝部水肿，脉缓兼涩象。前用益气通阳法，诸证症解。但病久正虚，邪从湿化，羁留关节则痛，湿郁则肿；气血俱虚。肌肤失濡，则皮燥脱屑，眉脱发落；风胜则痒。治宜和血养营，散风燥湿。选用四物、消风散化裁：当归15g，川芎10g，赤芍15g，生地25g，僵蚕10g，蝉蜕15g，黄柏15g，苍术15g，蒺藜15g，首乌15g，白鲜皮25g，连翘25g，甘草10g。续服30余剂，关节肿痛消除，手指伸屈自如，皮痒消退。诸症明显改善。查尿肌酸104mg，面部尚存米粒大小散在丘疹，指端可见坏死后瘢痕。颈部皮色见黑，色素沉着。由于病发经年，气血两虚，精营耗损，肌肤失养，则皮色变异、血燥风搏，续发丘疹缠绵不愈，治宜养血润燥，清营散风。仍找前方加防风10g。继服20剂，皮肤黑斑消退，四肢活动如常，病情基本缓解。随访2年诸症平复未发。

案2

佟某某，女、49岁。1975年5月患肺内感染，又兼药物过敏，反复发作两次入院。间断性发热已半年，皮肤逐渐起米粒大小丘疹，面部及手足隆起水肿，肿消则皮痒，皮肤呈黑褐色。眉发脱落，形体消瘦，活动困难数年，坐卧需家人护理，头俯不能抬，吞咽困难。全身肌肉酸痛，症状逐渐剧增。经某院腓肠肌病检，确诊为皮肌炎，经治不效于1979年10月初来中医就诊。

症见皮色黑褐，鼻部及两颊有散在色素黑斑，眼围发青，目胞水肿、口轮及上下唇肌肉萎缩，皱褶深纹显见。眉发稀疏，手指肿胀皮色变青，四肢厥凉，形体羸瘦，神疲乏力，气少懒言。病始于温邪外受，内损阴营，又罹药毒克伐正气，气血两伤。血不华色、皮肤变黑；筋肌失养，形体消瘦；营卫失和，丘疹屡发；病深数载，精气被夺，肌肉消削，全身瘫软不起，头俯不举，咽下困难；邪气侵凌、低热不解，肌痛增剧，日久阳气逐衰，无以温煦皮毛，眉发枯槁，不荣而落。阴胜则寒，畏寒肢凉；阳微血滞，则指趾肿胀色青。此属皮痹、肌痹证。治宜扶正益气，通阳为先。用以黄芪五物汤加减：生黄芪50g，桂枝7.5g，白芍15g，炙甘草10g，当归15g，红花10g，鸡血藤25g，白鲜皮25g，僵蚕15g，细辛5g，苍术

15g，山药25g，大枣7枚，生姜15片。服药30剂，体力逐增。口唇肌萎渐复，面色略转，指肿消失，诸证明显好转。尚感指端麻木，疲倦乏力，食少纳减、便稀、易感。此系正虚未复、寒邪留恋，脾气不升，无能与胃行其津液也。治以益气温阳为主，采用四君子汤、二仙汤化裁：党参25g，茯苓25g，白术15g，甘草10g，仙茅10g，仙灵脾15g，升麻7.5g，柴胡10g，生黄芪35g，防风10g，苍术15g，砂仁7.5g。服药12剂，食欲增进，大便调整，诸证改善。但四肢仍欠温，指趾虚肿，腰膝酸痛。此为阳衰不达，阴寒血涩。治以温阳法寒，益血复脉。拟当归四逆、乌头汤化裁：当归15g，桂枝7.5g，细辛5g，通草5g，白芍15g，川乌5g，麻黄7.5g，生黄芪35g，甘草10g，红花15g，鸡血藤25g，大枣7枚。9剂药尽，阳气复，寒邪去，手足温和，腰脊痛除。但久病情营耗损，气虚血涩，面部黑斑显露色素沉着。血虚风搏，皮燥发痒，眉疏发落。治宜养血润燥，清营散风，拟荆防四物、消风散化裁：当归15g，川芎10g，生地15g，赤芍15g，荆芥10g，防风10g，僵蚕15g，蝉蜕15g，蒺藜15g，连翘25g，苍术15g，细辛5g，甘草10g。继用15剂，色素黑斑消退，面色转润，眉发复生，体力渐复，食欲增进，诸症平复。肝功亦恢复正常，病变基本控制。随访3年，病情稳定。

[体会]通过两例重症皮肌炎，审证求因，辨证用药。采取立法四则，收效满意。①温阳益气，扶正起衰；选黄芪五物、二仙汤化裁。经云："两虚相得，乃客其形"，"邪之所凑、其气必虚"。说明正虚是形成本病主要因素。故以"因其衰而彰之"也。②驱逐寒邪，温通血脉：应用当归四逆、乌头汤化裁。使阴胜血涩、四肢厥凉，得以改善。寒者温之也。③益气血，复化源：应用四君、四物汤化裁，使气复血充，内灌脏腑，外养肌肤，促进功能的恢复。虚者补，损者益之也。④调营卫，润肌肤：用以荆防四物、消风散化裁。因血虚生风，风胜血燥。使血和肌润，痛痒可止，毛发复生，瘫软可复，治风先治血，燥者润之也。

（案1及案2录自：查玉明.皮肌炎两则治验［J］.辽宁中医杂志，1985，5：20-22.）

③ 邓铁涛（2案）

案1

梁某，男，14岁，1993年2月12日初诊。

主诉：四肢无力伴疼痛触痛5个多月，面部皮肤蝶形红斑9年多。

简要病史：患者5岁时（1984年）因一次发烧后，左侧脸部近颧骨处皮肤出现一小红斑，无痛痒，未做系统治疗，后渐向鼻梁两侧额部扩展，7岁时红斑已形成蝴蝶状，前往中山二院皮肤科诊治，经血、尿等相关项目的检查排除"红斑狼疮"病变。当年回乡下生活20余天，进食清凉之品，红斑曾一度消失，后又再复发。1992年9月发烧（T 38℃）后出现四肢无力伴肌肉疼痛，登楼困难，双腿疼痛明显，1993年1月20日—2月20日入某医院诊治，经检查为皮肌炎，行激素治疗（剂量为泼尼松15mg，每日3次），症状未见改善兼见颈肌疼痛，自行出院要求中医治疗。

诊查：额面部对称性红斑，四肢肌力减弱，下蹲起立无力，需用上肢撑持帮助，伴大腿肌肉疼痛，上楼困难缓慢，需用双手攀扶楼梯扶栏。双大腿肌肉瘦削，四肢肌肉压痛，颈肌疼痛，低热，体重下降（44.5kg）。舌质嫩红，苔白厚，脉细稍数无力。实验室检查：血清抗核抗体阳性，补体C4 0.7g/L，血沉34mm/h，心电图示窦性心律不齐，肌电图示肌源性损害。

诊断：肌痹（皮肌炎）。

辨证：气阴两虚，湿热郁结肌肤，痹阻经脉。

治则：养阴益气，健脾除湿，活络透邪。

处方：青蒿10g，鳖甲（先煎）20g，地骨皮20g，太子参24g，丹皮10g，云苓15g，白术15g，知母10g，甘草6g。

2月19日复诊，患者自觉下肢活动下蹲时腿部肌肉疼痛感减轻，体力增加，能独自登上6楼，但感气促，大便由2天1行转为1天1次，额面部皮肤红斑颜色变浅。舌边嫩红，苔白稍厚，脉细、重按无力。效不更方，方中太子参、地骨皮、鳖甲用量则加至30g，白术减为12g。

3月12日再诊，经1个月的中药治疗，患者面部红斑逐渐缩小，颜色变淡，长痤疮，双臂力及下肢肌力均增强，肌痛下降，腿部肌肉复长增粗，唯下蹲稍乏力，泼尼松用量半月前由15mg每日3次减为10mg每日3次，现再减为早上10mg，中午、晚上各5mg，近4天来伴鼻塞、有痰，偶咳。舌嫩红，苔白，脉细右尺沉，左尺弱。处方：青蒿10g，鳖甲30g（先煎），地骨皮30g，知母12g，丹皮12g，云苓12g，白术10g，太子参30g，北杏10g，桔梗6g，橘络6g。

4月9日再诊，近一月来以上方加减治疗，面部红斑继续缩小近消失，肌肉复长体重比入住医院期间增加7kg，肌力增强，下蹲肌痛消失，动作较前灵便，多行不觉疲乏，泼尼松剂量逐渐减至5mg每日3次，满月脸有所消瘦，半夜易醒，口干多饮，痤疮反反复复。舌略红，苔白，脉细尺弱。处方：青蒿10g，鳖甲20g（先煎），地骨皮30g，知母12g，生地12g，丹皮10g，五爪龙30g，太子参30g，云苓12g，淮山18g，白术12g，甘草6g。

6月19日再诊，已服中药133剂，泼尼松减至每日1片，肌肉疼痛及面部红斑完全消失并无反复，四肢肌力已恢复如常，体育活动与同龄少年无异，体重53kg（符合标准体重），但面部痤疮较多，口干，做梦。近日做血、尿等有关项目检查，除血沉27mm/h外，余项未见异常。舌淡红，质嫩，苔白，脉细。处方：太子参24g，青蒿10g，鳖甲30g（先煎），地骨皮30g，生地12g，知母10g，牡丹皮10g，紫草10g，旱莲草10g，女贞子16g，甘草3g。

该患者以后的治疗一直坚持以四君子汤合青蒿鳖甲汤为基本方，或选加太子参、五爪龙以益气，选加首乌、夜交藤、楮实子以养阴，或佐以丹参、鸡血藤以活血生血。暑热天时，曾选西瓜皮、冬瓜皮、苦参、红条紫草以解暑清热，治疗痤疮、毛囊炎。服药至1994年1月1日，将激素（泼尼松）完全减停，症状完全消失并没复发，病已告愈。唯其父母恐其反反复发，让患者断断续续治疗至1996年，此期间曾做多项相关检查无异常，追踪9年病无再发。

案2

胡某，男，41岁。1981年12月4日初诊。

患者于8年前额部、眼睑、双颧出现水肿性淡紫色红斑，继而手臂掌背皮肤均出现紫红色斑片，手指压痛，肌肉酸痛，甚则躯干四肢肌痛无力，不能自持倒地，时有发热。曾在香港某医院住院检查治疗，确诊为"皮肌炎"，给予激素治疗，症状一度缓解，但激素减量后，症状反复，被迫加量服用激素。当地医院医生曾断言须终身服用激素，带病延年。病者因苦于激素的种种副作用，遂于1981年12月4日专程求治于余。

诊查：诊见全面部及手背满布淡红色红斑，手部肌肉压痛，双手握力减弱，双上肢抬举活动尚可，但觉费劲，四肢肌肉时觉酸痛，怠倦气短，时有低热，舌质黯嫩有齿印，苔白，脉弦滑细，略数。

辨证：气血亏虚，肌肤失养，阴虚内热。

治法：益气养血，濡养肌肤，佐以养阴清热。

处方：北芪20g，五爪龙30g，鸡血藤30g，云苓15g，白术15g，山药15g，丹参15g，甘草6g，旱莲草12g，女贞子12g。

嘱显效后将激素逐渐减量。

二诊：1982年1月8日。服上方药34剂，红斑逐渐消退，面部红斑已局限于前额及双颧，双手掌指关节略红，无触痛，肌痛消失，双手有力，已无倒地现象。舌质黯嫩，苔白，脉弦略数。初见成效，药已对证，治守前法。按上方白术减至12g，丹参增至20g。

三诊：4月2日。跟上方药至今，红斑完全消失，唯尚有少许色素沉着，肌力已增，活动自如，无肌痛及触痛，自觉良好。泼尼松已减至每日5mg。舌质淡红，舌边有齿印，苔薄白，脉细，寸尺弱。按二诊方加地骨皮12g，每晚加服六味地黄丸12g。并嘱继续减少激素用量。

患者坚持用上方治疗至1982年底，并于1982年10月底停用激素，病情稳定，未见反复。1983年至1984年间均按益气养阴活血之治疗原则，并以二诊处方为基本方加减论治。以每周服药二三剂至一二剂以巩固疗效。

1985年8月来访，自述已停用激素2年余，自觉一切良好，曾再到香港某医院复查，血、尿均告正常。观其面色正常，无红斑及色素沉着，四肢活动自如，无肌痛及触痛，肌力如常人，病已基本告愈。为巩固疗效计，仍需间断服药。

处方：五爪龙30g，黄芪15g，丹参15g，旱莲草15g，鳖甲30g（先煎），山药15g，太子参30g，北沙参18g，女贞子15g，百合18g，丹皮12g，甘草6g。

嘱其根据情况每月服药数剂以为调养之用。

（案1至案2录自：邱仕君等.邓铁涛医案与研究［M］.北京：人民卫生出版社，2011：60-63.）

◆4 董廷瑶（1案）

董廷瑶（1903—2000），浙江鄞县人。第一批全国老中医药专家学术经验继承工作指导老师，享受国务院政府特殊津贴。当代中医儿科大家。擅治小儿热病、痧、疳、惊、痫以及腹泻、哮喘等常见病，尤其对各种疑难杂症，精于辨证论治，选用验方、内服外治相配合，皆有显效。

单某，女，8岁。

1990年3月8日初诊。

1988年因上感发热起，继则面部周身皮疹鲜红，乏力明显，下蹲及抬臂均感困难，肌痛，握力差，呈进行性加剧，经常发热。某市级医院体检发现浅表淋巴结多处可及，红细胞沉降率34mm/h，血红蛋白10g/L，白细胞9.5×10^9/L，中性粒细胞80%，淋巴细胞16%，嗜酸细胞4%，乳酸脱氢酶835U/L，肌酸磷酸激酶148U/L，抗核抗体阴性，乙肝抗原抗体全套阴性，狼疮细胞未找到。观面部、肘部红斑明显，下肢网状青斑，指背关节处淡红斑。确诊为皮肌炎。予口服泼尼松5mg，日4次、维生素E、复合维生素B、氯化钾等治疗。

病史：皮肌炎2年。红疹遍身密布，皮肤热灼，上下眼睑红肿，肌痛，乏力明显，双下肢下蹲及起立困难，不能上楼，舌边尖红，苔薄而干，脉细带数。风热邪袭化火，体弱阴精不足，热入营血发为斑疹。先拟清肺泻火，养阴凉营。处方：银花9g，连翘9g，桑白皮9g，地骨皮9g，大生地12g，女贞子9g，旱莲草9g，甘草3g，丹皮9g，夏枯草10g，青蒿9g，白薇6g。7剂。

二诊（4月19日）：上方加减服已月余，肤热大减，面部蝶状红斑、周身红疹遇阳光照射后明显，肌力可，爱活动，复查肌酸磷酸激酶、乳酸脱氢酶恢复正常，但双下肢下蹲起立困难，不能上楼。大便坚硬，上法尚合，肌表邪热渐减，阴精亏耗，再拟滋阳润下，凉血清热。处方：玄参9g，麦冬9g，冬青子10g，旱莲草10g，甘草3g，地骨皮10g，大生地15g，知母6g，川石斛9g，天花粉9g。14剂。

治疗过程中，患者出现了手心烦热，颧赤盗汗，酌加乌梅、牡蛎、竹叶、丹皮等，连续服用。

三诊（8月16日）：上方为主调治4月，面赤较淡，两足稍有力，借助扶梯自能上楼，颈部、上胸皮肤潮红，复查肌酸磷酸激酶、乳酸脱氢酶均正常。下蹲、抬手、翻身仍困难，但无吞咽困难，食欲欠佳，大便偏干。泼尼松减量至12.5mg。再拟益气健脾养阴。处方：太子参9g，天麦冬各9g，冬青子10g，旱莲草10g，大生地15g，天花粉9g，乌梅6g，生首乌12g，川石斛9g，香谷芽10g。

四诊（1991年1月30日）：患者外感发热（T 38.6℃），咳嗽流涕2周，舌苔薄腻，纳呆口臭，乏力转甚，先拟辛凉疏解。处方：桑叶9g，薄荷（后下）3g，蝉衣6g，杏仁6g，象贝9g，陈皮5g，苏叶6g，甘草3g，紫菀6g，百部6g，银花9g。

五诊（3月7日）：三周前因患肺炎，用红霉素引起全身皮疹剧痒，面部红斑较明显，皮肌炎活动，增加泼尼松用量，实验室检查：乳酸脱氢酶亦高于正常，增服雷公藤总甙片。药物过敏虽经处理，仍遍身发疹，再拟清热凉血。处方：桑叶9g，竹叶9g，丹皮9g，黑山栀9g，黄芩6g，冬青子9g，旱莲草9g，荷叶10g，银花10g，连翘9g，大枣7枚。

六诊（11月14日）：清热凉血，滋养通便更替进行，血分安静，病情稳定，唯两腿关节痠痛无力，激素递减，直至停服激素。近因考试过劳又感肢体乏力，面斑又赤，眼睑红，口渴咽干，大便艰行，血白细胞偏低，血红蛋白9.8g/L，病情复杂，深入血分。再拟清养和血。处方：

生地30g，麦冬9g，花粉9g，玉竹9g，知母9g，丹皮9g，冬青子10g，旱莲草10g，鸡血藤15g，忍冬藤30g，粳米30g（包）。

七诊（1992年3月12日）：上方（加珠儿参9g，玄参9g）调治，验血基本正常，苔薄润、胃纳可，大便调，唯两腿"O"形，腿力尚弱，虽能登楼，易觉乏力。再拟培补肝肾，和血舒筋。处方：

生地30g，当归9g，天花粉9g，赤白芍各9g，冬青子9g，旱莲草9g，宣木瓜9g，怀牛膝10壳，狗脊9g，黑芝麻10g。

[按语] 皮肌炎是慢性结缔组织病，以广泛性血管炎为主要病理变化，皮肤肌肉症状为主，起病缓慢，常有轻度发热，皮疹遍布，面部红斑涉及上下眼睑；肌痛肌无力，上楼困难，不能蹲下，病程久则坐立翻身均困难，严重的累及咽下肌、呼吸肌，导致吞咽困难、呼吸困难而危及生命。应用激素治疗反应良好，部分患儿可恢复正常，但须服激素2年以上，且易复发；部分患儿有皮肤及胃肠道溃疡，对激素治疗反应就差；有的甚至无效。一般于5年后转入静止状态，多数患儿由于肌无力而残废。故家长在应用激素的同时，求治于中医中药。

中医古籍并无皮肌炎的病名，可归属于"血热发斑""阳毒发斑"等范畴。一般辨证分为热毒人营及气阴两虚型。本例患儿周身皮疹红痒热灼，面部红斑，尤以上下眼睑红肿、肌痛、肌无力明显，脉苔合参是内因阴精不足，外因风热邪袭郁而化火，邪入营血发为斑疹，热邪留滞不去，内含脏腑则肌痛肢痿。病已2年，登楼困难。经曰："五脏因肺热叶焦，发为痿躄。"肺热叶焦则清肃之气不能布行于五脏，故五脏之痿始于肺。先拟泻肺降火，清营凉血；继以益气健脾，柔肝舒筋；及滋养阴血，培补肝肾等一法按序调治，间有发热咳嗽，随诊疏解退热，化痰健脾。顽疾重证经治2年，逐步递减激素，终至停服激素8个月，虽症状略有反复，加重滋阴凉血清热之品，热清营和，诸恙递减，肌力增强，已能登楼，正常上学，血液化验正常，病情全面稳定向愈，唯足筋尚软，易觉乏力，终以滋养肝肾，舒筋和血巩固疗效。

（邓嘉成，王霞芳.董廷瑶医案［M］.上海：上海科技出版社，2003：241-246.）

⑤ 李孔定（2案）

李孔定（1926—2011），四川省蓬溪县人。第一、第二批全国名老中医药专家学术经验继承工作指导老师，四川省"首届十大名中医"，绵阳市中医院主任中医师。在五运六气、中草药、温病学及难治性结核、白癜风、肿瘤等疑难杂症治疗方面有系统研究。

案1

冯某，男，33岁。1996年2月不明原因出现咳嗽、气紧、胸闷等症，在当地医院诊为肺炎，用抗生素治疗罔效。继而出现面部发红，全身肌肉酸痛难忍，疲乏无力，吃饭、穿衣等均不能自理，入厕需家人扶抱。转成都市某医院治疗，肌活检报告为：（左上三角肌）横纹肌组织中度变性。诊为皮肌炎，经大剂量激素冲击疗法，并口服雷公藤等药物，治疗2月余，诸症好转出院。出院后一直口服泼尼松每日80mg，减量则痛不可忍。经病友介绍，于1998年9月10日来李孔定教授处诊治。症见形体臃肿，面色通红。诉全身疲软无力，行走约100米即全身肌肉疼痛，手足颤抖，欲仆不支。伴头昏胀，自觉体内蒸蒸烦热，汗出如豆，口渴喜饮，小便频数，大便溏泄，日行4~5次，舌质深红，有瘀斑，舌上满布黄厚腻苔，左脉沉弦涩，右脉弦。诊为肌痹，证属湿热内蕴，深伏血分，日久损伤脾肾。治宜清热除湿，活血透邪，补益脾肾。药用苍术、黄柏、泽泻、黄芩、丹参、小茴香、杜仲、桑寄生各30g，草果仁12g，青蒿、紫草、南沙参、黄芪、牡蛎、大枣、鸡血藤各50g。水煎服，2日1剂，忌烟酒、辛辣肥甘等，嘱泼尼松每周递减10mg。患者服上方14剂后于1998年10月8日复诊：诉疼痛乏力明显好转，泼尼松已减为20mg/d，仍潮热，上半身汗多，时感胸闷，舌脉同前。药中病，仍宗原方加减，去桑寄生、小茴香之品，加白术、鱼腥草、橘核、狗脊各30g，黄芪重用至100g，以增强补中益气除湿之功。2个月后再诊，全身及面部肿胀已消，皮色如常，体重由74kg减为62kg，精神佳，行走如常，仅上楼时感轻微肌痛乏力，泼尼松已停服。重病初愈，以扶正兼涤余邪之剂巩固疗效。药用黄芪200g，党参、白术、山药、茯苓、菟丝子各150g，丹参、鸡血藤各100g，刺五加、陈皮、黄柏各50g，砂仁、五味子、淫羊藿、甘草各30g。共为细末，每服10g，每日3次，开水调服，现工作生活均如常。

（谭亚萍.李孔定主任医师治疗皮肌炎经验［J］.中医函授通讯，2000，19（1）：29-30.）

案2

余某，女，23岁，盐亭县农民。1996年1月13日初诊。患者3个月前因田间劳累后出现四肢软弱无力，颈腰部僵硬不能转侧，面部发红，肿胀。在当地医院按"红斑性狼疮"给予西药治疗，病情未缓解，并逐渐加重，行走吞咽均感困难，转市级医院治疗，曾做血生化、骨穿、肌活检等检查，确诊为"皮肌炎"，用大剂量泼尼松等药物治疗，无明显好转，而求治于业师。症见：面部肿胀，色暗紫，按之不褪色，四肢软弱，站立不稳，需要人搀扶行走，头下垂，吞咽困难，一碗稀饭需3小时才能吃完，下肢冰凉，手心潮热，大便秘结，三四日一行。舌暗红，苔白腻，脉弦细。属湿热毒邪蕴结血分，气虚血瘀，筋脉失养，治以清热解毒除湿，益气活血通络，处方：紫草50g、青蒿50g、连翘30g、淡竹叶12g、苍术15g、黄柏15g、薏苡仁30g、红花12g、鸡血藤30g、黄芪50g、盐附片15g、郁李仁12g、枳壳15g。水煎服，2日1剂。

服此方5剂，患者吞咽较前改善，每餐约1小时，下肢转温，大便转正常，手心潮热除。舌暗红，苔转薄黄，脉沉细微数。前方去苍术、黄柏、附片、郁李仁、连翘、淡竹叶，加太子参30g、茯苓30g、白术30g，继进5剂。

患者药后面肿减轻，紫斑变浅，已能行走，进食如常。唯睡眠欠佳，舌红，苔薄黄少津，脉弦。于2诊方中加女贞子30g、菟丝子30g、牡蛎30g、滋补肾阴，重镇安神，继服10剂，除面部微暗红自觉干涩外，已经无其他不适。复查肌活检、尿肌酸均已正常。处方：沙参30g、白术15g、茯苓15g、山药30g、丹参30g、女贞子30g、紫草30g、鸡血藤30g、黄芪50g、枳壳15g、甘草12g，水煎服，调理善后。随访至今未复发。

（沈其霖，李正荣.李孔定教授治疗皮肌炎经验［J］.成都中医药大学学报，2006，29（3）：31-33.）

⑥ 李文瑞（1案）

> 李文瑞，1927年出生，黑龙江省呼兰县人。北京医院主任医师。第一批全国老中医药专家学术经验继承工作指导老师，享受国务院特殊津贴。擅治糖尿病、甲状腺机能减退症、男子病、肾脏疾病、消化系疾病、心脑血管病及老年病等。

左某，女，34岁。1991年9月5日因双膝关节疼痛并面部、双手皮疹1年余入院。入院时诉双手指关节伸侧脱屑、瘙痒，局部发热发胀，双手晨起发僵，活动后数秒钟后便可消失，双上肢抬举无力，双膝关节疼痛难以下蹲，行走及上下楼梯时加重，平时无不适感觉。既往体健，无家族史。检查：体温36.8℃，脉搏90次/分，呼吸18次/分，血压130/90mmHg。面部可见以双眼及鼻窦为中心的水肿性、高出皮肤、颜色稍红于周围皮肤的皮疹，表面无明显脱屑，边界不清楚。心肺正常，肝脾未触及。双手见以指关节伸侧为中心的皮损、脱屑，左手中指远端向尺侧弯曲，右小指、中指关节伸直障碍，双膝关节无肿胀。舌边有齿痕、质淡红、苔薄白，脉细数。实验室心肌酶谱检查：天冬氨酸氨基转移酶（AST）54U/L，肌酸激酶（CK）960U/L，乳酸脱氢酶（LDH）1 068U/L，α-羟丁酸脱氢酶（HBDH）657U/L。肌电图、肌活检报告均符合肌原性改变。西医诊断为皮肌炎，属中医痹证范畴。

入院后，初辨为风湿热侵、脉络闭阻之证。治以祛风除湿，清热通痹。方拟麻杏薏甘合宣痹汤加减，并与雷公藤多苷10mg，每日3次；后增至20mg，每日3次。治疗3周，未见明显好转。患者时觉面部午后潮热。李文瑞教授查房指出，证属顽疾，系脾肾两虚，瘀阻血脉所致。治以温补脾肾，活血通痹。处方：生黄芪45g，丹皮30g，云茯苓30g，泽泻10g，生熟地各13g，山萸肉13g，黄精30g，龟版30g，当归10g，生杜仲15g，秦艽10g，牛膝10g，巴戟天15g；并将雷公藤多苷加至20mg，每日4次。

3周后，患者症状明显缓解，双手及面部皮疹消失，双膝下蹲起立自如；但血清酶谱改变不明显。李文瑞认为活血之力不够，嘱加用川芎嗪200mg入250mL生理盐水中静脉点滴，每日1次。用药28天后，症状和体征基本消失。12月16日复查心肌酶谱：AST 20U/L，CK 330U/L，LDH 420U/L，HBDH 210/U/L，肌电图检查也基本正常，遂于12月20日出院。出院后3~6个月随访，来信告之未复发。

［按语］皮肌炎属免疫性疾病，西医只能用激素治疗，但副作用较大。老师认为本例患者中医辨证属脾肾两虚、瘀阻血脉所致。治以温补脾肾，活血通痹。温补脾肾可提高免疫功能，活血通痹可改善微循环，从而达到治愈之效。

（米逸颖，李秋贵，贾太平，等.李文瑞治疗疑难病症5则［J］.中医杂志，1997，38（3）：150-151.）

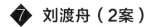

7 刘渡舟（2案）

刘渡舟（1917—2001），辽宁省营口市人。北京中医药大学教授，博士研究生导师，第一批全国老中医药专家学术经验继承工作指导老师。当代伤寒大家，着力于《伤寒论》的研究。强调六经的实质是经络，重视六经病提纲证的作用，临床辨证善抓主证，并擅长用经方治病。

案1

患者，女，42岁。该患者于1年前，突然感到左侧颜面部痒痛，局部潮红，其后渐次扩散到颈胸部和上肢内侧，经当地多方治疗无效，近来因病情加重，故来京诊治，于1月下旬，在北京市建筑公司医院作局部病检，确诊为"皮肌炎"，遂用大剂量青霉素、链霉素等未效2月28日来我堂就诊。患者自述近来颜面及胸部瘙痒极甚，颜面潮红如醉酒状，且伴心烦失眠，口干口渴，后额部强直活动受限，下肢水肿，小便不利，舌质淡红，舌苔薄白，脉浮而略微。根据上述验证，刘渡舟教授诊为：风邪化热，稽留营卫。遂处桂枝麻黄各半汤加减。处方：麻黄6g，桂枝9g，杏仁6g，白芍9g，炙甘草4g，大枣5枚，生姜9g，白术4g，3付水煎服。

二诊（1987年3月4日）：自述服上药后，周身有微汗出，其后痒顿减，望其颜面及胸部潮红之色亦减，颈部活动左右自如，其脉仍有浮缓之象，刘老认为：此虽小邪已去，但营卫不谐，故又处方：桂枝10g，白芍10g，炙甘草6g，大枣12枚，生姜10g，3付。并嘱其药后吃热粥，温复令取微汗。

三诊（1987年3月11日）：服上药后，周身热，汗出，颜面部及胸部潮红已消，瘙痒亦止，唯有心中微烦口干眼赤之状，刘渡舟教授令服桂枝越婢一汤：桂枝9g，麻黄2g，白芍9g，生石膏15g，炙甘草4g，大枣5枚，生姜9g，滑石6g。

三剂尽而诸症若央。其病告愈。

（陈宝明.刘渡舟教授治验案例之一［J］.大同医学专科学校学报，2000，3：34.）

（陈宝明.刘渡舟教授治验案例之一［J］.大同医学专科学校学报，2000，3：34.）

案2

陈某某，女，36岁。1993年6月2日初诊。患者1年前因高热，全身不适，眼睑皮疹，下肢肌肉剧痛无力，某医院诊为"急性皮肌炎"收入住院，经治疗肌肉疼痛基本痊愈。但出院后，每日低热不止，体温在37～38℃之间波动，胸胁满闷，心烦，夜寐不安，身体虚羸，频频外感。舌边尖红，苔白，脉弦。证属少阳气郁发热之证，治当疏肝解郁，本"火郁达之"之义。

处方：柴胡16g，黄芩10g，半夏12g，生姜10g，党参10g，炙甘草10g，大枣7枚，当归15g，白芍15g。

共服7剂，热退身爽，诸症亦安。

［按语］本案断为"气郁发热"，其辨证眼目有二：一是胸胁满闷，心烦不寐，此为少阳枢机不利，气郁不疏之象；二是舌边尖红，脉弦。低热不退又为肝胆之郁热不得宣畅之所致。治疗这种发热，既不能滋阴壮水以稍阳光，也不能苦寒直折以泻壮火，唯宗《黄帝内经》"火郁发之"，"木郁达之"之旨，以疏达发散郁火为法，投小柴胡汤治疗，本方为治气郁发热之代表方剂，因久病之后，发热不止，必伤阴血，故加当归、白芍以养血滋阴，兼柔肝气。

（陈明，刘燕华，李方.刘渡舟验案精选［M］.北京：学苑出版社，2006：11.）

（陈明，刘燕华，李方.刘渡舟验案精选［M］.北京：学苑出版社，2006：11.）

⑧ 刘亚娴（1案）

刘亚娴，1944年出生，河北霸州人。河北医科大学主任医师，享受国务院特殊津贴，2017年获获"全国名中医"称号。擅长中药治疗慢性肝炎、肠胃病、心肌炎、小儿热病、妇科病、肿瘤等疑难病症。

弓某，女，57岁，已婚，工人。1992年1月11日初诊。

主诉及病史：患者于2年前因右乳癌行扩大根治术，术后化疗2个疗程，入院前8个月又因宫颈癌行子宫切除术。近5个月来，出现皮肤泛发性片状红斑伴瘙痒，四肢无力，曾以息斯敏、赛庚啶治疗无效，于1991年11月23日收入院。入院时而及眼睑红肿，躯干四肢散在大小不等，形状不一的片状斑，有细薄鳞屑及抓痕，经查谷丙转氨酶、尿肌酸、肌电图及病理检查，确认为皮肌炎，即予激素、免疫抑制剂、抗生素、转移因子、消炎痛等药物治疗，皮损有所减轻。1992年1月6日患者开始出现吞咽困难且逐渐加重，不能进食，可饮水，经西药治疗症状不减，考虑为吞咽肌炎症，麻痹无力，认为状况不佳，家属惶恐，遂请中医会诊。

诊查：患者吞咽困难且无食欲，口干渴，躯干四肢散在片状红斑及米粒大小丘疹，身痒，乏力，不能下床活动且懒于转动体位，自觉有难以维持之感，脉滑，舌淡红嫩苔白。

辨证：血虚不足，经络失荣，胃阴虚损，气机失畅。

治法：养血疏络止痒，以治原发病，养胃阴开气机以缓噎塞。

处方：麦冬15g，清半夏10g，沙参15g，生山药15g，鸡内金10g，威灵仙10g，当归10g，蝉衣10g，生甘草10g，桔梗10g。嘱水煎煮沸20分钟，2次煎后共得药汁300mL左右，分3～4次缓缓服之，每日服药1剂。

二诊：1992年1月17日，服上方6剂后，食欲大开，咽下通顺，仍疲乏无力，不能下床活动，躯干四肢皮损未退，但瘙痒减轻，继服原方。

三诊：1992年1月30日，原方继服13剂，饮食如常，口渴亦减轻，且乏力明显减轻，可扶持下床活动，躯干四肢皮损大部分消退，仍有散在片状红斑及小丘疹，偶有轻微瘙痒。2月10日及2月26日复诊情况良好，饮食吞咽如常人，活动增加，唯皮损尚未完全消退，仍以原方巩固治之。

［按语］本例皮肌炎，据证分析乃血虚不足，经络失荣，此为本也；而现吞咽困难，不能进食乃胃阴虚损，气机失畅所致，又为当务之急也。故当急开噎塞以治其标，方以麦门冬汤益胃阴而启纳谷，威灵仙开噎塞而调气机，其疗效之好确属未料。再者，有言脾虚不运或气虚血弱无风寒湿邪者忌服威灵仙，以本例观之，在辨证基础上加用威灵仙，似可不拘上说。

（王永炎，陶广正.中国现代名中医医案精华：第5集［M］.北京：人民卫生出版社，2010：434-435.）

⑨ 娄多峰（1案）

娄多峰，1929年出生。河南中医学院教授，第一批全国老中医药专家学术经验继承工作指导老师。从事风湿病临床研究，创立的中医风湿病"虚邪瘀学说"，临床擅治风湿病。

毛某，女，45岁。1991年4月6日入院。患者四肢重困憋胀疼痛，抬举无力7年，上眼睑紫红水肿性斑4年，病呈持续性波浪式进展，近半年尤甚，久治罔效。检查：面部、四肢皮肤轻度水肿，按之即起，上眼睑紫红斑，眼眶周围水肿，肢体抬举无力，梳头困难，步态蹒跚。脉弦滑，舌淡胖苔腻微黄。谷草转氨酶90U，尿肌酸40mg/24h，肌电图证实为肌源性疾病。未发现癌肿及狼疮细胞。诊为皮肌炎湿滞肌肤证。治如上法，处方：茯苓30g，柴胡6g，苍术、萆薢、木瓜、丹参各15g，青皮、陈皮、香附、地龙、防己各12g，桔梗6g。水煎服。6剂身感轻松，胀痛减；继20剂，沉困憋胀疼痛，水肿消失，眼睑红斑若无，谷草转氨酶降至40U以下，尿肌酸10.8mg/24h，肌电图复查示皮肌炎恢复期，稍加减再10剂巩固，追访1年未发作。

（娄高峰，娄玉铃.中药理气除湿法为主治疗皮肌炎［J］.中医研究，1993，6（2）：39-40.）

◆10 王乐匋（1案）

王乐匋（1921—1998），安徽歙县人。安徽中医学院教授。第一批全国老中医药专家学术经验继承工作指导老师。

赵某，男，53岁，1991年9月14日初诊。患者诊断为皮肌炎，时或关节疼痛，时有咳逆，舌质干腻而糙，苔灰黄，脉弦细而濡。姑予疏风逐湿，和络通髓。

处方：归须20g，土茯苓20g，炒赤芍20g，木防己20g，制苍术6g，冬瓜子20g，西秦艽20g，片姜黄10g，鸡血藤30g，防风6g，鹿衔草12g，酒炒桑枝18g，全蜈蚣（研、分吞）1条，全蝎（研、分吞）4g，7剂，水煎服。

9月21日二诊：皮肌炎，时或关节疼痛，呈对称性皮肤损害，舌质干腻渐退，脉弦细而濡再拟疏风逐湿，宣络蠲痹。处方：归须10g，片姜黄10g，炒赤芍10g，鹿衔草10g，制苍术6g，藏红花10g，土茯苓20g，络石藤15g，防风己各10g，川草薢12g，连皮苓15g，乌梢蛇（研、分吞）4g，全蝎（研、分吞）4g，酒炒桑枝18g，鸡血藤30g，全蜈蚣2条，7剂，水煎服。

9月28日三诊：舌质干腻之象，大见减退，然根部未尽，脉弦细而濡，时仍关节疼痛。皮肌炎已有退势，拟再祛湿疏风而和络髓。处方：归须10g，鸡血藤30g，炒赤芍10g，络石藤15g，制苍术6g，木防己10g，海桐皮12g，川草薢12g，茯苓10g，全蜈蚣（研、分吞）2条，连皮苓15g，乌梢蛇（研、分吞）4g，瓜子皮各10g，全蝎（研、分吞）4g，片子姜黄10g，威灵仙10g，7剂，水煎服。

10月5日四诊：证药相合，拟疏风逐湿而和络髓。处方：归须10g，木防己10g，炒赤芍10g，川草薢12g，土茯苓20g，威灵仙10g，片姜黄10g，全蜈蚣（研、分吞）2条，制川朴4.5g，乌梢蛇（研、分吞）4g，鸡血藤30g，连皮苓18g，制苍术10g，全蝎（研、分吞）4g，7剂，水煎服。

10月12日五诊：舌苔干腻已退净，脉来经细而濡、关节疼痛已缓，再祛湿疏风，而增以益气之剂。处方：生黄芪20g，片姜黄10g，当归10g，络石藤15g，炒赤芍10g，全蜈蚣（研、分吞）2条，制苍术6g，木防己10g，川桂枝6g，淡姜衣6g，鸡血藤30g，乌梢蛇（研，分吞）4g，土茯苓20g，威灵仙12g，连皮苓18g，全蝎（研分吞）4g，7剂，水煎服。

［按语］皮肌炎（免疫性疾病），王乐匋教授辨证为血分湿热，经治症情大为缓解。治法以活血凉血、化湿利湿、祛风通络，再以虫蚁搜列入络之邪，而增以黄芪益气以善其后。

（王键.中国现代百名中医临床家丛书——王乐匋［M］.北京：中国中医药出版社，2009：109-110.）

⑪ 魏龙骧（1案）

魏龙骧（1911—1992），河北东光人。北京医院中医科主任医师，第一批全国老中医药专家学术经验继承工作指导老师。擅治临床各科，多以经方加减奏效。

李某某，女，17岁，学生。1962年2月8日起病，始则头痛发热，伴见心悸，作感冒论治，2周后热未解，继作风湿热治疗，又怀疑"甲亢"，服碘剂未效。于4月5日住院。其主要症状：低热身痛，腰痛，行走乏力，血压偏高，心率偏快，采用大量抗生素、抗风湿药治疗未效，1周后出现高烧，最高时达41℃，腰部剧痛不能直立行走。化验室检查：尿蛋白（++），可见肉眼血尿。又作肾盂肾炎治，但效果仍不显著，体温时高时低，于1963年7月在首都某医院经多方检查后，诊为"皮肌炎"，乃用激素治疗，但不规则的高热时有发作，余恙未见减轻，于1965年5月11日求治于魏龙骧教授。

证见：腰部疼痛，不能直立、弯曲，四肢烦疼，步履艰难，身热，午后尤甚（T 39.8℃），舌尖微赤、苔灰白，脉数。病延三载余，殊属顽缠，先从风湿痹着论治，予麻杏苡甘汤加石膏以消息之。并嘱停服激素。药后平平，身热、肢痛、腰痛未见减轻。推究病机，非风湿阻于经脉，热邪留恋气分，故上方未能获效也，转予凉营清热法。处方：犀角（先煎）6g，干地黄18g，玄参12g，麦冬9g，赤芍9g，5剂。服上方后身热开始下降，乃予原方加丹皮6g，白薇9g，知母6g，金银花9g，紫草茸6g，红花6g，甘草6g，7剂。并配合服用六味地黄丸。药后体温下降至37.8℃，腰痛、肌痛亦见缓和，唯食欲不佳，脉沉弱而数、尺部尤弱，舌淡嫩、苔薄，时有恶寒肢冷之象，宜予凉营散瘀方中，参入益肾通阳之品。处方：犀角（先煎）9g，干地黄30g，玄参15g，麦冬6g，丹皮9g，甘草6g，紫草9g，红花6g，地龙9g，巴戟天9g，川断9g，4剂。药后体温基本稳定，腰痛大减，唯午后时见低热，遂于上方去犀角加银柴胡3g，青蒿6g，鳖甲12g，服10剂，午后低热挫减，但腰部、肌肉疼痛仍作，食欲不振，大便溏薄。系久病脾肾阴阳两虚，拟补益脾肾，两调阴阳。处方：干地黄30g，麦冬9g，茯苓9g，白术9g，巴戟天9g，金狗脊12g，川附片6g，怀山药30g，甘草6g，6剂。药后病情进一步好转，以后用药，益气和营，取黄芪、党参、桂枝、白芍、生姜、大枣；补血养血，取当归、干地黄；凉营散瘀，取赤芍、丹皮、桃仁、红花；益肾壮腰，取续断、桑寄生、狗脊、巴戟天。因证发药，计治疗4月余，体温正常，腰痛消失，举步自如，于1965年9月，回学校复课。其后曾以下方巩固治疗：干地黄15g，山药15g，巴戟天12g，菟丝子9g，狗脊片12g，黄芪30g，桃仁3g，红花3g，川断9g，萆薢9g，坚持服30剂，身体完全康复，34岁结婚，得一子。追访20年，身体一直健康。

[按语]现代医学认为，皮肌炎属结缔组织疾病，其发病原因可能与自身免疫有关。从中医学的角度看，一般认为属于"虚劳"范畴。但虚劳包括的范围甚广，皮肌炎的临床表现也相当复杂，必须精心辨证，立法用药，方能切中病机。就此案的发病来说，身痛、腰痛，似属经脉痹闭之证；行走乏力，则提示正气虚衰；不规则的发热，乃热邪深伏、正邪纷争的反应。至其出现腰部剧痛，尿蛋白和肉眼血尿，则肾虚络痹、热伏营分

之象已著。证象虚实错综，用药自属棘手。观魏龙骧教授处方，起初从午后热甚、四肢烦疼着眼，予麻黄杏仁薏苡甘草汤加石膏治之，此汤仲景原治"病者一身尽疼，发热，日晡所剧者"之风湿病，可望风湿之邪从表而解，加用石膏，则冀热邪从里而清。无奈邪热深伏营分，此汤不能鼓营中之邪外达，故投之不效。二诊投犀角地黄汤出入后，病势即获逆转，盖赖其清营泄热之力也。此案用药，尚有下列特色，可供揣摩。其一，凉营与养阴、散瘀兼行。热伏营中，既可迫血妄行，而津液耗损，又可致瘀。身痛为瘀滞之象，腰部剧痛，尤为肾虚络瘀之征。养阴可复亏损之阴液，散瘀既可促邪热清泄，又能宣通痹闭。案中养阴多取玄参、麦冬等品；散瘀则取赤芍、丹皮、桃仁、红花之属。其二，燮理阴阳，毋使偏胜。此案病情减轻后，一度出现食欲不振、大便溏薄，及时采用脾肾阴阳两调之法，以地、冬与术、附同用，即体现了这一学术思想。综观全案，不规则的高热退后，在凉营散瘀方中，常配合巴戟天、川断、狗脊等品，其意即在阴阳两调。上述诸药，有益肾而壮奇脉的作用。巴戟天温而不燥，与桂、附刚愎有间。此证阴伤于前，阳不足于后，故应尽量少用温燥阳药，这是魏龙骧教授选药的精到处。

（朱步先.魏龙骧治验选议［J］.北京中医杂志，1989，1：5-7.）

12 翁维良（1案）

郁某，男，46岁，干部。1998年10月25日初诊，患者三个多月来面部皮肤水肿，并有淡紫色斑，肌肉酸痛，全身无力，曾去某医院查尿肌酸增高，血磷酸肌酸激酶、乳酸脱氢酶增高，诊断为皮肌炎，要服激素而患者不愿接受而未治疗。目前面部颊、前额均有水肿性淡紫色斑，按之疼痛，并有全身肌肉酸痛，疲乏无力，腰酸腿痛，怕风怕冷，食纳不香，脉沉弦，舌苔白，舌质暗红。中医诊断：肌痹。治宜：健脾利湿，祛风散寒，活血通络。处方：生黄芪20g，桂枝12g，川牛膝、羌独活、威灵仙各

15g，汉防己20g，苍白术各12g，海桐皮、海风藤、穿山龙各15g，生甘草10g，乌蛇肉20g，全蝎粉（分冲）3g。

二诊：上方服6剂，肌肉痛稍有好转，但仍感四肢无力，腰腹背痛，怕风肢冷，脉沉弦，舌苔白，舌质暗红。处方：前方加桃仁12g，红花15g。

三诊：连服12剂，肌肉疼痛有所减轻，面部皮肤损害有所好转，但四肢无力，仍改善不多，影响到工作，脉沉弦，舌苔白，舌质暗红。调整处方：生黄芪30g，桔梗12g，川芎15g，赤芍20g，红花15g，汉防己20g，防风、甘草各10g，穿山龙、川牛膝各15g，苍白术各12g，乌蛇肉15g。另外加服华佗再造丸，每次12丸（水丸），每日2次汤剂送服。

四诊：上方连服20剂，肌肉疼痛减轻，肌力也有改善，走路比以前有力，皮损未再加重，精神食纳相应好转，脉沉弦，舌苔薄，舌质暗红。处方：黄芪20g，官桂、干姜各10g，川芎15g，赤芍20g，红花15g，汉防己20g，甘草10g，穿山龙15g，川牛膝、苍白术各12g，乌蛇肉15g。华佗再造丸每次12丸，每日2次。

五诊：又服30剂，病情尚稳定，肌肉虽有疼痛，但不重，肌力改善使患者能够恢复工作，但面部皮损仍有，比前为轻，脉舌同前，继服前方。

［按语］皮肌炎临床表现多样，病情易反复，本例按中医肌痹治疗，以健脾、补气、温阳为主要治则，配合活血化瘀，而使病情渐渐得以控制，但突出之症为肌肉痿软无力，影响日常工作，加用华佗再造丸后，此突出之症渐减。华佗再造丸常用治中风偏瘫，对肌力差者有增强肌力之功用，而对肌痿的治疗也有一定作用。

（翁维良.全国著名老中医临床经验丛书——翁维良临床经验辑要［M］.北京：中国医药科技出版社，2001：140－142.）

13 夏少农（3案）

夏少农（1918—1998），浙江德清人。教授、主任医师。中医外科名家夏墨农之子。当代中医外科大家，曾任上海曙光医院中医外科主任。享受政府特殊津贴，第一批全国老中医药专家学术经验继承工作指导老师。

案1

张某，女，16岁，学生。住院号：72/4510，门诊号：73/28860。

初诊（1972年10月5日）：眼睑、面部发疹，且伴明显乏力已1年。近日肩关节肌肉酸疼，于1972年12月至1973年4月住院确诊皮肌炎后，即逐步递减原用之激素，完全以中药治疗。检查：双侧眼睑呈窦性水肿。以眼睑为中心，面部及颈部呈艳红色斑片，颈部皮疹略呈巩状萎缩。双手握力较差，双侧上肢勉强能完全上举。化验检查：尿肌酸429.2mg/24h，其他均在正常范围。舌质淡红，苔薄润，脉细弦数。此气阴两虚，阴虚生热。治以益气、养阴、凉血。处方：生地四钱，紫草三钱，丹皮二钱，地骨皮一两，龟版五钱，鳖甲五钱，南、北沙参各三钱，麦冬三钱，黄芪四钱，党参四钱，白术三钱，山药四钱。

患者出院后门诊，以上药为主方，临诊随症加减。2年多来，肌肉酸疼消失，握力增强，上肢能完全上举，面部红色减淡，尿肌酸检查正常。

案2

姜某某，女，33岁。

初诊（1974年5月28日）：肌肉酸疼及乏力已半年余，大腿肌肉酸痛及明显乏力半年，时伴低热、头晕、纳呆。经尿肌酸化验测定（595mg/24h）后，明确诊断为皮肌炎。体检：取侧大腿近臀部，有大片边缘不清的淡紫红斑片，近端关节肌肉中度压痛，余无明显损害。舌尖微红，苔薄白，脉细而软，为气阴两亏，阴虚生热。治按益气健脾、养阴凉血。处方：黄芪四钱，党参四钱，白术、芍各三钱，当归四钱，生地四钱，龟版五钱，丹皮三钱，紫草四钱，鸡血藤一两。

患者以上方为主，随诊略有加减。至今1年余，低热已尽，四肢关节酸疼及乏力显著改善，恢复半天工作，复查尿肌酸基本正常（192.5mg/24h）。

案3

陆某某，男，40岁。

初诊（1972年6月）：面部发疹及肌肉酸痛近10年，于10年前因面部发红及肌肉酸痛，在外院诊断为皮肌炎，一直以类固醇激素治疗为主，但因仍有活动迹象，如面部水肿、乏力，两臂酸疼，故转来我院内服中药。体检：面部颧颊呈暗红，双脸浮肿，近端关节肌肉明显压痛，左上臂近肘关节有表浅黄豆大坚硬之皮下小结节。尿酸化验：386mg/24h，舌质淡红，苔薄腻，脉沉细稍数，此为气阴两虚，阴虚生热，治以益气、养阴、凉血。先后分别处方：①葎草一两，凤尾草五钱，黄芪四钱，白芍四钱，生地四钱，麦冬三钱，肥玉竹四钱，王不留行子四钱。②黄芪五钱，党参四钱，白芍四钱，龟版四钱，山药四钱，北沙参四钱，麦冬三钱，紫草二钱，丹皮二钱，川断三钱，当归三钱。

患者以上两方为主方交替使用。在内服中药治疗期间，即停服类固醇激素，经3年治疗后，面部红色减淡，肌肉酸疼渐减，尿肌酸检查正常，已恢复全天工作2年。

［按语］皮肌炎是胶原性疾患之一，是以肌肉发炎及变性引起的肌肉酸疼，软弱无力，皮肤红肿及红斑等为其主要临床表现。西医以类固醇激素治疗为主，对部分病例治疗或可暂效，但长期服用，易发生副作用。现根据中医辨证论治原则，患者极度乏力系属脾胃虚弱所致。遂考虑采用益气养阴，清热凉血为基本治法。因脾主肌肉，力水谷之海，气血之源。脾虚不能化生精微，则气血虚，则肢体筋脉失其濡养，而萎软无力。气虚血亏，复加枢机不利，壅滞内热滋生，此为阴虚生内热。热壅络脉，营卫不和，发为红斑。脉象以细、沉、数，舌质以淡红为主，均属气血俱虚，因虚而滋生内热，又壅于经络之象。故治取益气养阴，

清热凉血为法。用黄芪、党参、白术、山药健脾益气着手。脾为后天之本，气血之源泉，脾健则气血由生矣。生地、沙参、麦冬、丹皮、紫草皆为养阴清热凉血之品。热得清凉滋润之品则除，闭塞之络脉畅通，红斑也随之而退。

前后三例辨证均为气阴两虚，阴虚生热，但有偏胜之别。病例一以阴虚为主，病例二以气虚为重，病例三气血俱虚并重，经内服中药治疗，均获得较满意的疗效。

（广州中医学院《新中医》编辑室.老中医医案医话选［M］.出版社不详，1977：196-199.）

14 徐宜厚（3案）

徐宜厚，1940年生，湖北省武汉市人。主任医师，教授，第二批全国老中医药专家学术经验继承工作指导老师，享受国务院政府特殊津贴，临床擅治皮肤湿疹、荨麻疹、痤疮、银屑病、瘙痒病、血管病、结缔组织病等。

案1

曾某，女，54岁。1980年7月18日初诊。患者发热，肌肉酸痛，眼睑紫红色水肿达2月余，某院确诊：皮肌炎。口服过激素、氯喹和金刚藤糖浆等，病情未控制，由家人背来我科门诊。

检查：体温T39.5℃；下肢肌肉酸痛、软弱难以站立，双眼睑呈淡紫红包水肿；食欲不振，时有汗出，头昏，口干饮之不多；舌质绛红，苔薄黄微干，脉虚细数。血红蛋白101g/L（10.1g），红细胞3.75×10^{12}/L（375万），白细胞74×10^9/L（7 400），中性粒细胞0.76（76%），淋巴细胞0.34（34%），血沉28mm/24h；谷氨酸-丙酮酸转氨酶140U；尿肌酸2 824μmol/24h（240mg/24h）。

四诊合参，证属温热化毒，耗阴损液。治宜护脾阴以解毒，方用益胃汤加减。处方：南、北沙参各12g，石斛15g，玄参10g，生地炭、银花炭、山药各15g，红花6g，凌霄花、防风各10g，浮萍6g，丹参30g，紫草10g。20剂药后，眼睑红肿见退，色见淡，肌肉酸痛亦有减轻，在家人的帮助下，可以下床站立一会儿。此后拉原方酌加黄芪、茯苓、紫菀、玉竹、熟地、炒白芍、生薏苡仁、龟版胶、五加皮、炙甘草之类清金、补精、养血之品。先后共服180余剂，眼睑水肿消退，肌肉酸病见愈。1982年2月追访，患者已能从事轻微家务劳动。

案2

熊某，女，48岁。1983年10月29日初诊。患者因皮肌炎1973年曾在市某院住院诊治，疗效不佳，近年来，肌肉酸痛，日见加重，上肢抬举梳头困难；下肢上楼尤觉艰难，要求中医调治。

检查：眼睑呈现典型的血玉色实质性水肿，并有持续性毛细血管扩张；肢端冰冷、苍白；纳谷欠佳．或食后腹胀不适，心悸，肢软乏力；舌质淡红微胖可见齿痕，苔薄白，脉细弱无力；血红蛋白100g/L（10g），红细胞3.40×10^{12}/L（340万），白细胞6.6×10^9/L（6 600），中性粒细胞0.66（66%），淋巴细胞0.34（34%）；血沉11mm/h；血清酶正常；尿肌酸1 368μmol/24h（180mg/24h）。

综合脉症，属脾阳亏损，复遭寒湿侵袭，阻塞脉络。治宜甘温补脾，兼通脉络。选用桂枝人参汤加味，处方：桂枝6g，炙甘草、炒白术各10g，党参12g，干姜1.5g，制川、草乌各4.5g，桑寄生12g，制附片6g，路路通15g，甲珠6g，广陈皮10g，鬼箭羽12g。35剂药后，眼睑红肿、肌肉酸痛均见好转，肢末温度亦有升高趋势，纳谷略增。于原方酌加黄芪、丹参、砂仁、羌活、独活、鸡内金、炒二芽、姜半夏、佛手片、柴胡等，续服258剂，皮肤损害和全身症状俱平。患者能胜任家务劳动。

案3

吴某，女，26岁。1984年2月27日初诊。患者于1978年因发热、双眼睑暗红色水肿，肌肉酸痛等，确诊为皮肌炎。曾用过激素（泼尼松60mg/d）和中药治疗，病情一度好转。近1年来，中辍治疗，皮损和内脏兼证丛生，遂要求中医诊治。

检查：体温正常，双眼睑紫红色水肿；周身肌肉酸痛颇重，梳头困难，上楼亦感非常吃力，臑部肌肉松软无力，略有萎缩之外观；稍有活动则心慌，气喘，乏力，不耐劳作，食少乏味，睡眠欠佳；舌质淡红苔薄白。脉沉细无力、血红蛋白80g/L（8g），红细胞336×10^{12}/L（336万），白细胞10.4×10^9/L（10 400），中性粒细胞0.65（65%），淋巴细胞0.34（34%），酸性粒细胞0.01（0.1%）；血沉26mm/h；心电图正常，尿肌酸1 976μmol/24h；肌电图、病理活检均符合皮肌炎的诊断。脉证合参，证属元气虚弱，肌肤筋骨失于濡养，则萎缩失用。治宜益气填精，振萎通络法，方用还少丹加减。

处方：红参（另煎兑入）、黄芪各10g，枸杞子、熟地黄各12g，山药5g，山茱萸、茯苓、川续断各12g，炒杜仲、远志各10g，五味子6g，巴戟天12g，制附片12g（先煎15分钟），丹参15g，路路通12g。服15剂，肌肉酸痛，气短乏力略有减轻。按原方改红参为太子参30g；另据证情变化而阴加鸡内金、炒二芽、厚朴、桑寄生、陈皮、香附、白花蛇舌草、仙灵脾。再服50余剂后，肌肉酸痛见好，心慌、气短、食少等均见改善。

（徐宜厚.全国著名老中医临床经验丛生——徐宜厚皮肤临床经验辑要[M].北京：中国医药科技出版社，1998：161-164.）

◆15 张介安（1案）

张介安（1921—2004），湖北省黄陂县人。曾任湖北省武汉市中医医院儿科主任、主任医师、教授。享受国务院特殊津贴，第一批全国老中医药专家学术经验继承工作指导老师。擅治小儿疑难病症。

高某，女，6岁。1991年10月18日诊。颜面、周身皮肤胭脂色红斑半年。伴肌无力。行走不稳。曾以"皮肌炎"收住某医院用激素治疗20余天，红斑颜色变浅，四肢肌力略加强。出院不久症状复旧。来诊时见周身皮肤发斑红赤如锦纹，以面部及手掌明显。双上肢抬举困难，难以下蹲，蹲下不能站起。患儿素有纳差、口臭、腹痛、鼻头出汗、睡眠头顶汗多、身灼热、便结。舌苔厚腻、脉数细。证属食积生热，热入营阴，流注肌肤。治当消积导滞，清热凉血。药用川厚朴、茯神、鸡内金、石斛各10g，生石膏30g，赤芍、丹皮、玄参各15g，建曲、青皮各6g。药5剂后，食欲增加，头汗减少，面部红斑颜色变浅，大便日行4~5次，稀便挟黑渣，舌苔厚腻，脉数细。守方加槟榔10g，砂仁6g，以增强导滞之功。又服8剂后，躯干、手掌红斑究全消退，颜面红斑明显变浅，能缓缓蹲下和站起，大便日行4~5次，舌苔厚腻。仍拟首诊方续服。其间曾因反复出现口唇红赤，咽痛。而分别选加用过射干、牵牛子、知母、黄芩、麦冬等。服药2个月至红斑完全消退。四肢肌力恢复正常，舌苔转薄白，脉细。虽诸症消除，仍继拟扶脾养阴之剂巩固。1年后随访，未复发。

[按语] 西医目前尚无理想的方法治疗"皮肌炎"。张介安教授结合患儿素有纳差、腹痛、口臭、头顶鼻准汗多、便结、舌苔厚腻等食积之证。认为本症由食滞中热，积久生热，热蕴于胃，发于肌腠而成。诚如《诸病源候论》曰："斑毒之病，是热气入胃。而胃主肌肉，共热挟毒，蕴积于胃，毒气熏发于肌肉。"可见热蕴于胃是发斑的主要病机。张介安教授用药重在导滞清热，坚持选川厚朴、鸡内金、建曲等宽中消导之剂，并重用清胃之要药石膏。重用凉血清热之丹皮、芍药等药。使积热除而斑疹散，由于用药贴切病机，肌力亦未恢复正常。

（张绍莲.张介安儿科验案选 [J].四川中医，1993，10：41.）

16 张镜人（1案）

张镜人（1923—2009），上海人。上海市第一人民医院主任医师、中医内科专家。享受国务院特殊津贴，第一批全国老中医药专家学术经验继承工作指导老师。首届国医大师。擅治发热性疾病，而且对内科杂病及疑难疾患有丰富的辨证论治经验，特别是对临床常见的慢性萎缩性胃炎和慢性肾功能衰竭，进行了系统观察研究。

倪某，女，11岁，学生。因面部红斑伴四肢无力2月余，于1985年5月23日收住入院。实验室检查：乳酸脱氢酶962U/L，血沉42mm/h，24小时尿肌酸871mg/2400mL。诊断：皮肌炎。经多种药物对症治，氢化可的松每日200～400mg，但病情日趋加重，吞咽困难，甚至不能进食。因治疗无效，于1985年6月27日请张镜人教授会诊。查面部红斑隐约，口唇殷红，喉间痰稠，吞咽不利，四肢萎软无力，手不能抬举，足不能举步，脉细滑数，舌苔黄腻。证属肝肾亏损，热毒流传营分，筋脉失于濡养。治拟养肝益肾，和营通络，兼清瘀热。处方：炒生地15g，炒归身9g，赤白芍各9g，炙甘草3g，制首乌9g，茺蔚子9g，炒丹皮9g，香谷芽12g，怀牛膝9g，竹沥半夏9g，豨莶草15g，络石藤15g，白花蛇舌草30g，指迷茯苓丸12g（包）。7剂后症情大有好转，已能进食，手能抬举于肩上。又继服7剂，足能举步，于原方加桑枝15g、凌霄花9g，以加强和营通络、清热活血之功。经服药1个半月，病孩面部红斑减淡，两上肢能抬举到前额，自拿汤匙，能下床活动。实验室复查：血沉15mm/h，乳酸脱氢酶100U/L，24小时尿肌酸168mg/2400mL。患儿已能独自行走而不需家人搀扶来医院复诊。

（余大强.张镜人治疗顽疾重症验案三则［J］.上海中医药杂志，1987，5：8-9.）

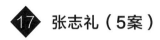

17 张志礼（5案）

张志礼（1930—2000），山西省原平人。师从皮肤科名医赵炳南。曾任北京中医医院皮肤科主任。第二批全国老中医药专家学术经验继承工作指导老师。临床擅治各种皮肤科疑难病。

案1

李某，女，43岁，1989年9月2日初诊。

病史：因近5个月面部、胸背起红斑，伴四肢肌肉疼痛无力，被诊为"皮肤炎"。给泼尼松每日60mg口服，并静注氨甲蝶呤治疗，病情不稳定。近2周受凉后突发高热，烦躁不安，胸闷气短，不能平卧，心悸多汗，全身关节肌肉疼痛，抬头，举手，下床均十分困难，自主运动基本消失，卧床不起。

诊查：体温39.1℃，急性热病容、双眼睑及其周围呈水肿性紫红色斑，头面、胸背、上臂可见类似皮损，四肢肌肉疼痛，肌力仅Rose标准5级，手足末端可见火焰状暗红斑，血象、血沉、血清酶、24小时尿肌酸排泄量均增高，抗核抗体阳性，心电图示心肌损伤。舌质红绛，苔黄厚腻，脉细数。

辨证：毒热蕴结，气血瘀滞。

治法：清营凉血解毒，理气活血通络。

处方：羚羊角粉0.6g（分冲），金银花30g，连翘15g，黄连10g，板蓝根30g，白茅根30g，败酱草30g，生地15g，丹皮15g，赤芍15g，薏苡仁30g，赤苓皮15g，延胡索10g，川楝子10g，重楼15g，白花蛇舌草30g。每日1剂水煎服。

配合应用抗生素及输液等综合疗法治疗，同时继续服用泼尼松40mg/d。

二诊：服前方7剂后体温降至37.7℃左右，精神食纳好转，肌力稍恢复，红斑变淡。嘱继服上方。

三诊：再服14剂后体温基本正常，可扶人起床活动。上方去羚羊角粉、元胡、川楝子、双花，加南北沙参各15g，女贞子30g，旱莲草15g。

续服1个月后。病情明显减轻，激素开始减量。此后以养阴益气，凉血解毒通络为法辨证加减，服药4个月，激素减至泼尼松20mg/d，肌痛显著减轻，四肢肌力接近正常。实验室检查除抗核抗体偏高外基本恢复正常。继续门诊中西医结合治疗，随访4年，病情稳定。

［按语］本案临床辨证属毒热型。毒热型多见于急性发作期。证见高热烦躁，肌肉关节疼痛无力，胸闷心悸，严重时神昏谵语，抽搐，皮损呈紫红色水肿性斑，可有瘀点瘀斑。舌质红绛，苔黄厚，脉数。实验室检查可见血清肌酶明显升高，自身抗体可为阳性。

病机为毒热之邪侵入营血，营血受扰，血热炽盛。气血两燔，则皮损突然出现；血络被伤，气血营运不畅，则见色泽紫红之红斑，肿胀；热毒之邪灼阴耗液，肌肉筋骨失其濡养，则见肌肉、关节肿痛乏力；脉数，舌红绛，苔黄等均为毒热蕴结之象。

案2

贾某，女，14岁，1982年7月15日初诊。

病史：患者于1982年4月起面部出现红斑、乏力、肌痛，在当地医院诊为"皮肌炎"。给予内服泼尼松40mg/d治疗，3个月后病情稍有好转，但仍感倦怠乏力，腰酸，纳差，四肢抬举困难。

诊查：体温37.1℃，双眼睑及周围呈暗红色水肿性红斑，上臂、肩、胸前三角区有类似皮损，但色稍淡红，四肢肌肉疼痛，手举过肩困难，双手握力差，腿不能高抬，步履艰难，手足末端发凉呈青紫色。血象、血沉、乳酸脱氢酶，肌酸磷酸激酶均升高；肝功、尿常规正常。脉细数，舌淡，苔薄白。

辨证：脾肾不足，寒湿阻络，气隔血聚。

治法：益肾健脾，温经散寒，活血通络。

处方：黄芪30g，党参15g，白术10g，茯苓15g，女贞子30g，菟丝子15g，山药10g，丹参15g，鸡血藤30g，鬼箭羽30g，乌梢蛇10g，秦艽15g，桂枝10g，白芥子15g，重楼15g，白花蛇舌草30g。

继续服用泼尼松40mg/d。

二诊：服上方14剂后，精神食纳好转，仍感乏力，续服1个月。

三诊：病情显著好转，肌痛减轻，手能举过肩，肌力仍差，实验室检查除血沉稍快外余均正常。开始减泼尼松用量，继续门诊治疗。

此例患者属临床的寒湿型。此型患者多为缓慢发病，症见病程迁延，皮肤有暗红色斑块，肿胀，全身肌肉关节疼痛酸软无力，疲乏气短舌质淡，苔薄白，脉沉缓或沉细。

［按语］此病机为营血亏虚，外感寒湿之邪，寒凝气滞，气血瘀阻，痹阻于肌肉、筋骨、关节而有肌肉酸痛无力；寒湿之邪留于肌腠，滞于脉络，血脉不和，则见皮肤暗红色斑块、肿胀；寒湿外侵肌肤，内困脾肾，脾肾阳虚，故气短乏力，舌淡、苔薄白，脉沉细而缓，均为一派寒湿之象。

案3

黄某，男，54岁，1999年6月14日初诊。

病史：患者5年前开始双耳后瘙痒，起红斑，渐发展至整个头皮、额部、眼睑、胸前V型区，腰背部及双大腿。伴四肢、头颈部肌肉疼痛。于外院诊为"皮肌炎"，予泼尼松60mg/d口服，病情可控制。但激素减量至30mg/d时病情又加重。患者病情反复发作。近日来肌肉无力加重，抬头困难，吞咽困难。

诊查：额部、双眼睑、胸前三角区出紫红色斑，腰背部可见类似红斑，甲周红斑明显。肌力差。舌质暗，苔薄自，脉沉细。血清肌酸激酶、乳酸脱氢酶异常升高。

辨证：阴阳失调，气血两虚，经络阻隔。

治法：调和阴阳，益气养血，通络活络。

处方：首乌藤30g，鸡血藤30g，天仙藤15g，钩藤10g，当归10g，川芎10g，丹参15g，黄芪30g，党参10g，白术10g，茯苓10g，草河车15g，白花蛇舌草30g。

激素维持原量，泼尼松30mg/d。

二诊：服上方21剂，肌肉疼痛减轻，自觉较前有力，原方加熟地15g，陈皮10g。

三诊：服药1个月后，无肌痛，肌无力明显缓解。再服药2个月，泼尼松减量至15mg/d。继续服用中药调理。

［按语］本例辨证属阴阳失调，气血两虚。多见于并发其他结缔组织病患者，病程迁延。症见消瘦无力，倦怠头昏，夜寐欠安，食少纳差。腹胀便溏，舌淡体胖少苔，脉沉细，治以调和阴阳，益气养血。方以首乌藤、鸡血藤、天仙藤、钩藤调和阴阳，当归、川芎、丹参养血活血，黄芪、党参、白术、茯苓健脾益气，草河车、白花蛇舌草清热解毒。共奏调和阴阳，益气养血，通经活络之功。二诊时又加熟地、陈皮滋补肾水，诸药配合，使患者症状很快缓解，激素量调整至较低水平。

（案1至案3录自：张志礼.跟名师学临床系列丛书——张志礼［M］.北京：中国医药科技出版社，2010：302-305.）

案4

庞某，女，48岁。

初诊：1990年1月22日。

主诉及病史：8个月前眼周起红斑，全身乏力，肌痛，在外院诊为"皮肌炎"。给予日服泼尼松60mg治疗，3个月后虽症有减轻，但仍乏力纳差、腰膝酸软，肢体抬举困难，曾在当地服"补肝肾汤药"1个月，厌食等症状加重且口苦恶心，口舌生疮，肌肉疼痛，卧床不起。

诊查：眼睑、额际、头皮呈暗红色水肿性红斑，项背、上臂有类似皮损，四肢肌肉疼痛，肌力下降，活动受限，手足末端发凉呈青紫色。舌淡苔微黄腻，脉沉细。

辨证：脾肾不足，经络阻隔。

治法：健脾益肾，活血通络。

处方：黄芪10g，党参10g，白术10g，茯苓10g，女贞子15g，菟丝子15g，丹参15g，鸡血藤15g，陈皮10g，枳壳10g，桂枝10g，木香6g，草河车15g，白花蛇舌草30g。

二诊：服上方药14剂，精神食纳好转，恶心口干缓解，苔薄白。前方加当归10g、秦艽30g，续服并减激素量。1个月后三诊，病情显著减轻，肌痛明湿缓解，手能举过肩，激素减至每日10mg维持。继以健脾益肾养血活血法调理。

案5

孟某，女，51岁。

初诊：1984年4月4日。

主诉及病史：1年前面部出红斑，瘙痒，渐波及胸背，伴肌肉疼痛、活动受限，曾诊为"皮肌炎"。给泼尼松每日30mg治疗，效果不明显。

诊查：颜面潮红，双眼睑肿胀，胸部"V"形区及肩背部散在红斑呈异色征。舌暗苔薄白，脉沉细微数。

辨证：脾肾不足，气血两虚，经络瘀滞。

治法：健脾益肾，双补气血，解毒通络。

处方：黄芪10g，党参10g，黄精10g，熟地黄10g，当归10g，丹参15g，鸡血藤15g，桂枝10g，秦艽15g，木香10g，草河车15g，白花蛇舌草15g。

二诊：服上方药14剂，症状减轻，精神、肌力好转。续服药1个月，肌痛明显减轻。面部红斑明显消退，可自理家务。续服药2个月，泼尼松减至每日15mg维持，继以人参归脾丸、活血消炎丸调理。

［按语］皮肌炎中医称为"肌痹"，多因七情内伤、外受风寒湿三气杂至使气隔血聚、瘀阻经络、郁久化热；或因肾阳虚衰、阴寒偏盛、风寒湿邪侵犯肌肤而致病。《素问·长刺节论篇》曾有"病在肌肤，肌肤尽搞，名曰肌痹，伤于寒湿"之说。本病为自身免疫性疾病，体内阴阳气血失衡、气滞血瘀、毒邪犯脏是根本病因。脾为后天之本，主肌肉；肾为先天之本。案5素体虚衰，脾胃虚寒，某医家虽给予补肝肾之药，但忽略了其病在脾的重要因素，故而取效不显著。笔者着重健脾益肾，再加活血通络之品，同时佐以桂枝、秦艽温散寒湿，故收到较好效果。方中黄芪、党参、白术、茯苓健脾益气；熟地黄、当归、女贞子、菟丝子养血益肾；鸡

血藤、丹参养血活血通络；更用桂枝、秦艽、木香温散寒湿；陈皮、枳壳疏通气机；此外，此类疾病多与外受毒邪有关，故以草河车、白花蛇舌草解毒，从而收到良好疗效。

（案4至案5录自：董建华，王永炎.中国现代名中医医案精华：第4集[M].北京：人民卫生出版社，2010：607-608.）

⑱ 祝谌予（1案）

庞某，女性，29岁，工人。病例号C123591。

1979年4月20日初诊。

主诉：下肢水肿、蛋白尿2月余。

患者于1970年因居处潮湿发现四肢水肿，步履不稳，继之全身暴露处皮肤紫红肿痛，脱皮，脱发，尿肌酸、尿肌酐增高确诊为皮肌炎。几年来经皮质激素治疗，皮损恢复，病情好转，但遗有面部及上肢肌肉轻度萎缩。1978年10月结婚。婚后4月妊娠，出现下肢水肿，尿液混浊，镜检尿蛋白（++）~（+++），白细胞5~10，红细胞满视野。经本院皮肤科、妇产科、内科会诊，认为皮肌炎系结缔组织病，且又并发急性肾炎，劝其中止妊娠，为患者拒绝，寻中医治疗。

现症：腰酸膝软，小便混浊，甚至黄赤。下肢可凹性水肿，乏力纳差，晨起恶心，偶或呕吐。尿蛋白（+++），红细胞大量。现服泼尼松5mg/d。舌边红，苔薄黄，脉弦滑。

辨证立法：肾虚血燥，水湿内停，内热灼络，络伤血溢。治拟益肾滋阴、利水清热、凉血止血。方宗六味地黄汤合四生丸加减。

处方：生地10g，山药10g，五味子10g，丹皮10g，泽泻10g，茯苓20g，生荷叶10g，生艾叶10g，生侧柏10g，川断10g，菟丝子1.5g，生黄芪25g，每日1剂，水煎服。

治疗经过：进药14剂，腰酸膝软明显减轻，尿色转清，镜检尿蛋白

（＋），白细胞1～7，红细胞大量，但晨起泛恶、呕吐加重，此脾肾两亏，妊娠恶阻，改投补益脾肾、和胃安胎为治。

处方：黄芩10g，白术10g，竹茹10g，陈皮10g，白扁豆30g，生地10g，山药10g，五味子10g，丹皮10g，泽泻10g，茯苓15g，生黄芪15g。每日1剂，水煎服。

以上方为主加减化裁。补肾则加川断、桑寄生、菟丝子；利尿则加防己、生苡仁；止血则加四生丸，共治疗2个月左右，患者泛恶呕吐已除，腰酸水肿消失，激素停用，尿检正常。至当年10月，足月顺产1女婴，母女均安。

［按语］：皮肌炎系自身免疫性结缔组织疾病之一。据文献报道，结缔组织疾病并有心肾损害而妊娠者，应视为治疗性流产的适应证，因为妊娠可使皮肌炎病情加重，尤其在合并心肾损害时，常可因其引起妊娠中毒症或心衰而危及孕妇和胎儿的生命。本案为皮肌炎合并妊娠肾炎，水肿明显，尿镜检有大量蛋白和红细胞，且又服用皮质激素，证情复杂，预后堪虞，治疗棘手。祝师从辨证论治的角度，紧紧抓住病者脾肾亏损胃气不和、血热妄行之病机，始终以益肾健脾、和胃安胎、凉血止血为治则，用生地、川断、桑寄生、菟丝子、山药、五味子滋补肾阴；生黄芪、白术、茯苓、白扁豆健脾益气；生苡仁、泽泻、防己利水消肿；丹皮、黄芩、生荷叶、生艾叶、生侧柏凉血清热止血；陈皮，竹茹和胃止呕。方药虽似平淡无奇，然收效出人意料之外，说明中医疗效之好坏，并不取于药贵方奇，关键是辨证准确，用药灵活。

（季元.祝谌予临床验案精选［M］.北京：学苑出版社，1996：62-63.）

三 运动神经元病（30案）

　　运动神经元病（motor neuron disease，MND）是一组选择性地累及上运动神经元（皮质运动神经元和锥体束）和下运动神经元（脑干运动神经核和脊髓前角运动神经元）的慢性进展性疾病。病因不清，预后极差。按肌肉萎缩范围分类，可分为：肌萎缩侧索硬化症（amyotrophic lateral sclerosis，ALS）、进行性延髓麻痹（progressive bulbar palsy，PBP）、原发性侧索硬化症（primary lateral sclerosis，PLS）、进行性脊肌萎缩症（progressive spinal muscular atrophy，PSMA）。

　　肌萎缩侧索硬化症最常见。病变累及脊髓前角和锥体束，病情可自脊髓向延髓发展。发病年龄在40～50岁，男性多于女性。起病方式隐匿，缓慢进展。临床症状常首发于上肢远端，表现为手部肌肉萎缩、无力，逐渐向前臂、上臂和肩胛带发展；萎缩肌肉有明显的肌束颤动；此时下肢则呈现上运动神经元瘫痪，表现为肌张力增高、腱反射亢进、病理征阳性。症状通常自一侧发展到另一侧，基本对称的损害。随疾病发展，可以逐渐出现延髓、脑桥脑神经运动核损害症状，舌肌萎缩纤颤、吞咽困难和言语含糊；晚期影响抬头肌力和呼吸肌；常因呼吸麻痹或合并肺部感染而死亡。自然病程1～2年，甚至10余年不等。病程长短与首先受累部位和有否良好护理密切相关，早期出脑干受累者预后差，病程短；局限于颈膨大的手肌萎缩，晚期累及脑干和脑干上者，预后稍好，病程发展较慢，且有少数可暂时缓解或稳定。ALS主要的临床特征为：既有上运动神经元，又有下运动神经元的同时损害。

　　进行性延髓麻痹多发于40岁以后，20%的患者早期出现延髓损害的症状，患者可有舌肌萎缩纤颤、吞咽困难、饮水呛咳和言语含糊等。后期因损害脑桥和皮质脑干束，可以合并假性延髓麻痹的表现。此型多在肌萎缩侧索硬化症晚期出现，也可以为首发表现。

原发性侧索硬化症病变发生在锥体束系统（大脑的锥体细胞和锥体束），不影响下运动神经元。中年男性发病较多，临床呈现缓慢进展的肢体上运动神经元瘫痪，肌无力、肌张力增高、腱反射亢进和病理反射阳性。一般少有肌肉萎缩，不影响感觉和自主神经功能。可以侵犯脑干的皮质延髓束，表现为假性延髓麻痹。

进行性脊肌萎缩症病变局限于脊髓前角细胞的损害，不累及上运动神经元。

运动神经元病实际上主要是肌萎缩侧索硬化症的表现，其他类型多数是疾病发展的不同阶段，运动系统损害的不同程度的表现。进行性脊肌萎缩症和原发性侧索硬化症可最终发展成肌萎缩侧索硬化症。

诊断时，根据缓慢起病，上下运动神经损害同时存在的进行性肌肉萎缩、无力，以及不伴感觉受累的特点，运动神经元病之诊断即应考虑。诊断分为：

（1）肯定ALS诊断：①同时有3个肌群（延髓肌、臂丛肌，腰骶段及躯干部4个肌群）出现上运动或下运动神经元损害的症状和体征；②上述肌群的3个肌群中同时出现正尖波、纤颤波和巨大高波幅电位，不伴神经传导阻滞；③可以除外其他原因引起的肌肉萎缩和失神经改变。

（2）拟诊ALS：上述条件中仅有2个肌群受累者。

（3）一个肌群受累时仅应怀疑或可能，而不能作临床诊断之依据。

治疗上，西医尚无特效治疗，近年用于临床的主要有利鲁唑、拉莫三嗪等。

（一）运动神经元病（14案）

① 邓铁涛（1案）

陈某，女，48岁，1999年4月19日初诊。

患者于3月前始出现右上肢无力，逐渐波及右下肢，并出现肌肉跳动，语音含糊不清，症状日渐加重，体检：发音不清，咽反射减弱，软腭提升尚可，舌肌萎缩，震颤，右侧肢体肌张力低，肌肉萎缩，肢围比健侧小1cm，肌力4级，腱反射减弱，病理征阴性。舌淡胖，苔薄白，脉细弱。

西医诊断：运动神经元病，进行性球麻痹。中医诊断：痿证，脾肾两虚型。治以健脾补肾为法。邓铁涛教授拟方：

黄芪60g，五爪龙、千斤拔、牛大力、鸡血藤各30g，党参、杜仲、茯苓各15g，白术12g，陈皮3g，桑寄生20g，甘草6g。

配合针灸治疗，取穴肩髃、曲池、手三里、合谷、髀关、伏兔、足三里、阳陵泉、悬钟、太溪，均为右侧，及脾俞、膈俞、肾俞、上颈段夹脊、风池。以提插补法为主，配合温针灸。每日1次，10日为1疗程。

治疗4个月，右侧肢体肌力达5级，恢复正常肌力，肌肉消失，走路平稳，舌肌萎缩明显改善，但讲话仍有鼻音，舌肌震颤，出院后继续服中药，半年后随访，患者病情明显好转，已正常工作。

（邱仕君.邓铁涛医案与研究［M］.北京：人民卫生出版社，2011：43-44.）

② 李庚和（3案）

案1

华某，男，47岁。1998年3月2日初诊。

患者自1997年6月无明显诱因出现右上肢乏力，不能上举，继而出现肌束震颤，于1997年11月在神经科教授会诊中心确诊为运动神经元病。自发病起症状呈进行性加重，很快肢体无力波及四肢，并出现肌肉颤动，言语不清，腰脊酸痛，不能爬楼梯，纳便尚可，寐差。检查：双手大小鱼际肌萎缩，舌肌轻度萎缩。舌质红，苔薄白，脉弦细。诊断：痿证（运动神经元病）。辨证分型：脾肾不足，筋脉失养，虚风内动。治则：健脾益肾、活血息风、养血柔筋。处方：

白术15g，当归12g，黄芪30g，熟地15g，巴戟天12g，山茱萸12g，鸡血藤15g，僵蚕9g，伸筋草12g，千年健15g，牡丹皮9g，黄精12g，地龙12g。14剂。

每日1剂，水煎2次，早晚饭后半小时分服。

二诊：1998年3月16日。上药服后乏力感有所缓解，但肢体仍感酸楚，肌肉时发颤动，纳便调，夜寐转安。舌质红，苔薄白，脉弦细。上方加白芍15g，14剂。

三诊：1998年3月30日。肢体酸楚大为改善，肌肉颤动减少，乏力感较少，纳便均调。舌质淡红，苔薄白，脉细。继守上方。

以上方加减服用半年，多次复诊，药虽随证加减，然治疗法则贯穿始终。半年后患者病情平稳，生活一切自理，肌肉震颤有所缓解，寐安，可自行上楼3层。至2002年3月初患者重感冒之后症状加重，再次复诊。

复诊：2002年3月8日。感冒后经治疗已愈，但颈项酸楚乏力，多汗倦怠，四肢肌肉颤动，行走缓慢，言语含糊，咀嚼吞咽及呼吸均顺畅，纳便自调，寐可。舌质光红，脉细。此为外感之后邪伤正气，气阴两虚。加用柔肝舒筋、养阴和络之剂。处方：

白芍30g，白术15g，当归12g，黄芪30g，熟地15g，山茱萸12g，鸡血藤15g，僵蚕9g，伸筋草12g，千年健15g，黄精12g，地龙12g，浮小麦15g，糯稻根15g，石斛15g，葛根15g，甘草6g。14剂。

复诊：2002年3月22日。服药14剂后汗出减少，颈项酸楚减轻，肌力基本恢复同前，言语含糊，但能了解其意，纳便均调。舌质淡红，苔薄白，脉细。遂减浮小麦、糯稻根，继续调理。

自初诊至今随访13年，病情平稳时短期停药，劳累或自觉不适时持续服用一段时间中药，病情基本平稳，行走平稳，能自行较快上3楼，无呼吸不畅，时有短暂肌肉酸楚及震颤，纳便均调，寐安，吞咽及呼吸正常。双手大小鱼际肌及舌肌萎缩未加重。

案2

张某，男，47岁。2011年3月8日初诊。

患者5个月前无明显诱因出现双下肢乏力，膝以上肌肉酸楚颤动，以为运动过量未予以重视。此后上述症状逐步加重，伴头晕眼花，坐下时呈下坠姿势，站起时须旁人帮助，肌肉颤动时时发作，严重影响正常工作和生活，纳食尚可，二便自调，情绪焦虑，夜寐不安。检查：言语清晰，舌面凹凸不平，舌质红，苔薄净，脉细弦。诊断：痿证（运动神经元病）。辨证：阴血亏少，筋脉失养，虚风内动。治则：养血息风，柔肝养筋。

处方：山茱萸12g，白芍12g，甘草6g，当归15g，熟地黄15g，钩藤15g，伸筋草15g，丹参15g，虎杖15g，川牛膝15g，黄精12g，何首乌12g，枸杞子12g，巴戟天9g。14剂。

每日1剂，水煎2次，早晚饭后半小时分服。

二诊：2011年3月22日。上方服后头晕眼花有所减轻，下肢肌力略有恢复，情绪逐渐平稳，夜寐馨恬，但肌肉颤动仍较严重，纳便均调。舌质淡红，苔薄净，脉细弦。阴血渐充，继守上法。上方加葛根15g，川芎12g。14剂。

三诊：2011年4月5日。膝盖以上肌肉酸楚颤动改善，坐下时下坠姿势明显改善，站起时不需扶助，纳便均调，寐安。舌质偏红，苔薄白，脉细。继守上方，加地龙12g以增强通络之用。14剂。

四诊：2011年4月19日。肌肉酸痛及颤动症状较为轻微，坐下时动作较为顺畅，行走迅速，纳便调，寐安，已恢复工作。舌质淡红，苔薄白，舌面凹凸不平程度减轻，脉细。原方减虎杖，加枸杞子12g，女贞子12g。14剂。

随访2个月，患者病情未再反复，目前继续治疗中。

（案1至案2录自：上海市中医文献馆.跟名医做临床：内科难病（七）[M].北京：中国中医药出版社，2011：64-67.）

案3

黄某，男，64岁。自1994年6月起出现右上肢乏力，不能上举，继而出现肌束震颤。实验室检查血清肌酸激酶水平增高，于1995年11月确诊为运动神经元病，自发病起症状进行性加重，很快肢体无力波及四肢，遂于1996年2月来诊，开始服用中药治疗，就诊时检查：双手大小鱼际、骨间肌萎缩，舌肌轻度萎缩，语音不顺，四肢肌张力降低，双上肢腱反射（++），双下肢腱反射（+++），咽反射亢进，纳谷欠馨，脘腹胀满，神疲乏力，腰脊酸痛。辨证为脾肾气虚，治以健脾益肾、益气养血。此后药虽加减，但此治疗法则贯穿始终，随疾病发展加用柔肝舒筋、养阴和络及培补肾元之剂。目前患者自发病起已十余年，仍能讲话、吞咽，自主呼吸，仍在随访治疗中。

［按语］运动神经元病属中医"痿证""痉证"范畴，《素问》："阳明者，五脏六腑之海，主润宗筋，宗筋主束骨而利机关也……故阳明虚则宗筋纵，带脉不引，故足痿不用也。"《灵枢》："阳明为合……合折，则气无所止息，而痿疾起矣，故痿疾者，取之阳明"。由此，"治痿独取阳明"便成为历代医家治疗痿证的法则，李庚和主任除注意到治痿应健脾益气外，还注重培补肾元、养血和血，使得肾精得充而四末得养，气血荣畅而筋骨得健，并以此思想贯穿该病治疗始末。对于运动神经元病发展过程中出现的"痉证"，李庚和主任注重"阴虚血少""肝阴不足，血燥生热"的病机，药用养血柔肝之品，症状常得以缓解。

在运动神经元病发展过程中，其病位传变迅速，病情变化多端。由此，李庚和主任确立了分期疗法，在该病的早、中、后期有着不同的治疗侧重。在上述的病例施治过程中就充分运用了这一思想。尽管随病情发展，症状不断复杂、严重，但若遵循不同发展阶段的治则施治，则可在很大程度上延缓病情发展。运动神经元病症状复杂多样，在肌肉萎缩的同时常可出现肌束颤动，《素问》："诸风掉眩，皆属于肝。"《医学纲目》："风火相乘。动摇之象……风颤者，以风入于肝脏经络，上气不守正位，故使头招面摇，手足颤掉也"。可见，震颤是一种风象，系由于阴血不足，肝火内盛，引动内风所致。此外，所谓"治风先治血，血行风自灭"，即是用活血化瘀来治疗震颤，属于中医学"活血祛风"的范畴。因此，李庚和主任认为，对于肌束颤动的治疗，活血熄风与养血柔筋是不可偏废的两个方面，临床药以蕲蛇、蝉衣、广地龙通络熄风。制首乌、杭白芍、山萸肉、全当归柔肝养血熄风，丹参、鸡血藤养血活血、和络熄风。运动神经元病肌无力与筋肉拘急症状同样复杂多变，李庚和主任遇颈项拘挛、抬举无力，多用葛根升阳解痉。若病在背部、上肢，善用姜黄、桑枝活血化瘀，祛风通络；若病在腰部以下，则用牛膝、威灵仙补益肝肾、强健筋骨；若四肢拘挛无力，常用伸筋草舒筋和络。若病情发展过程中出现头晕耳鸣、疲乏无力、腰膝酸软等肾元亏虚之象。常根据"肝肾同源"之说，加用杜仲、川断、桑寄生等药培补肝肾。若出现构音障碍，发声困难，善用郁金、菖蒲开窍利咽。总之，面对运动神经元病多变的病情，李庚和主任主张审证求因、辨证施治与经验用药相结合。常可达到满意效果。

运动神经元病目前尚缺乏有效治疗手段，多于3～5年内由于呼吸肌麻痹或并发呼吸道感染而死亡。李庚和主任的中医分期疗法临床多有疗效，延长了许多患者的生命，上述病例中患者自发病起已有十余年，目前仍可讲话、吞咽，自主呼吸，仍在坚持治疗中。

（案3录自：夏翔.上海市名中医学术经验集［M］.北京：人民卫生出版社，2006：506-507.）

③ 尚尔寿（2案）

案1

刘某某，男，56岁，中央党校干部，病历号309451。初诊日期：1991年4月17日。

患者于去年春天，先出现左侧面瘫，在本校医院针灸治疗，效果不显，逐步发展饮水呛咳，发音嘶哑，双手大小鱼际肌萎缩，右脚不能单脚蹬地，上楼费力，双膝酸软，全身肌肉不断震颤，肌肉活动后容易抽搐，夜间有因震颤抽搐被迫起来，动则汗出，无盗汗，饮食尚可，大小便正常。舌质稍暗，舌苔薄白略黄，脉细弱。

实验室血液生化检查正常。

肌电图检查结果：神经源性损害。

西医诊断：运动神经元病。

中医病名：痿证。

辨证：肝肾不足，痰瘀阻络。

治法：滋补肝肾，活血通阳祛痰。

处方：复肌宁Ⅰ号方加减：

胆星6g，菖蒲10g，麦冬15g，伸筋草15g，钩藤15g，佛手15g，僵蚕15g，牡蛎（先下）20g，珍珠母（先下）20g，桃仁10g，穿山龙10g，枸杞子15g，焦三仙各10g，党参15g，黄芪15g，鸡内金10g，桂枝8g，山药20g。每日1剂，水煎服。

1991年4月24日复诊：患者服药后，自觉精神明显好转，四肢力量有所增加，手部自觉皮肤发紧感好转，但右脚蹬地无力，只能平脚走路，右脚尚可，服药后睡眠比以前踏实，食欲好转，大便稍稀，小便尚可。舌质稍暗，苔白略黄，脉细弱。据证继服1991年4月17日药方。另服复肌宁10瓶，每次5片，每日3次。

1991年5月8日：近日病情继续好转，夜间睡觉时有手脚抽动现象，阴天仍觉双手发紧，四肢仍感无力，饮食可，大便稀，不成形，小便有时黄。舌苔薄白，脉弦无力。据证原方改僵蚕为10g、麦冬10g、桃仁6g；去枸杞子加云苓15g，白术10g。每日1剂，水煎服。

1991年5月22日：患者最近精神好，睡眠安稳，夜间抽动现象基本消失，左手、右手自觉力量如前，肌肉颤动有所好转，右脚趾着地乏力，饮食可，活动后汗多，口不渴，大便正常，小便时黄。舌质略暗，苔薄白，右脉细弱，左脉较右脉弦。据证加黄芪20g。每日1剂，水煎服。

1991年7月24日，患者精神佳，夜中抽动消失，肌肉偶有震颤，行走较前有力，双目干涩较前好转。咽干，无吞咽困难，四肢肌肉萎缩基本控制，纳谷一般，二便正常。舌质淡红，苔薄白，脉弦细。

据证处方：胆星6g，菖蒲10g，麦冬15g，伸筋草15g，钩藤15g，佛手15g，僵蚕10g，牡蛎（先下）20g，珍珠母（先下）20g，桃仁10g，穿山龙10g，焦三仙各10g，党参15g，黄芪20g，炒鸡内金10g，桂枝8g，云苓15g，白术10g，杜仲炭20g，枸杞子15g。每日1剂，水煎服。复肌宁I号片，每次5片，每日3次。

1991年8月7日，患者精神佳，夜中抽动消失，肌肉偶有震颤，行走有力，无吞咽困难，四肢肌肉萎缩基本控制，二便正常。舌质淡红，苔薄白，脉弦细。继服7月24日药方加山药30g，巩固疗效。

1991年9月10日追访，患者病情控制，并逐步恢复。

（闫洪琪，马立森.尚尔寿疑难病临证精华［M］.北京：新世界出版社，1992：98-99.）

案2

张某，女，40岁，初诊日期：1991年3月27日。以双手无力伴肌肉萎缩1年求诊。患者缘于1年前无明显诱因出现右手无力、大小鱼际肌萎缩、进行性发展，逐渐左手亦无力、肌肉萎缩，继之双下肢无力，在某医院诊断为"运动神经元病"，肌电图亦神经源性损害，住院治疗1个月无好转，近数月来病情明显加重。现症：四肢无力，肌肉萎缩。上肢带肌肉、双手鱼际肌明显萎缩，右侧为重，双手握力差，上肢肌力Ⅳ级，下肢肌力Ⅴ级，肌张力正常，腱反射正常，病理征阴性。中医诊断为：痿证（肝肾不足，脾虚，风痰阻络）。西医诊断为运动神经元病。治则：补益肝肾，健脾，祛风通络。方药：（1）复肌汤加减：枸杞子15g，桂枝10g，党参10g，白术10g，麦冬15g，黄芪25g，地龙10g，钩藤15g，胆星6g，菖蒲10g，伸筋草15g，陈皮10g，半夏10g，僵蚕10g，珍珠母20g，牡蛎20g。（2）复肌宁Ⅰ号，每次5片，每日2次。（3）复肌宁Ⅱ号，每次5片，每日1次。

用上方加减治疗2个月，四肢无力明显好转，有时出现心慌、心烦、怕冷、咀嚼无力等症。在原方基础上加党参、麦冬、五味子、生熟地、巴载天等益气养阴补肾药，同时服用复肌宁胶囊。服药治疗约2年，患者精神体力明显恢复，咀嚼无力、心慌、心烦、怕冷症状基本好转，可以参加整日工作，双手鱼际肌及上肢带肌未见进一步萎缩。随访2年，病情稳定。

（于振宣，黄坤强，季晓莉.尚尔寿治疗痿证经验［J］.中医杂志，1995，36（9）：522-524.）

④ 田从豁（1案）

田从豁，1930年出生，河北人。主任医师，中国中医研究院研究员，广安门医院针灸科主任，第一批全国老中医药专家学术经验继承工作指导老师。擅长针灸治疗胃肠病、哮喘、卒中后遗症、精神紧张症、各种痛证、风湿症、男女性功能减退、不孕症、痛经、小儿厌食症、大脑发育不全等。

董某，男，43岁，1985年6月3日初诊。

主诉：左上肢肌肉萎缩10个月，语言欠利4个月。

现病史：患者10个月前无明显诱因出现左上肢肌肉萎缩，未重视，4个月前出现言语欠流利。刻下症：语言欠流利。查体见左上肢及肩胛带肌均明显萎缩，左手近似爪形手，左手小鱼际可见肌束震颤。左肱三头肌反射消失，左肱二头肌反射减弱；双下肢膝腱反射亢进；双上肢皮肤深浅感觉存在对称；左侧霍夫曼征阴性，双侧巴氏征阴性。舌红，苔薄黄，脉弦细。

既往史：接触过偏二甲肼及放射物质（铀）。

中医诊断：痿证（肝肾亏虚）。

西医诊断：运动神经元病。

治则：补益肝肾。

处方：艾炷灸百会、风府、身柱。梅花针叩刺夹脊穴。

方药：黄芪30g，当归10g，白术10g，龙眼肉12g，鸡血藤12g，秦艽10g，金毛狗脊10g，杜仲12g，续断12g，桔梗6g，大枣5枚，板蓝根12g。

治疗经过：上方治12次，患侧肌肉萎缩好转，病情未再进展。

［按语］患者肝肾亏虚，肝主筋，肾主骨，精血不足，筋脉肌肉失养出现肌肉萎缩。督脉沿脊柱里面上行，至项后风府穴处进入颅内，络脑，其分支从脊柱里面分出，属肾。百会、风府、身柱均为督脉穴，灸之通调督脉，配梅花针叩刺夹脊穴即背以应脏，增引脏腑之元气，兴奋脊神经。辅以中药汤剂补益肝肾，强健筋骨。

（刘志顺，赵杰.中国现代百名中医临床家丛书——田从豁［M］.北京：中国中医药出版社：2009：101-102. ）

⑤ 谢海洲（2案）

谢海洲（1921—2005），河北省秦皇岛人。出身于中医世家，北京中医药大学名誉教授，中国中医研究院广安门医院内科资深研究员、主任医师、博士生导师，第一批全国老中医药专家学术经验继承工作指导老师。擅治风湿病、脑髓病、血液病等内科疾病。

案1

贾某，女，30岁。1984年3月20日。

病史：患者于3年前无明显诱因出现手足活动不适，手指颤抖，曾在北京某医院就诊，诊断为"运动神经元病"，药物治疗无明显效果。

诊查：患者上、下肢肌肉萎缩，双手鱼际尤甚，下肢痿弱无力，不能抬腿，手足冷，夜寐多梦，纳食二便可，月经正常，舌淡、苔薄白腻，脉沉滑。

辨证：阴阳俱虚。

治法：补肾起痿，益阴壮阳。

处方：熟地18g，山萸肉9g，巴戟天9g，石斛12g，远志9g，石菖蒲9g，五味子9g，麦冬9g，茯苓9g，肉苁蓉30g，仙灵脾30g，薄荷3g，白术12g。

水煎服，每日1剂。效不更方，可继服多剂。

服药150剂后，周身较前有力气，可在平路上行走，肌肉萎缩无发展，余均正常，后配丸药以善后。

［按语］"运动神经元病"所致痿证。此属阴阳俱虚，治以补肾起痿、益阴壮阳为法。方以熟地功专填精补血，配山萸肉益精血、补肝肾、壮骨髓，滋阴而助阳；石斛、麦冬、五味子同用，滋阴而安神；白术、茯苓合用，一燥一渗，使水湿除而脾气健，健脾化湿，补后天以充先天；巴戟天长于补肾壮阳、益精、强壮筋骨，肉苁蓉为滋肾壮阳、补精血之要药，仙灵脾补肾壮阳、益精起痿，三味同用，增强温肾壮阳之力，而且润燥相宜，具有补火而不燥水之妙；远志合石菖蒲相辅相助，祛痰开窍，安神益智；并少佐薄荷以升举清阳。诸药合用，共奏益阴壮阳、补肾起痿之功。

（谢海洲.中国百年百名中医临床家丛书——谢海洲［M］.北京：中国中医药出版社，2004：87，94.）

案2

贾某，女，69岁。

初诊：2004年3月12日

两年前出现饮水呛咳，声音嘶哑，多方诊治，病情仍进行性加重。半年前经宣武医院诊断为"运动神经元病"。现轮椅推入，悲伤哭泣，家属代诉：饮水进食呛咳，语言謇涩，双臂抬举不过肩，肌肉萎缩尤以双臂、小腿及合谷、大小鱼际肌为甚，不能持箸，卧位憋气加重，夜间有时使用呼吸机辅助呼吸，食欲不振，入睡困难，大便干结，2日1行。舌淡红苔厚腻，脉沉细。中医诊断："痿证"。证属脾肾亏虚，肌肉筋骨失养。治以通督达脊，益气健脾，生肌起痿，保肺宣憋，安神定志，降逆止呛。六味地黄丸合补中益气汤化裁。

处方：熟地20g，山萸肉15g，炒山药30g，巴戟天15g，炙黄芪45g，太子参20g，炙甘草10g，白术30g，建莲心15g，生薏苡仁15g，柿蒂6g，丁香3g，旋覆花10g，合欢皮10g，远志9g，当归15g，枇杷叶10g，五味子10g，炒枣仁20g，陈皮10g，冬虫夏草3g。30剂，水煎服。

二诊（2004年4月14日）：服药1个月后，进食呛咳稍减轻，胸闷，夜间憋气亦有缓解，语言仍含糊不清，头晕，肌肉萎缩，四肢无力，右肩有时酸痛。舌红稍暗，脉沉小弦缓。治以益气健脾，填精补髓，解语开窍。上方加重黄芪用量60g，太子参30g，生薏苡仁45g，去丁香、柿蒂、旋覆花、合欢皮、远志、枇杷叶、五味子，加羌活9g，桔梗9g，清半夏10g，菖蒲12g，郁金12g，明天麻9g，羚羊角粉0.6g（冲）。诸药对症加减服用2月。

三诊（2004年6月18日）：饮水呛咳明显减轻，仍胸闷憋气，但夜间基本不用呼吸机，语言不清，纳食欠佳，手臂上举困难，小腿肌肉萎缩，颈部难受，头太沉，睡眠及二便尚可。舌暗苔黄腻厚，脉沉细。仍宗补中益气及六味地黄方意。加藿香12g，白蔻仁12g，苍术15g，郁金12g，白矾3g，桑寄生15g，怀牛膝10g，补骨脂15g，以益气健脾，生肌起痿，化痰祛湿，促进食欲，健步增力。水煎服，连服2个月。

四诊（2004年9月11日）：说话较前清晰，纳食有进步，呛咳减少，手臂活动亦有好转，小腿肌肉萎缩减轻，可由他人搀扶站立，行走数步，胸闷憋气亦减，天气变化时有胸闷及气短感，有痰咳出不爽，左侧头后枕部有时疼痛，血压130/80mmHg；舌暗质红，脉弦小滑。上方去藿香、白蔻仁、苍术，加桂枝9g，既可温通经脉达四肢，又能振奋胸阳宣憋闷；加川石斛15g，养肺胃之阴；加天、麦冬各12g，养阴清热，润肺止咳，养胃生津；加葛根9g，生发清阳，鼓舞脾胃阳气；加茜草12g，薤白9g，开胸顺气，缓解胸闷。水煎服，连服1个月。

五诊（2004年11月24日）：近日纳食稍差，睡眠可，语言不利，咽中有痰咳吐不畅，大便稍干，精神情绪尚好。舌暗红萎缩，脉沉细小弦。治拟温肾助阳，填精生髓，强筋健骨，化痰通腑。

处方：熟地18g，山萸肉12g，狗脊15g，锁阳18g，肉苁蓉30g，鹿角

医案精选

片3g，紫河车3g，白芍药18g，石斛12g，天、麦冬各9g，白术15g，云苓30g，鸡内金9g，白矾3g，石菖蒲12g，郁金12g，当归15g，炙甘草9g，人工牛黄（冲）0.3g，羚羊角粉（冲）0.6g，冬虫夏草3g。水煎服，连服2月。

六诊（2005年1月5日）：自觉病情好转，诸症均有减轻，要求使用中成药以图长期治疗。嘱将上方加大3倍量制水丸，每服6g，每日2～3次。

[按语] 痿证是临床疑难病症，是各种原因致筋脉弛缓，手足痿软无力，甚至肌肉萎缩的一种病症。其病因病机较为复杂，外及六淫，内涉五脏，但究其根源主要在肾、脾二脏，病程日久方累及他脏，多虚而少实。脾主肌肉四肢，胃为水谷之海，脾胃受纳运化功能失常，气血生化之源不足，四肢失养发为痿证。肝藏血，主筋，为罢极之本；肾藏精，主骨，为作强之官。精血充盛，则筋骨坚强，活动正常，若精血亏损，筋骨经脉失于濡养亦可发为痿证。

《素问·至真要大论》提出："损者益之。"《素问·阴阳应象大论》谓："形不足者，温之以气；精不足者，补之以味。"治疗从温阳补肾，益气健脾入手，方用六味地黄丸合补中益气汤。肾为先天之本，寓元阴、元阳而为人身之根本。六味地黄丸为肾、肝、脾三阴并补之剂，而以补肾阴为王，是滋补肾阴的代表方。脾为后天之本，气血生化之源，肾亦依赖后天水谷精微所化生的气血充养，才能肾精充盈，肾气旺盛。"形不足者，温之以气"，黄芪补中益气，振奋脾胃，能托水谷之清气上行而升阳举陷，能通达内外，补肺气，走肌表，充卫气，实皮毛而生肌长肉，为治痿证主药，宜重用，常用剂量30～60g，个别患者可用至90g。太子参、炙甘草补脾益气，白术燥湿健脾，当归养血调营，陈皮行气去滞，醒脾和胃，补而不腻，共辅黄芪以成补中益气之功。冬虫夏草出自《本草从新》，性温，味甘，入肺、肾二经，滋阴补肾，补肺益气用之恰如其分。综观全方，条分缕析，配伍严谨，丝丝入扣。

二诊加重参、芪等剂量，增强补中健脾益气之力，以达生肌起痿之效。配伍菖蒲、郁金、天麻同用，共奏平肝熄风、开窍解语之功，缓解语言謇涩。

三诊谨守病机，补肾健脾益气为先。白蔻仁味辛香燥，其气清爽，善上行入肺，中入脾胃，可治上、中二焦一切寒湿气滞，胸闷不舒，脘腹胀满之症。苍术辛温升散，苦温燥湿，善于化浊辟秽；藿香气味芳香，能醒脾和胃，三药同用，力量倍增，可促进食欲，并缓解肢体困重。桑寄生质厚而柔，为补肾补血之要剂，既可舒筋络而利关节，又可补肝肾强筋骨，增加抗病能力。补骨脂味苦寒，性大温，能温阳补肾。牛膝苦平降泄，性善下行，直奔下焦，同时引诸药直达下部病所。加大补肾强健筋骨之力度以健步增力。

后期治疗考虑患者年老体虚，病程较长，草本之品虽能取效，仍需加强补肾温阳，填精生血，强壮筋骨之力度，故加入鹿角片、紫河车等血肉有情之品，以图建功。

总之，治疗要有所侧重，相互兼顾，抓住脾虚肾亏这一关键，佐以活血、祛痰、除湿、平肝、熄风、开窍等，一法为主，兼用他法，方能获效。

（王承德，张华东，赵冰.谢海洲验案精选［M］.北京：学苑出版社，2007：61-64.）

⑥ 张镜人（1案）

姚某，男，38岁。

初诊：1976年1月27日。

主诉：左侧面瘫伴左侧肢体肌肉萎缩8年，吞咽困难1月。

病史：患者1968年起左侧面瘫呈进行性发展，并伴左侧上下肢乏力，尤以下肢严重，乃至需拄拐行走，近1个月来左侧头痛，呼吸气短，进食缓慢，吞咽发呛。外院神经科检查：左侧面神经、吞咽神经、迷走神经、舌下神经麻痹，舌肌及左侧面部肌肉，左侧肢体肌肉萎缩，左侧上肢肌力Ⅲ～Ⅳ级，左下肢肌力Ⅰ～Ⅱ级。肌电图检查提示：神经源性损害。拟诊为运动神经元疾病，脑干肿瘤可能。刻诊形瘦面苍，动则喘促不已。

舌脉：苔薄，舌肌萎缩伴有颤动，伸舌左斜，脉细。

辨证：肝肾两虚，精血内夺，脾运失健，肌肉失养。

诊断：运动神经元疾病。

治法：补益肝肾，填补精血，益气健脾。

方药：生、熟地各9g，当归9g，赤、白芍各9g，炒川芎4.5g，潞党参9g，炒白术9g，炙甘草3g，制黄精9g，枸杞子9g，炙龟版15g，鹿角片9g，青陈皮各9g，香谷芽12g，怀牛膝9g。14剂。

随访：上方连服月余，自我感觉好转，此后原方略有加减，继续服用。半年后，左侧上下肢肌力逐渐好转，1年后弃拐行走，2年后逐渐恢复工作，其后十余年多次随访，患者骑车上班，行动一如常人。

［按语］运动神经元疾病，中医当属"痿证"论治。患者面瘫，肢体肌肉萎缩呈进行性发展，累及筋骨，行走艰难。此肝脾肾三脏俱虚，精血内夺，督脉空虚而致。故以补肝益肾健脾为治。方中潞党参、炒白术、制黄精、炙甘草皆益气健脾，配生熟地、当归、芍药、怀牛膝、枸杞子以补益肝肾，滋养精血，复加龟版、鹿角之善通任督两脉，调补阴阳的血肉有情之品，参入理气的青陈皮，活血的川芎，和胃的香谷芽，以使其补而不滞。脾胃健则能化生水谷之精微，输布四肢百骸，充养肌肉。肝肾盛则髓海充，精血足，筋骨健壮，痿证渐愈。

（张镜人.中国百年百名中医临床家丛书——张镜人［M］.北京：中国中医药出版社，2001：108-110.）

⑦ 周仲瑛（4案）

案1

洪某，男性，2008年初劳作时左手僵硬少力，左手臂无力，MRI示颈椎正常，肌电图检查示"广泛性神经源性损害不能排除"。2008年5月15日华山医院再次证实"神经源性损害肌电图改变，累及双上肢肌为主，左下肢肌轻度受累，脊髓前角细胞损害可考虑"。左侧手臂肌萎，并呈渐进性加重，手臂较正常萎软，鱼际、合谷肌肉有明显姜缩，偶有痛感，稍有麻感，持物无力，近月来首见周身肌肉多处瞤动，多汗。舌苔黄腻，舌质暗，舌体稍胖，脉细滑。周老认为患者的病机要素为痰湿瘀阻，脾气虚弱，气血不能鼓气外荣。处方：党参15g，苍术6g，白术15g，生黄芪40g，葛根15g，僵蚕10g，制南星10g，炮山甲（先煎）9g，全蝎5g，蜈蚣3条，生薏苡仁10g，当归10g，鸡血藤15g，片姜黄10g，煅龙骨（先煎）20g，煅牡蛎（先煎）25g，石斛10g，淮山药15g，炙甘草3g。治疗2周后，左手鱼际、合谷肌肉瞤动稍有减轻，曾有小指肌肉抖动，手臂肌肉触痛，背后肌肉偶有明动，汗出不多，食纳知味，舌尖有火热感，大便日行1次。舌苔淡黄而腻，质暗，脉细。上方改生黄芪60g，加赤芍12g，乌梢蛇10g。治疗2月后病情基本稳定，继续巩固治疗。

[按语]《素问·痿论篇》指出："治痿者，独取阳明"。该患者由于脾气虚弱，故以党参、黄芪、白术、山药、甘草健脾补气，脾胃健运，则津液气血生化有源，筋脉肌肉得以营养；脾虚不健则痰湿内生，故用制南星、苍术、该仁、片姜黄祛痰化湿；痰浊血瘀，更用炮山甲、全蝎、蜈蚣、僵蚕等虫类药物舒筋活血通络，标本兼顾。

案2

周某，女性，56岁。2008年3月12日初诊。2006年12月左腿膝痛，继则肌肉酸痛，萎弱无力，呈进行性加重，2007年9月起患腿肌肉跳动，小腿、大腿至全身跳动，鱼际、合谷部位肌肉趋向瘦小，疲劳乏力，常易感冒，南京脑科医院肌电图诊断：运动神经元病；病理：左股外侧肌神经源性肌损害，并见左胸椎血管瘤。腰酸乏力不能下俯，大便正常，尿黄，口干欲饮。舌苔中部淡黄腻，舌质暗紫，舌边齿印，舌体肥大，脉细。有心动过缓史。周老认为此患者病机要素为脾肾两虚，湿热痰瘀阻络，气血不能灌注。处方：生黄芪30g，葛根15g，汉防己12g，僵蚕10g，木瓜12g，土鳖虫6g，川石斛10g，制南星10g，蜈蚣3条，赤芍10g，炙甘草3g，当归10g，大生地12g，炒苍术6g，黄柏9g，生白术10g，生薏苡仁15g，川断

20g，煅龙骨（先煎）20g，煅牡蛎（先煎）25g。服药20剂，肌肉跳动明显减轻，但还稍有抖动，脚趾稍有挛急不和，腿足无力，左腿肌肉尤甚，口腔上腭黏膜破溃，大便正常。舌苔淡黄灰腻，质暗，脉细。脾气虚弱明显，因此，在原方基础上改生黄芪40g，加马勃5g、夜交藤25g、广地龙10g。药后肌肉跳动基本缓解，但劳累多行后两腿无力，左腿为甚，坐后难立，动则气短，口中少味，口黏腻，大便每日2~3次。舌苔淡黄腻，舌质紫，脉细滑。周老认为，患者仍为脾肾两虚，湿热痰瘀阻络，因此，继续加强健脾补气，补肾活血及清化湿热，在原方基础上改生黄芪50g、苍术10g，加仙灵脾10g、怀牛膝10g、广地龙10g、夜交藤25g，继续巩固治疗2月余，下肢肌肉跳动缓解，但行走乏力，疲劳，大便不实，日行2次，食量尚可，再加法半夏10g、怀山药15g继续治疗。

[按语] 本例患者脾肾两虚，湿热痰瘀阻络。《素问·生气通天论》指出："因于湿，首如裹，湿热不攘，大筋软短，小筋弛长，软短为拘，弛长为痿"。湿热由肌肉而入筋脉，可致气血凝滞。因此，湿热也是本病的主要病机要素之一。湿盛则气虚血瘀，热盛则阴伤血涩，且湿性黏腻，最为缠绵。因此，培土逐湿、祛瘀通络、补益肾精是此类患者的主要治疗大法。

（案1至案2录自：吴明华.周仲瑛教授从病机要素论治运动神经元病举隅[J].湖南中医杂志，2009，25（6）：72-73.）

案3

周某，男，65岁，1999年8月4日初诊。右肩臂上举困难10个月，左肩臂上举受限8个月，脑科医院诊为运动神经元病。近期肌肉明显萎缩，两手臂酸木，不麻，两腿乏力，肩颈困累无力，气短，苔薄腻，脉细。为脾虚气弱，痰瘀阻络，气血不能灌注。方用：潞党参20g，生黄芪30g，炒苍白术各15g，生薏苡仁、葛根、鸡血藤各15g，当归、片姜黄、制南星、晚蚕沙、炮穿山甲、石斛10g，广防己12g。7剂后，患者两手抬举明显改善，颈肩酸困与腿足乏力轻重交替，余症无明显变化，遂再进利湿活血通络之品：改生薏苡仁、葛根各20g，加续断。复诊时，视标本轻重，在原方基础上随症加减，渐加生黄芪至50g，再进全蝎、蜈蚣等通络之品，虚热之象明显时加白薇、瘪桃干等。经近6个月治疗，患者诸症明显改善，身体渐胖，精神好转，已向康复。

（案3录自：王敬卿，顾勤.周仲瑛教授治疗痿证经验［J］.中国中医药信息杂志，2001，8（1）：77-78.）

案4

朱某，29岁，山东农民，2008年3月26日初诊，自诉2007年5月开始两腿软弱无力，肌肉萎软，2008年1月17日在北京中国人民解放军总医院住院诊断为"运动性神经元病，进行性肌萎缩症"，目前两手亦有肌萎现象，鱼际、合谷肌肉萎缩，握手无力，腰酸，行路不稳，蹲后难立，足底麻木，四肢肌肉瞤动，口干，小便正常，大便不实，日1次，苔淡黄薄腻质偏红，脉濡滑，拟从脾气虚弱，气血不能灌注，湿热瘀阻治疗，方药：生黄芪50g，党参15g，生白术15g，炒苍术10g，生薏苡仁20g，汉防己15g，当归15g，鸡血藤15g，黄柏6g，怀牛膝10g，炙全蝎6g，炙蜈蚣3条，炙僵蚕10g，乌梢蛇10g，川石斛10g，川续断20g，制南星12g，仙灵脾10g，怀山药15g，煅龙牡（先煎）各25g。每日1剂，煎2次。另：马钱子胶囊每次2粒，3次/d口服（由于药源短缺，复诊时始服）。

二诊（2008年4月25日）：服上药后身半以上及手臂、背后肌肉跳动，两下肢活动稍有力，肌肉无明显萎缩，但软弱无力，口干，大便不成形，日1次，苔薄黄腻质偏暗，脉濡滑，原方改生黄芪60g，加赤白芍各10g，葛根15g，巴戟天10g，广地龙10g，每日1剂，服法如上。

三诊（2008年6月6日）：肌肉跳动好转，较前稍有力，大便不实，腹中气胀，饮食正常，尿黄不重，苔薄黄腻质暗，脉细滑，2008年3月26日方改生黄芪60g，加赤、白芍各10g，巴葛根20g，广地龙10g，山茱萸10g，证治相符，诸症好转，继服。

四诊（2008年7月25日）：最近活动、行走基本正常，肌肉跳动少有出现，手指少有蠕动，汗多，口腔黏膜有溃疡，食纳尚可，二便正常，苔中部黄薄腻质暗，脉弦滑，辨证为脾气虚弱，湿热瘀阻，初诊方去仙灵脾，改生黄芪60g，加葛根20g，赤、白芍各10g，广地龙10g，山茱萸10g，知母10g，肿节风15g，白残花5g，马勃5g，继续服药巩固。

（案4录自：刘志宇，周学平，周仲瑛. 周仲瑛教授治疗进行性肌萎缩症验案1例——兼论周仲瑛教授辨证疑难病特点［J］.中医药导报，2009，15（1）：17-18.）

（二）肌萎缩侧索硬化症（13案）

邓铁涛（7案）

案1

蔡某，男，46岁，马来西亚华侨。住院号116792。

患者于1996年起病，由左上肢无力渐发展致全身肌肉进行性萎缩，在马来西亚、新加坡等医院确诊"肌萎缩侧索硬化"，经利鲁唑治疗1个疗程后，病情加重，遂来我院治疗。时症见：全身肌肉萎缩，四肢无力，肌束震颤，吞咽困难，只可进食少量流质饮食，饮水反呛，痰多难咯，张口困难，舌缩不能伸，眼屎多，口臭，烦热不渴，大便排解困难只能靠泻药或灌肠，舌淡嫩，苔少，中根腻，脉右手反关，左脉轻取浮弦，沉按弱而无力。体检：体温36.5℃，脉搏80次/分，呼吸25次/分，血压140/80mmHg，被动体位，心肺未见异常，四肢肌力Ⅱ级，肌张力增强，腱反射亢进，巴氏征（+），双踝阵挛（+）。实验室检查：血乳酸3.49μmol/L，血钾2.69mmol/L，心电图示心肌缺血，肌电图示神经元损害。

辨证属脾肾阳虚夹痰夹瘀。予补中益气汤加减，静滴黄芪注射液20mL/d，配合悬灸百会、足三里、三阴交，并取黄芪针2mL，交替注射脾俞、肾俞、大肠俞、足三里、三阴交、阳陵泉等穴位，每次分别取2~4个穴位，中药内服、外洗、灌肠三者结合。

内服中药方：北芪60g，党参30g，五爪龙30g，巴戟12g，桑寄生30g，白术30g，鸡血藤30g，归头12g，川芎10g，赤芍15g，全蝎10g，僵蚕10g，水蛭10g，地龙10g，柴胡9g，升麻9g，陈皮6g，法半夏12g。

外洗方：海桐皮12g，细辛3g，吴茱萸15g，生川乌12g，艾叶9g，川断10g，羌活10g，独活10g，荆芥6g，防风10g，归尾9g，川红花6g，生葱4条，米酒40g，米醋40g。外洗并用药渣浸左上肢。

灌肠方：五爪龙60g，枳实10g，玄明粉6g。

服药2剂，眼屎多及饮水反呛止，口臭痰多之症亦减轻，进食量增加，可进食2碗流质。继续上述治疗方案，北芪渐增60g、90g、120g、150g、180g，温阳药如巴戟天、杜仲、桑寄生、川断、菟丝子、肉苁蓉等交替使用，白术增至60g，虫类化痰化瘀药水蛭、全蝎、蜈蚣、土鳖虫、僵蚕等交替使用。

同年9月，患者四肢肌力增加，可张大口，微伸舌于外。曾分别于9月24日、10月21日外感，出现鼻流清涕、咳嗽、痰多。辨证为体虚外感，以桂枝汤合止嗽散加五爪龙治愈，未用抗生素及其他中成药。由于并发症处理得当，患者症状改善明显，肌张力由亢进渐减弱，至12月可在家人的搀扶下站立5～10分钟。

11月改灌肠方如下：

方一：五爪龙60g，枳实15g，玄明粉6g。

方二：桃仁10g，归尾6g，地龙12g，菖蒲10g，川红花6g，牛膝15g，大黄（后下）5g，朴硝（冲）3g，赤芍15g，丹皮10g，川芎10g，冬瓜仁30g。

2000年1月，停用灌肠方，此后大便一直畅通，2～3日自行排便1次。1月27日，血乳酸1.98μmol/L，心电图示正常。

2000年4月11日，患者又再次出现吞咽困难，晨痰涎多等症。当时正逢春夏之际，雨多湿重，根据病情变化，选加化湿行气之品。

处方：北芪150g，五爪龙60g，巴戟天15g，川断12g，党参30g，陈皮6g，白术30g，茯苓12g，全蝎12g，僵蚕12g，炙甘草10g，当归12g，柴胡9g，升麻9g。

另悬灸百会，日2次。

处理后患者痰涎减少，吞咽困难改善，进食量增加。至2000年7月，患者可自行抬腿，肌力增至Ⅲ级。此后，维持原方案，选加露蜂房、益智仁等温阳之品交替使用。

2000年8月，再次外感，发热，体温37.8℃，微恶风，鼻寒，流涕，予桂枝汤合止嗽散加减。

处方：桂枝12g，白芍12g，大枣5枚，防风6g，百部9g，荆芥穗6g，炙甘草10g，白前6g，苍术6g，紫菀12g，藿香（后下）6g，五爪龙30g。日2剂。

两日后汗出热退，外感症状消失，续服补中益气汤加温肾化痰化瘀之品如上方。

2000年10月秋季，考虑秋燥伤阴，在补益脾肾之品基础上养阴之品：生、熟地各12g，枸杞子12g，余方同前，患者病情稳定，症状无进退，每餐进流食2碗，牛奶等加餐。

2000年11月外感，咳嗽痰多，痰黄色，质黏稠，症状以午后为重。考虑体虚外受风寒，肺有痰热。

处方：苏叶6g，枇杷叶12g，紫菀10g，百部10g，橘络10g，川贝6g，胆星10g，千层纸10g，龙脷叶12g，五爪龙50g，甘草6g。

上方服5剂，诸外感症消失，续治疾病之本，用前述温补脾肾之方，考虑此次外感伤阴，再加生、熟地各12g、枸杞子12g、石斛12g，去行气之厚朴，以防伤阴。

2000年12月13日，牙龈出血，以早晨为主，伴见痰多，脉沉弱，舌淡瘦苔薄白，考虑出血系阴药碍脾胃之运化，以致脾肾之阳虚证加重，去养阴之品，改服前述温补脾肾之方，服两剂后，牙龈出血止，早晨痰减，续守上方。

2001年1月至6月，患者病情稳定，每餐进食两碗流食。

基本中药处方为：北芪150g，山药90g，党参30g，半夏12g，白术20g，巴戟天15g，五爪龙60g，川断15g，柴胡9g，升麻6g，全蝎9g，当归12g，橘络10g。加减药物有僵蚕、全蝎、首乌、水蛭、枸杞子等。

患者生存达5年以上。

案2

张某，女，56岁，住院号154527。

2002年12月2日入院。患者于2000年初因摩托车撞伤腰部后，致腰部疼痛，继而出现右手、右下肢无力伴肌肉震颤，右手鱼际肌肌肉萎缩，病情逐渐发展，波及对侧上下肢萎缩，并出现四肢无力，饮水呛咳，吞咽欠顺，舌肌逐渐萎缩无力致使构音不清，颈软无力抬举，瘫痪。曾先后在江苏、北京等多家西医大医院住院，在上海市某西医大医院诊断为"肌萎缩侧索硬化"，经口服利鲁唑，用转移因子皮下注射等药物治疗，病情仍无好转，进行性加重，遂求治于中医。既往有高血压病史，平素服用洛丁新、倍他乐克控制血压。

体查：T 36.7℃，P 80次/分，R 20次/分，BP 120/80mmHg。慢性病面容，精神倦乏，被动体位，构音不清，张口困难咽检查不理想，舌缩难伸舌肌震颤，咀嚼肌无力，口腔有痰涎分泌物，颈软乏力，全身肌肉萎缩，双上肢肌力Ⅱ级，双下肢肌力Ⅱ－Ⅲ级，膝腱反射亢进。

诊见：全身肌肉萎缩，四肢无力，肌束震颤，吞咽及呼吸不利，只可进食半流质食物，饮水反呛，构音不清，痰多无力咯出，张口困难，舌肌萎缩，伸舌困难，寐差，排便乏力，3日1行，量少，舌质淡胖，苔略浊，脉虚弱。

西医诊断：①肌萎缩侧索硬化症，②高血压病。中医诊断：痿证（脾肾虚损）。

治疗原则：健脾补肾，强肌健力。予补中益气汤加减。

处方：黄芪60g，五爪龙45g，牛大力30g，千斤拔30g，全蝎10g，土鳖虫10g，杜仲15g，何首乌20g，巴戟天15g，淫羊藿15g，太子参30g，白术15g，陈皮5g，甘草5g。

并予口服强肌健力胶囊每次4粒，每日3次（吞咽困难者可拆出粉加水服用），辅酶Q10每次10mg，每日3次，维生素E 10mg，每日3次，静滴黄芪注射液、能量合剂。

12月12日，服药10剂后，患者自觉精神好转，四肢无力减轻，可自行抬腿，双下肢肌力增加至Ⅲ级，双上肢肌束震颤及舌肌震颤减少，饮水呛咳情况亦减少，但张口仍较困难，舌难伸出，口干有燥热感，大便秘结3日未行。患者大便不通，考虑为脾虚便秘，故需益气润肠通便。

处方：黄芪45g，五爪龙30g，党参30g，白术15g，当归10g，蜈蚣2条，僵蚕10g，杜仲15g，鹿角霜30g，夜交藤20g，素馨花10g，橘络10g，陈皮5g，甘草5g。

12月20日患者神清，精神好，四肢肌力明显增加，可在家属的搀扶下缓慢行走5~10分钟，张口较前大，舌可微伸于外，构音较清，痰涎减少，膝腱反射亢进渐减弱，效不更方，中药仍以上方减去鹿角霜、橘络，加石菖蒲、郁金以醒神开窍。

12月27日查房时，双下肢肌力已增加至Ⅳ级，双上肢肌力Ⅲ级。

两天后，患者出院自行调养，用上几方继续交替煎服。

案3

谢某，男，41岁，美国工程师。

因"渐进性四肢乏力3年余"，于2003年11月28日入院，住院号：167556。患者于2001年初日常活动中发现右肩、右手乏力，上抬受限，当时未曾重视。同年夏季患者发现右上肢肌肉萎缩，乏力渐进加重，以近侧端肌肉为主。当时就诊于美国当地医院，未明确诊断。2002年1月开始累及右上肢，同年7月经哥伦比亚等医院初步诊断为"肌萎缩侧索硬化症"，一直接受西医系统治疗，病情无好转。2003年春开始出现双下肢乏力，上楼困难。入院时症见：神清，精神可，四肢乏力，近侧端肌肉为主，双上肢平举不能，下肢上抬受限，行走后觉四肢乏力，下肢肌肉跳动。无吞咽困难，无呼吸困难，无眼睑下垂，无复视，无胸闷心慌，无头晕呕吐，纳眠可，二便尚调。既往有高甘油三酯血症史。查体：脊柱正常，双上肢、大小鱼际肌肉轻中度萎缩，双股四头肌轻度萎缩。四肢肌张力基本正常，双上肢肌力Ⅱ级，双下肢肌力Ⅳ级。腱反射正常，病理性反射未引出。舌质淡，苔腻，脉细弱。

西医诊断：肌萎缩侧索硬化症。中医诊断：痿证（脾肾亏虚，痰浊阻络）。

入院后予强肌健力胶囊、补达秀、维生素E、维生素AD、罗盖全等对症治疗，口服绞股蓝总苷以降血脂，口服开博通、脑络通胶囊以改善脑血液循环，降低血压，静滴川芎嗪针、黄芪针以益气活血通络，肌生针肌肉注射双足三里穴，中药以益气健脾，补肾活血通络。

2003年12月3日，查甘油三酯（TG）4.83U/L，天门冬氨酸氨基转移酶（AST）40U/L，丙氨酸氨基转移酶（ALT）38U/L，碱性磷酸酶（ALP）63U/L，肌酸激酶（CK）613U/L，肌酸肌酶同工酶（CK-MB）28U/L，乳酯脱氨酶（LDH）147U/L，羟丁酸脱氢酶（HBDH）125U/L。四肢乏力减轻，无明显肌肉跳动，骨三科会诊后认为诊断明确，建议轻手法按摩，可采用中药熏洗法。

2003年12月10日，神清，精神可，诉行走久觉下肢轻微乏力，肌肉跳动，舌暗淡苔白厚腻，脉细弦。邓老认为本病应属脾肾亏虚，痰浊阻络。患者先天禀赋不足，体质虚弱，加上饮食不节，损伤脾胃，复感外邪，正虚则邪侵，导致脾肾亏损，治以健脾益气，活血通络，化湿祛风为法。处方：北芪90g，五爪龙60g，生薏苡仁30g，僵蚕10g，全蝎10g，当归15g，川芎10g，赤芍15g，巴戟天15g，鸡血藤30g，防风6g，甘草5g，陈皮3g，法半夏10g，党参30g。

2003年12月24日，神清，精神好，一般情况好，病情有所好转，纳眠可，二便调。舌淡暗苔白腻根厚，脉弦。邓老查房后指示：病情稳定，没有继续发展，据舌脉表现为脾胃亏损为主，肾气尚可，脉象尺部脉尚有力，中医辨证为脾胃亏损，肾气不足，湿痰阻络之证。缘患者禀赋不足，体质虚弱，感受外邪，正气虚弱，虚实夹杂，病位在四肢肌肉，与督脉、脾肾有关，治疗以益气健脾补肾，养血通络为法：

北芪100g，五爪龙60g，生薏苡仁30g，僵蚕10g，全蝎10g，当归15g，川芎10g，赤芍15g，防风6g，党参30g，云苓15g，白术15g，法半夏10g，陈皮3g，鸡血藤30g，甘草5g。

2003年12月30日，复查TG 4.22U/L，AST 28U/L，ALT 49U/L，ALP 54U/L。神清，精神好，病情好转，四肢乏力减轻，肌力好转，纳眠佳，二便调。上肢肌力Ⅱ级，下肢肌力Ⅳ级，舌黯淡，苔白腻脉细。予带药出院，继以上方调理。随访至今，病情稳定，一般情况可。

案4

邝某，男，36岁，美国纽约皇后区，住院号：167715。

因"双手无力，肌肉萎缩1年余，上腹胀痛3年余"2003年12月2日入院。患者既往较多使用电脑，去年10月份装修房屋后出现双手无力，握筷子不稳，并渐见肌肉跳动，双手轻微颤动，消瘦，于今年4月份在美国当地医院诊治，诊断为"ALS"，诊治效果不理想。既往有胃痛病史3年余。现症见：神清，双手无力，以大拇指为甚，双手大小鱼际萎缩，双下肢乏力，行走十余分钟即感疲劳，偶有左上腹部隐痛，无泛酸嗳气，略有头晕，纳可，口干，大便略干。略瘦，咽充血，语言清晰准确，舌无颤动，舌体无萎缩。脊柱自胸椎下段及腰椎上段略向右弯曲畸形，无明显压痛，肩胛部及双上臂可见肌肉跳动，四肢消瘦，无水肿，双手大小鱼际肌萎缩，手指略弯曲，可见颤动。神经系统生理反射存，感觉正常，双膝跳反射略亢进，巴氏、戈氏等征阴性。舌暗红，苔薄白，脉细弱。四诊合参，本病当属祖国医学"萎证"范畴，证属"脾胃亏虚，筋脉失养"型。缘患者起居不慎，损伤脾胃，导致脾胃亏虚，运化失司，气血生化乏源，筋脉失养，久之萎缩乏力发为本病，并伴有偶有左上腹部隐痛之症。舌暗红，苔薄白，脉细弱皆可为脾胃亏虚，筋脉失养之征象。查AST 43U/L，ALT 50U/L，尿酸438μmol/L，CK 714U/L，CK-MB 39U/L，LDH 189U/L，HBDH 161U/L，补体C 30.83g/L，抗核抗体（ANA）弱阳性，双链DNA弱阳性。

西医诊断：①肌萎缩侧索硬化症；②慢性浅表性胃炎。中医诊断：萎证（脾胃亏虚，筋脉失养）。

入院后予强肌健力胶囊、洛赛g、补达秀、维生素B₁、维生素AD、肌苷片、辅酶Q10、舒乐安定、邓氏药膏等对症支持治疗，口服肝泰乐以保肝，静滴黄芪针、参脉针以益气活血通络，肌生针肌肉注射双足三里穴。

2003年12月10日，邓老查房，患者双手乏力依旧，行走较多则双下肢乏力明显，自觉肌跳减少，咽不适减轻，晨起有少许痰，色黄，口苦，纳一般，大便略干，舌黯红苔白腻，脉右沉缓弱、左细弱。双上肢肌肉萎缩，以大小鱼际肌、指间明显，双下肢略有消瘦。邓老以补气利湿，活血通络为法。

处方：全蝎12g，僵蚕12g，生薏苡仁30g，黄芪30g，五爪龙60g，柴胡10g，升麻10g，鸡血藤30g，云苓15g，白术20g，秦艽20g，甘草5g，陈皮5g，桑寄生30g。

2003年12月15日，复查AST 52U/L，CK 403U/L，CK-MB 27U/L，LDH 177U/L，HBDH 154U/L。各项指标均有下降，患者病情尚稳定，症如前，舌淡苔腻脉缓，湿阻脾胃，故加强健脾化湿之力。

处方：茵陈30g，薏苡仁30g，茯苓皮30g，五爪龙30g，千斤拔15g，牛大力15g，巴戟15g，龙骨30g，青天葵10g，砂仁6g，鸡内金10g，太子参20g，黄精10g，炙甘草5g，淮山15g。

2003年12月24日，神清，精神可，诉乏力，纳一般，眠欠安，口略干，无咽痛，大便调。检查：四肢及肩胛肌明显萎缩，可见较频肌跳，脊柱变形有所好转，患者诉贴膏药处瘙痒，邓老认为皮痒可能是过敏所致，可换部位敷贴。目前患者肌跳明显，属肝风内动范畴，宜柔肝熄风，可加鳖甲等养阴潜阳柔肝熄风。

处方：五爪龙90g，黄芪30g，太子参40g，鳖甲（先煎）30g，僵蚕10g，全蝎10g，防风6g，白术30g，赤芍12g，首乌30g，菟丝子15g，楮实子15g，云苓15g，玄参10g，桔梗10g，千层纸6g，甘草5g，陈皮3g。

2004年1月6日，复查AST 49U/L，ALT 68U/L，CK 397U/L，CK-MB 32U/L，LDH 174U/L，HBDH 145U/L。患者病情有所好转，精神较好，肌跳减少，肌力略有增强，面部少许痘疖，纳眠好转，二便调。舌黯红，苔略黄腻，脉缓。病情有所缓解，原治疗有效，肝功定期复查，上药加用茜草根以凉血。

2004年1月12日，神清，精神好，面部痘疖较前好转，纳眠可，二便调，腿乏力较前略有好转，肌跳略有改善，舌黯红，苔略白腻，脉缓。邓老查房后认为：病情有所缓解，原治疗有效，继以补中益气，活血通络为法施治，病情稳定，可出院，嘱患者去当地医院继续接受治疗，在家注意休养。随访至今，病情稳定。

案5

高某，男，49岁。

以"构音障碍，肌跳、肌萎缩、全身乏力18个月"于2004年8月13日入院。缘患者2002年12月无明显诱因出现构音障碍，言语不清，吞咽困难，2003年6月症状加重，在北京协和医院治疗，口服溴吡斯的明症状未见明显好转，7月出现左上肢乏力，持物困难，逐渐波及到右上肢，右肩、颈部、双下肢，并有进行性乏力，肌肉萎缩，肌跳，无呼吸困难。在协和医院：血清乙酰胆碱受体抗体（＋），重复电刺激波幅递减，新斯的明试验（－），肌电图：广泛神经源损害。2003年11月于北大第三医院诊断为肌萎缩侧索硬化症，2003年12月、2004年2月先后2次行干细胞移植，其后未见明显好转，现为求系统治疗，收入我科。刻见：言语不清，全身乏力，以左侧为甚，双手持物无力，步行困难，只能平地行走15～20分钟，肌肉跳动、萎缩，动则汗出、汗多，饮水时有呛咳，吞咽稍困难、右侧听力减退，视物模糊，纳眠可，二便调。舌尖红，舌苔黄厚腻，脉细涩。神志清楚，精神疲倦，营养中等，形体消瘦，肌肉萎缩，步行入院。右耳气导小于左耳气导，右耳骨导大于左耳骨导。伸舌左偏，咽部稍充血，咽反射减弱，悬雍垂稍右偏。脊柱无畸形，舌肌萎缩，四肢及躯干肌肉不同程度萎缩，双上肢肌张力减弱、肌力Ⅳ级，左侧稍弱，双下肢肌张力稍增高、肌力Ⅳ级，左侧稍弱。腱反射亢进，双侧踝阵挛弱阳性，双侧髌阵挛阴性，双侧霍夫曼征（＋），双侧巴氏征（－），双侧查多克征（＋）。

西医诊断：肌萎缩侧索硬化症。入院诊断：中医诊断为痿证（脾肾虚损，湿热内蕴）。

2004年8月20日一诊：邓老认为：患者病属痿证，证属脾肾虚损，湿热内蕴，因肾为先天之本，肾主骨生髓，肾虚不能化骨生髓；脾胃为后天之本，脾胃虚弱，不能化生气血，运化水湿，故内生湿热，气血不足，不能营养全身。脾肾虚损，肌肉、骨髓无以化生，故肌肉萎软痿缩无力。以中医治疗为主，予黄芪针静脉滴注，口服强肌健力胶囊，生肌针穴位注射足三里。中药以健脾益气强肌，活血化痰通络立法。

处方：黄芪80g，五爪龙50g，党参30g，僵蚕12g，全蝎12g，当归15g，升麻10g，柴胡10g，薏苡仁30g，胆南星10g，法半夏12g，陈皮5g，白术15g，云苓15g。4剂，水煎服

二诊：经治疗后舌苔黄腻变薄，语言不清等症状减轻，症见好转，续前方去薏苡仁、法半夏加巴戟天、杜仲以补肾培元，强肌健力。

案6

杨某，男，49岁。

因"进行性四肢乏力伴肌萎缩1年半，加重3个月"于2004年7月6日入院。缘患者在2002年12月无明显诱因出现右下肢肌肉跳动，进行性乏力，肌肉萎缩，逐渐波及到右上肢、右肩、左上肢、颈部，无吞咽困难，无呼吸困难。2003年3月于北大第三医院诊断为肌萎缩侧索硬化症，2003年12月行干细胞移植三次，其后未见明显好转，近3个月上述症状加重。刻见：神志清，精神稍疲倦，步行困难，右下肢、双上肢、颈部乏力、肌肉跳动、萎缩，构音不清，汗出较多，饮水时有呛咳，无吞咽困难，无呼吸困难，纳眠可，大便干，每日2次，小便调。舌尖红，舌苔黄腻，脉细涩。体查：营养中等，形体消瘦，肌肉萎缩，车推入院。脊柱无畸形，四肢及躯干肌肉不同程度萎缩，双上肢肌张力减弱、肌力Ⅲ级，双下肢肌张力正常、肌力Ⅳ级，右侧稍弱。腱反射亢进，双侧踝阵挛阳性，双侧髌阵挛阳性，双侧巴氏征（+），双侧查多克征（+）。

西医：肌萎缩侧索硬化症。入院诊断：中医：痿证（脾肾虚损、湿热内蕴证）。

邓老查房后认为：患者天门、鼻准部位发亮，为佳兆。脉象右弦而有力，左尺脉弱，提示脾肾两虚，以益气补肾为大法。

处方：黄芪100g，五爪龙50g，党参30g，当归15g，牡蛎（先煎）30g，云苓15g，陈皮5g，柴胡10g，升麻10g，白芍12g，全蝎12g，狗脊30g，僵蚕12g，薏苡仁20g，甘草5g，白术30g，肉苁蓉30g，桑寄生30g，龙骨（先煎）30g。4剂，水煎服。

二诊：患者服药后诉病情有所好转，感周身乏力，肌肉跳动、晨僵感

减少，纳食可，二便调。现脉象右寸脉弱，提示肺气虚，仍以益气健脾，补益肺肾为大法。

处方：黄芪100g，五爪龙50g，党参30g，当归15g，云苓15g，陈皮5g，柴胡10g，升麻10g，白芍12g，全蝎12g，狗脊30g，僵蚕12g，薏苡仁20g，甘草5g，白术30g，肉苁蓉30g，桑寄生30g。

用药后患者进一步好转，现继续用上方加减治疗。

（案1至案6录自：邱仕君.邓铁涛医案与研究［M］.北京：人民卫生出版社，2011：44-51.）

案7

林某，男，54岁，2002年10月初诊。患者2年前无明显诱因相继出现双下肢乏力，肌肉跳动，无肌肉萎缩，尚可行走，乏力进行性加重。10个月前开始出现双上肢乏力，肌肉跳动，右上肢不能进行持碗、持筷、系纽扣等精细活动。相继在广州各大医院治疗，诊断为运动神经元病（肌萎缩侧索硬化症），均于病情稳定后出院。出院后坚持中药治疗。6个月前尚能右手持笔写字，但4个月前肢体乏力再次加重，右手不能持笔。诊见：二便尚调，睡眠差，舌淡红、苔白，脉细。察体：神清，言语尚清晰，舌肌萎缩，可见肌束颤动，伸舌不能，咽反射迟钝，右侧胸锁乳突肌肌力下降，颅神经检查未见明显异常。双侧大鱼际肌及冈上肌萎缩，双上肢肌张力正常，双下肢肌张力高，左上肢肌力2级，右上肢肌力1级，双下肢肌力1级，深浅感觉无异常。腱反射亢进，双侧罗索里莫征（＋），双侧髌阵挛、踝阵挛阳性，双下肢病理征未引出。肌电图示右下神经及右正中神经运动传导波幅偏低，其余所查神经传导未见异常改变。所查肌肉见神经电位，轻收缩明显延长，波幅高，重收缩募集少，峰值可；双股四头肌、右第一骨间肌、右胸锁乳突肌示神经源性损害，右正中神经运动传导周围性损害，以轴突损害为主。

请邓老会诊，认为本病属中医痿证范畴，证属脾肾阳虚夹瘀。予补中益气汤加减口服，静脉滴注黄芪注射液，加服强肌健力口服液，配合艾灸百会、足三里、三阴交。内服处方：黄芪120g，党参、五爪龙、桑寄生、鸡血藤各30g，白术20g，巴戟天、当归头各12g，赤芍15g，川芎、水蛭、全蝎、僵蚕各10g，柴胡、升麻各9g，陈皮6g，水煎服。每日2剂，每次久煎至1小时。经治疗后患者有肌肉跳动感，纳食尚可，二便调，守上方加地龙、土鳖虫各10g，以活血通络。

2002年11月二诊：患者出现外感咳嗽，咽痛，恶风。邓老辨证为体虚外感风寒，拟方：豨莶草12g，北杏、桔梗各10g，紫苏叶、薄荷叶、防风、甘草各6g，大枣6枚，五爪龙30g，一次服2剂，诸症消失后，续以初诊方治本。

2002年12月三诊：患者出现吞咽困难、痰黏难咯等症，邓老根据病情变化，选加化痰行气之品。处方：黄芪150g，五爪龙60g，党参、白术各30g，巴戟天15g，续断、僵蚕、茯苓、全蝎、当归头各12g，紫菀、百部、桔梗、炙甘草各10g，柴胡、升麻各9g，陈皮6g。每日1剂，水煎服。悬灸百会，每日2次。药后患者痰涎减少，吞咽困难改善，食量增加。至12月底患者可自行抬腿，肌力增至2级。此后，维持原治疗方案，选用巴戟天、杜仲、菟丝子、肉苁蓉等补肾之品交替使用。

2003年1月至6月随诊：病情稳定，每餐进食2碗流食。服用中药基本方：黄芪120g，五爪龙60g，党参30g，熟地24g，茯苓、白术、当归、白芍、巴戟天、当归各15g，川芎、僵蚕、土鳖虫、全蝎各10g，陈皮5g。

（案7录自：汪双双，杨晓军.邓铁涛教授治疗肌萎缩侧索硬化症经验整理［J］.广州中医药大学学报，2010，27（3）：310-312.）

2 黄文东（1案）

黄文东（1902—1981），江苏省吴江人。曾任上海中医学院院长，教授。擅治慢性肠胃炎、胃溃疡、胃痛、慢性胃炎、再生障碍性贫血等症。

王某某，男，41岁，职工。

初诊：1972年12月8日。

两手鱼际肌肉萎缩已2年余，两臂肌肉跳动。亦有萎缩现象，下肢行动无力。从1968年7月劳累后汗出淋雨，全身乏力，病势逐渐发展。曾经某医学院神经科检查，诊断为"肌萎缩脊髓侧索硬化症"，久经中西医治疗未效。患者除肌肉萎缩外，兼有腰痛、四肢冷，遗精、失眠、神疲、食少等症。舌质淡红、边紫，苔薄黄，脉细弱。病属肝脾肾三脏俱虚，精血亏耗，筋脉肌肉失养所致。中医称为"痿证"。治拟补养气血，健脾补肾，佐以舒筋活络，以冀控制病势发展。

制首乌四钱，熟地四钱，制狗脊五钱，续断四钱，党参三钱，当归三钱，赤芍三钱，木瓜二钱，牛膝三钱，桑寄生五钱，红花一钱半，广木香一钱半。

此方带回，嘱连服2个月，以后继续通信治疗。

1973年4月8日来信说：前方已服2个月，病情有所好转，下肢沉重较轻。行步稍稳，伸腰时小腿抽筋已愈，精神较好，饮食如常，但上肢仍无力上举，肌肉仍有跳动，晨醒后觉咽喉干燥，夜寐易醒，时有遗精，肌肉萎缩无发展现象。

复信处方：病情略有好转，但晨醒后咽喉干燥。仍守愿法，加入益气滋阴之品。

前方加黄芪三钱，元参三钱，生甘草一钱。去木香。此方再连服2个月。

从此以后，两三个月通信1次，症状仍如前述。1973年夏季，自觉手足心热，兼咽干口燥。前方再加天冬、麦冬、丹皮等滋阴清热药。至冬季，嘱继续煎服膏滋药，前方配合味厚填精之剂，从根本上加以培补，以冀本固枝荣，缓图功效。

膏方（冬季用）：

生、熟地各三两，山药三两，丹皮一两五钱，制首乌三两，制狗脊三两，桑寄生三两。续断三两，天、麦冬各三两，党参三两，黄芪三两，当归三两，枸杞子三两，酸枣仁三两，柏子仁二两，炙远志一两，知母一两五钱，黄柏一两五钱，阿胶四两，龟版胶四两，红枣四两。

以上各药水浸一宿（阿胶、龟版胶另用陈酒炖烊），煎3次，取浓汁。加入阿胶，龟版胶（烊化后搅入）。最后加入冰糖500g收成膏。每早晚各用一汤匙，开水冲服。每料可服2个月。

1974年3月来信说：冬令服膏方2个月后，精神较佳，夜寐亦安，遗精减少，上肢肌肉跳动已停止。但肌肉萎缩上举无力如前，行步尚平稳，下肢肌肉略有萎缩现象。

复信处方：经过中药治疗1年多以来，病情基本稳定，症状有所改善。故治法及方药无更动。但因服药过久，往往药疲功微。建议今后在每年的3—12月之间改服丸药，12—3月之间服膏滋药，以巩固疗效。平时宜注意饮食营养和适当锻炼，以增强体力，使久病之体渐渐得到恢复。

丸方：

在膏方中去阿胶、龟版胶、冰糖，用红枣500g熬汤泛丸，每早晚各服二钱，开水吞服。

最近在通信随访中，据告今年春、夏以来，病情基本稳定。目前仍在继续服丸药治疗。并附告1975年5月28日血常规及小便化验：血色素14.5g，白血球7200，血小板10.6万；小便化验正常。

（上海中医学院附属龙华医院. 黄文东医案［M］.上海：上海科技出版社，1977：236-240.）

❸ 王任之（1案）

王任之（1916—1988），安徽歙县人。新安王氏医学传人，曾任安徽省中医学会会长，对治疗内、妇科疑难杂病有丰富的临床经验，擅治中风、骨质增生、前列腺炎、肝炎、肾炎等症。

张某，男，23岁。1981年8月20日初诊。因拟诊肌萎缩侧索硬化症神经内科病房住院。经治疗后吞咽困难较利，不需鼻饲，然进食需缓缓咽下，饮水却仍发呛，语言较清晰，但语音低，四肢乏力。尚可活动，而肌肉明显萎缩，舌肌亦萎缩，脉濡弦。脾脉系舌本，肾脉循喉咙，肌肉萎缩，声音嘶哑，当从脾、肾为治，而饮水发呛，吞咽困难，则乃瘀阻会厌之过，拟先治会厌，然后徐图脾、肾。处方：

桃仁12g（去皮、尖，杵），红花4g，苦桔梗9g，甘草3g，生地黄12g，玄参6g，全当归10g，炒白芍6g，炙柴胡4.5g，炒陈枳壳4.5g，炙远志肉6g，石菖蒲3g，木蝴蝶3g。

二诊（1981年9月3日）：饮水只能少量缓进，言语略多则舌謇不清，唾液甚少，颈项乏力难以抬起，脉濡弦。守原方加减：

生地黄12g，玄参6g，射干3g，山豆根6g，桃仁6g（去皮、尖，杵），红花4g，苦桔梗9g，甘草3g，炙远志肉6g，石菖蒲3g，胆南星4.5g，制白附子3g，金果榄4.5g。

三诊（1981年9月17日）：舌木硬见轻，咽饮略利，进流质饮食，每于中途呕出，呕出而后续进，脉濡弦。再治会厌，行瘀通降。处方：

生地黄12g，玄参6g，射干3g，山豆根6g，桃仁6g（去皮、尖，杵），红花4g，苦桔梗9g，甘草3g，法半夏4.5g，淡干姜2.5g，炒黄连1.5g，炒陈枳壳4.5g，代赭石9g。

四诊（1981年10月8日）：吞咽略利，每餐进食一两左右，食至中途。仍有嗳气吐食，舌肌萎缩稍有恢复，而言语仍欠清晰，面白肢冷，脉虚细。治拟变通，处方：

桃仁6g（去皮、尖，杵），红花4g，苦桔梗9g，甘草3g，何首乌12g，大熟地12g，潞党参10g，绵黄芪10g，巴戟天9g，淡附片9g，淡肉苁蓉10g，炙远志肉6g，石菖蒲3g。

五诊（1981年12月1日）：患者因吞咽欠利，又畏药苦，而停服中药近月。近来若坐势端正时，进流质不再作呛，舌能伸出唇外分许，神疲形瘦，乏力如前，脉濡弦。仍拟养肝、肾，利会厌为治，处方：

何首乌12g，大熟地12g，甘枸杞子10g，北五味子6g，桃仁6g（去皮、尖，杵），红花4g，炙柴胡4.5g，炒陈枳壳4.5g，细生地10g，玄参

6g，苦桔梗9g，甘草3g，炙远志肉6g，石菖蒲3g。

六诊（1981年l2月10日）：咽饮不再作呛，声音较扬，余证如前，脉濡细。续守原方损益。处方：

何首乌12g，大熟地12g，甘枸杞子10g，北五味子6g，桃仁6g（去皮、尖，杵），红花4g，炙黄芪10g，南、北沙参各6g，细生地10g，玄参6g，炙远志肉6g，石菖蒲3g，苦桔梗9g，甘草3g。

（王宏毅.中国百年百名中医临床家丛书——王任之［M］.北京：中国中医药出版社，2001：89-91.）

④ 王渭川（1案）

王渭川（1898—1988），江苏省丹徒县人。曾任成都中医学院任妇产科教研室主任及附属医院妇产科主任医师。从事中医教学、临床工作70余年，对妇科杂病研究较深，总结出温、清、攻、补、消、和妇科六法，对带下、乳核、功能性子宫出血、子痫、阿狄森病等的治疗。

姜某某，男，13岁，学生，大连人。1975年5月12日初诊：右腿内翻，行走困难，左腿硬直不能打弯，走路不稳，易跌倒，病情渐重已历年余。3年前，曾患肝炎，经辽宁省某医院检查，心肺脾未见异常，眼底正常，双上肢活动尚可，双下肢呈痉挛性步态，肌紧张力增强，双膝跟腱反射亢进，左踝有痉挛。右腿呈强硬状态，有轻度内翻，脉弦涩，舌质淡红，苔薄白，患者因行动不便经常卧床，故体弱食少。婴儿时说话欠清晰，智力反应缓慢。

西医诊断：侧索硬化。

中医辨证：筋络瘀滞夹风、肾督虚损，影响奇经。

治则：舒筋通络，和血化瘀，固智补肾调节奇经。

235

处方：仿通窍活血汤合补中益气汤加减。当归三钱，川芎二钱，赤芍三钱，桑寄生五钱，菟丝子五钱，桃仁三钱，地鳖虫三钱，蜈蚣二条，乌梢蛇三钱，全蝎二钱，牛膝二钱，威灵仙三钱，续断八钱，鹿筋四钱，麝香半分（冲服）、自然铜五分（醋碎研末胶囊吞服），川贝三钱，石斛四钱，1周6付，连服2周。

5月26日二诊：服上方12付后，病情逐渐好转，下肢走路时感到有力，食欲增加，脉濡缓，舌同前。治法：守前法继进。

处方：党参八钱，生黄芪二两，鸡血藤六钱，当归三钱，川芎二钱，川贝三钱，桑寄生五钱，菟丝子五钱，地鳖虫三钱，蜈蚣一条，乌梢蛇三钱，全蝎三钱，鹿筋四钱，麝香一分（冲服），自然铜七分（醋碎研末胶囊吞服），嘱患者之父把处方带回大连服1月后，以后通函改方。患者回大连后，2个月时间配服了40付，病情更有好转。

7月12日三诊：服药后，走路渐稳，可到场上晒大虾，舌脉如前。仍守前方加减。

处方：党参八钱，生黄芪二两，鸡血藤六钱，黑故脂四钱，生蒲黄三钱，地鳖虫三钱，地龙三钱，蜈蚣一条，百花蛇舌草三钱，水蛭二钱，鸡内金三钱，石斛三钱，麝香一分（冲服），自然铜五分（醋碎研末胶囊冲服）。

9月19日四诊：病情显著好转，走路步稳，只右腿内翻。由于喜爱活动，食欲增进，体力转强，形体渐胖。再经辽宁某医院复查，发育良好，个子长高，腿肌无萎缩，也无麻木之感。前述证状，双膝跟腱反射亢进消失。脉微缓，舌质淡红，舌光薄，此际颈部后转（掉头）微显不自然。守前方略予加减。

处方：党参八钱，鸡血藤六钱，生黄芪二两，当归三钱，川芎三钱，桑寄生五钱，菟丝子五钱，地鳖虫三钱，蜈蚣一条半，百花蛇舌草三钱，全蝎三钱，麝香一分，自然铜一钱（醋碎研末胶囊冲服），葛根五钱，鹿筋四钱，何首乌八钱，川贝三钱，石斛三钱，每周6付。连服12周。

12月27日五诊：服上方48付后，步行渐趋正常，眠食俱佳。有要求复学之意，未得校方许可。继守前方略予加减。

处方：鹿筋四钱，党参八钱，鸡血藤六钱，生黄芪二两，桑寄生五钱，菟丝子五钱，地鳖虫三钱，蜈蚣一条，蕲蛇三钱，全蝎二钱，麝香一分（冲服），自然酮一钱（醋碎研末胶囊冲服），骨筋草三钱，活首乌八钱，千年健八钱，葛根五钱，川贝三钱，石斛三钱，1周6付。连服12周。

1976年4月1日六诊：服上方100付后，诸证消退，体力恢复，脉苔正常。

治则：守前法佐以益肾固督调节奇经。

处方：党参八钱，鸡血藤六钱，生黄芪二两，川贝三钱，蜈蚣一条，蕲蛇三钱，全蝎二钱，石斛三钱，桑寄生五钱，菟丝子五钱，麝香一分（冲服）。1周4付常服巩固。

上方服至8月份约60付后，患者不愿再服，病情历时14个月，痊愈。并来函，索回辽宁锦州名医院检验单，准借复学。

［体会］侧索硬化症，是现代医学上的病名。似属于祖国医学中的经络疾病。它往往牵涉到"奇经八脉"和"十二经脉"。因此在治疗上除以舒筋通络，活血化瘀为主。但也必须联系到调节奇经及益肾固督为主。

方中归、芎、赤芍、桃仁，具有活血行血作用。活血则化瘀，瘀去则络脉通矣；参芪益气升发，得麝香芬芳辛窜；自然铜健筋骨，散结、强督，蜈蚣、全蝎、乌梢蛇、地鳖虫合桑寄生、菟丝子、葛根、续断等，俱有补肾气，益精髓，软坚舒络，共起祛风、镇痉作用，对痉挛、抽搐、痿痹瘫痪等都有立起筋络瘀阻之功。故对"原发性侧索硬化症"有显著疗效。其余之药，多属佐使，姑不俱论。

由于患者罹病既久，气血两虚，脾阴不足，故后步方中佐以川贝、石斛、鸡内金，以养阴生津，运育脾阴，与舒筋活络同时并举。

（成都中医学院老中医经验整理组.成都中医学院老中医医案选［M］.出版者不详，1977：80-82.）

⑤ 裘昌林（1案）

唐某，女，56岁，因"言语含糊，左侧肢体无力进行性加重半年余"

于2007年8月3日就诊。患者自觉咽喉部不适1年，出现言语含糊说话费力半年余，伴饮水呛咳，吞咽尚无梗阻，同时伴左侧肢体无力，上肢尤甚，症状进行性加重，左上肢肌肉萎缩，以左手骨间肌、大小鱼际肌萎缩明显，舌肌轻度萎缩，伴肌肉跳动，言语含糊，舌淡红苔薄腻，脉细。肌电图检查：双手第一骨间肌，胸锁乳突肌纤颤（++），可见巨大电位，多相波增多，胫前肌纤颤（+），正相波（++），多相波增多，考虑运动神经元病。头颅MRI两侧大脑半球白质区少量缺血灶。中医诊断：喑痱（肾虚虚痰浊上泛）；西医诊断：运动神经元病肌萎缩侧索硬化。治拟：滋肾阴，补肾阳，开窍化痰。处方（地黄饮子加减）：熟地黄15g，山茱萸12g，肉苁蓉15g，巴戟天12g，肉桂（后下）5g，淡附子6g，全蝎6g，蕲蛇6g，砂仁（后下）6g，川石斛12g，姜半夏12g，石菖蒲12g，配合炙马钱子胶囊1粒，每日3次，逐渐加量至2粒，每日3次维持。西药：复合维生素B、叶酸等。药后自觉言语较前清晰，咽部不适感减轻，守原方继服，饮水呛咳好转，肢体肌力改善不明显，但肉跳感明显减少。上方为主，随症加减连续服用3个月，症状稳定出院。

（张丽萍，王珏，裘昌林.裘昌林治疗运动神经元病的经验［J］.中华中医药学刊，2011，29（1）：86-88.）

⑥ 尚尔寿（1案）

宋某某，男，38岁，干部，住院号4589，入院日期：1990年12月30日。

主诉：四肢无力伴肌肉进行性萎缩1年半。

现病史：患者于1989年5月份无明显诱因出现左手无力，左手虎口轻度萎缩，1989年8月9日住梅河口市医院内科，做微循环检查、胸透、颈椎拍片，诊断不清，经口服维生素无好转，但行走自如。1989年10月9日转长春医大，住神经内科47日。做CT、核磁共振检查，除外脊髓空洞症，用腺苷三磷酸静脉滴注加辅酶A共15日，两疗程；转移因子10日；胸腺肽

1周，症状仍然继续加重。于1990年3月份出现右上肢肌无力伴肌肉萎缩，但是尚能自理，痛、温、触觉均存在，全身肌肉亦有不同程度疼痛。患者于1990年5月份无明显诱因，双下肢出现无力，行走不稳，继而双下肢肌肉萎缩，在此期间一直服用中药（药味不详）、维生素B、维生素E。曾接受针灸治疗1个月。总之，病情日益加重，以致出现构音不清，喝水呛、吃饭正常，大小便正常，从未发热等。

患者由家属陪同来西苑医院，找尚尔寿主任医师治疗。西苑医院因无床位，转入协作单位医院住院，由尚尔寿定期查房，主持治疗。

既往史：健康。

药敏史：磺胺药过敏、青霉素过敏。

个人史：一直生活在东北，吸烟史15年，每日1盒。饮酒每日3两。现已不饮。

婚姻史：已婚，爱人健康，所生一男一女孩均健康。

家族史：父母健在，兄妹四人均健康。

体格检查：

体温36.6℃，脉搏70次/分，呼吸12次/分，血压110/70mmHg

患者神智清楚，发育正常，半卧位，查体合作。头颅、五官外形无畸形，额纹对称，毛发分布均匀。巩膜未见黄染，睑结膜不苍白，双眼球活动自如，轻度突出，眼睑无水肿。鼻通畅无阻。口唇色泽红润，舌伸正中，未见明显舌肌萎缩。咽（-），扁桃体（-），口腔黏膜（-），外耳未见分泌物，头体活动迟缓。

颈软无抵抗，未见颈静脉怒张，双侧甲状腺无肿大，气管居中，胸廓对称，双侧呼吸度一致，双肺呼吸音清晰，无干湿啰音，未见肋间肌萎缩。心界叩诊无增大，心脏各瓣膜未闻及病理性杂音，主动脉瓣区第二心音听诊与肺瓣区第二心音相同（A2=P2），心率70次/分，律齐。

腹平软，肝上界6肋，肝下界未及，脾未触及，全腹无包块，无压痛，肠鸣音存在，腹水症（-）。

全身浅表淋巴结未及，皮肤未见充血点及斑丘疹，未见黄染，双下肢无水肿。

神经系统检查：患者构音欠清晰，记忆力好，无烦躁及情志障碍。

双上肢不能上举外展，上肢肌肉中度萎缩，双手指间肌萎缩明显，指关节、腕关节及肩关节均活动受限，伴活动后疼痛。双上肢肌力Ⅲ级，肌张力尚可，腱反射(+++)，霍夫曼氏征（+），双下肢腓肠肌肉萎缩，趾间肌轻度萎缩，膝关节及踝关节活动尚可，双下肢肌力Ⅳ级，肌张力适中，腱反射（+++），双足巴氏征（+）。

患者感觉（痛、温、触、压觉）存在，位置觉存在、对称，双手潮红，出汗较多，双手明显抖动，不能独立行走，双下肢跟、膝、胫试验（−），腹壁反射存在。

尚老诊时症见：患者神情呆滞，言语不清，喝水呛咳，四肢消瘦，疼痛无力，步履艰难，行走不便，纳谷一般，二便正常。舌质暗红，苔白腻，脉弦细。

实验室及理化检查均属正常。

西医诊断：肌萎缩侧索硬化症。

中医病名：痿证。

辨证：肝、脾、肾于虚，肝风内动，痰瘀阻络。

治法：平肝熄风、滋肾补肝健脾、活血祛痰通络。

处方：复肌宁Ⅰ号方加减：

胆星10g，菖蒲10g，麦冬15g，伸筋草15g，牡蛎（先下）20g，珍珠母（先下）20g，桂枝10g，杜仲炭10g，牛膝15g，桃仁10g，丹皮10g，赤芍10g，陈皮10g，半夏10g，香附10g，当归10g。每日1剂，水煎服。

西药：口服B族维生素类、维生素C及肌酐片。

配合针灸、按摩治疗。

1991年1月9日尚老查房：患者入院后病情平稳，全身不适较在东北有所缓解，饮食每日9两，吞咽较前好转，并能做轻微锻炼，二便正常。据证尚老调处方：

胆星10g，菖蒲15g，麦冬10g，伸筋草15g，牡蛎（先下）20g，珍珠母（先下）20g，僵蚕15g，牛膝10g，云苓15g，佛手15g，黄芪20g，党参15g，钩藤15g，焦三仙各10g，陈皮10g，姜夏10g，桂枝10g，杜仲炭15g，生甘草5g。每日1剂，水煎服。

此后尚老每周查房1次，以上方为主稍加调动。

1991年4月9日患者病情稳定，无特殊不适感，体重已增长3kg。据证调整处方：

胆星10g，菖蒲15g，伸筋草15g，僵蚕15g，牛膝15g，佛手15g，黄芪20g，党参15g，钩藤15g，杜仲炭15g，山药15g，山萸肉10g，枸杞子15g，夜交藤15g。每日1剂，水煎3次，早、中、晚温服。

1991年5月4日：患者病情稳定好转，能独立行走，慢而不稳，轻拖步，一次能坚持行走10分钟，吞咽已不呛，言语缓慢，不十分清楚，但能让人听懂。四肢仍无力，有发紧感，纳谷一般，二便正常。继服4月9日药方。

1991年6月13日：患者经治疗后病情控制且稳定好转。外观看患者行动轻松，两膝屈弯度增大。入院时患者从床边到房间的沙发上，其家属不在屋时，常因活动不便摔倒，目前患者可以从病房到院内活动，有时自己可以到马路上去散步。患者要求出院治疗，经尚老同意准其拿药回家继续巩固治疗，并随时追访。

1991年7月底：患者从梅河口市给尚老打来电话告知，患者已经上班工作，行走、蹲起自如，纳谷佳、睡眠佳，活动过度时仍感乏力。尚老嘱其继服复肌宁Ⅰ号片剂，巩固疗效。

（闫洪琪，马立森.尚尔寿疑难病临证精华［M］.北京：新世界出版社，1992：94-98.）

⑦ 周仲瑛（1案）

范某，男，42岁。2004年12月发现左手无力，2005年10月诊断为肌萎缩侧索硬化症，2006年右手出现无力，9月颈转僵硬，2008年4月构音困难，言语不清，行走无力。10天前两手上抬无力，胸闷，二便不能自控，汗多，怕热，大便正常，肌肉时有眴动，舌苔淡黄腻，质紫暗，舌肌萎缩、眴动，脉小滑。查肺通气功能障碍。周老认为该患者的病机要素是风痰瘀阻，湿热浸淫，肝肾亏虚，气不运血。处方：制白附子10g，制南星10g，僵蚕10g，广地龙10g，炙蜈蚣3条，汉防己12g，赤芍10g，白芍10g，木瓜15g，炒苍术10g，白术15g，黄柏10g，生薏苡仁20g，生黄芪50g，川断20g，炮山甲（先煎）10g，党参15g，当归10g，鬼箭羽15g，煅龙骨20g，煅牡蛎25g，葛根20g，石斛10g。服上药2个月后，复查肺通气功能有明显改善，胸闷明显减轻，四肢力量增强，原方改生黄芪80g，加乌梢蛇10g，以此增强补气活血、舒筋通脉之功，继续治疗，徐图功效。

[按语]本例患者属肝脾肾三脏具虚，精血亏耗，筋脉肌肉失养，同时伴有湿热浸淫。治疗上一方面补养肝肾精血，用当归、石斛、川断等；另一方面重视脾胃生化，以党参、黄芪、白术、薏苡仁健脾补气，使得气血津液充足，则筋脉肌肉得以营养。对于湿热浸淫，风痰瘀阻，周老往往给予黄柏、苍术、防己、制南星等，并重用虫类药物如山甲、僵蚕、广地龙、蜈蚣、全蝎等搜风通络。

（吴明华.周仲瑛教授从病机要素论治运动神经元病举隅［J］.湖南中医杂志，2009，25（6）：72-73.）

（三）进行性脊肌萎缩症（3案）

1 张镜人（2案）

案1

王某，男，49岁。

初诊：1991年11月25日。

主诉：上肢肌肉萎缩，震颤。

病史：头晕乏力，肌肉萎缩眴动，上肢震颤，口干便溏，胃纳少馨，曾住院，神经科诊断为运动神经元病变，进行性脊肌萎缩。

舌脉：舌尖部萎缩，苔薄腻，脉细弦。

辨证：肝肾亏损，脾运失健。

中医诊断：痿证（运动神经元病变）。

治法：养肝肾，助脾运。

方药：炒归身9g，制黄精9g，楮实子9g，太子参15g，炒山药9g，炒白术9g，炒白芍9g，炙甘草3g，枸杞子9g，钩藤（后下）9g，山萸肉9g，香谷芽12g。14剂。

随访服药半年余后随访，患者肌肉萎缩未见发展，能够正常上班，舌肌萎缩有所改善，但仍感乏力明显。

［按语］痿证有因于热者，有因于湿者，有因于虚者。来势急者多因热与湿，来势缓者多因虚与湿。本案病症渐缓而来，因此治从虚着手，而其虚主要责之于肝肾，故以补养肝肾立法。脾主肉，肌肉萎缩，治当佐以健脾助运。肌肉眴动，上肢震颤，此风动之征，故当佐以酸甘柔养，平肝熄风。肝脾肾三脏同治，方能奏效。

案2

乐某，男，18岁。

初诊：1979年1月24日。

主诉：左侧上、下肢肌肉萎缩1月余。

病史：左侧上、下肢肌肉萎缩1月余，呈进行性，胸肌亦见萎缩，遇寒则手指挛急，肢体乏力，痰稠，本院神经科诊断为进行性脊肌萎缩症，某医院诊断为侧索硬化症。

舌脉：舌苔白腻，脉濡细而滑。

辨证：痰湿中阻，气血不足，营血运行不利，筋脉失养。

中医诊断：痿证（进行性脊肌萎缩）。

治法：和营通络而化痰湿。

方药：生黄芪9g，炒党参9g，炒当归9g，赤、白芍各9g、炒白术9g，楮实子9g，炒川断15g，枸杞子12g，制狗脊15g，指迷茯苓丸9g（包），陈胆星3g，制半夏5g，炒陈皮5g。20剂

二诊：1979年2月14日。

症情尚稳定，手指挛急较减，痰略减少，乏力，苔薄白腻，脉濡细，再守前法。

处方：上方加杜仲9g。

随访：服药3个月，手指挛急已减，下肢较前有力，肌肉萎缩有所控制，上法减少化痰之品，参入补骨脂、仙灵脾、陈木瓜、红花、丹参等补益肝肾，活血通络之品，以图功效。

[按语] 本案痿证，病起缓慢，由气血不足，肝肾亏虚，痰湿阻络所致。故以参、芪、归、术、芍等益气和营，楮实、枸杞、川断、狗脊补益肝肾，配合二陈、胆星、指迷茯苓丸以化痰通络。后期进一步加入丹参、红花活血通络，病情获得控制。

（张镜人.中国百年百名中医临床家丛书——张镜人［M］.北京：中国中医药出版社，2001：107-108，110-111.）

② 周仲瑛（1案）

吴某，男，47岁，2006年4月初诊。中医诊断：痿证。西医诊断：进行性脊肌萎缩症（神经源性）。病起于1992年底，两肩痛，且逐渐加重，发展至不能抬举活动，肩关节脱落，肩臂胸肌痿而不用，有时大腿肌肉眴动，咽喉略见哽塞，四肢感觉正常。曾肌活检证实为"神经源性肌损害"，肌电生理检查结果与此一致。舌苔薄腻微黄，质暗紫，脉细。中医辨证属肝肾亏虚，气血不能灌注营养，久病络瘀。处方：党参15g，黄芪30g，白术15g，当归10g，葛根15g，生薏苡仁15g，川断20g，片姜黄10g，土鳖虫6g，怀牛膝10g，炙蜈蚣3条，制南星10g，赤芍12g，炙草3g，僵蚕10g，仙灵脾10g，鹿角片10g，法半夏10g，白芥子10g，蜂房10g，鸡血藤20g，千年健15g，炒神曲10g。每日1剂，水煎，分2次内服。患者于2006年6月17日诉左手臂活动稍灵，手指屈伸改善，手臂肌肉有所增粗，但皮肤瘙痒，右手臂改善不如左臂，手指活动困难，故原方将黄芪增至50g，加汉防己12g、天仙藤15g、路路通10g。以后复诊时黄芪逐步加量至60g，同时在原方基础上随症加减。足肿尿黄则加苍术6g、黄柏6g，以此增强清利湿热作用；夜尿清，腰脊酸软无力加炙附片5g、炮姜4g。继续治疗半年后患者肌肉未见萎缩，周身肌肉新生，颈部软弱改善，颈根部有痛感，俯仰动作活动自如，足趾收缩逐渐有力，手指尚能屈伸，但无力，手指动作幅度不大。现仍在继续治疗中。

（董筠.周仲瑛教授治痿证辨证用药经验［J］.湖南中医杂志，2008，24（5）：35-36.）

四 肌营养不良症（27案）

肌营养不良症（muscular dystrophy，MD）是一组与遗传有关的肌纤维变性和坏死疾病，主要临床特征为进行性肌肉无力和萎缩。根据受累肌群的分布，临床上分为7型。

（1）假肥大型（Duchenne型和Becker型）。呈X-性连锁隐性遗传，男性患病，女性携带。5%～10%的女性携带者有不同程度的肌无力，常不对称，并有腓肠肌肥大。Duchenne型病情较重，通常在幼儿期起病，表现为学步困难、易跌倒、跌倒后不易爬起。臀中肌受累而致骨盆左右上下摇动，跟腱挛缩而足跟不能着地，腰大肌受累而腹部前凸，头后仰，呈"鸭步"。从平卧位起来，务必先翻身，然后呈跪姿，两手撑起，并靠两手撑着自己身体而逐步从小腿、大腿上移，然后挺起身子，称为"Gowers现象"。继骨盆带肌受累之后，逐步出现肩胛带肌萎缩、无力，双臂上举不能，肩胛骨可呈翼状耸起，称"翼状肩"。多数患者有腓肠肌肥大，病初肥大肌肌力可相对较强。病程逐步发展，少数儿童由于本身生长发育的影响，可能出现病程相对稳定或好转。多数患儿到10岁已丧失行走能力，依靠轮椅或坐卧不起，出现脊柱和肢体畸形。晚期四肢挛缩，活动完全不能。常因伴发肺部感染、褥疮等于20岁之前夭折。约20%的患者有不同程度智商减退。多数患者可有心肌损害，早期可无症状，晚期可出现心衰。Becker型的病程相对良性，常于12岁左右起病，受累肌群的分布、假肥大和心电图异常与Duchenne型相似，但程度较轻。部分患者即使在晚年也没有明显症状，预期寿命略低于正常人。

（2）Emery-Dreifuss型。Ⅰ型为X-性连锁隐性遗传，Ⅱ型为常染色体显、隐性遗传，虽然基因缺陷各异，但临床表现却极为相似，以早期肘、踝、颈部关节挛缩，肱-腓肌群无力和萎缩，心肌病三联征为主要特点，心脏疾病多于30岁左右明显。

（3）面-肩-肱型。属常染色体显性遗传，亦有散发。两性罹病概率相等，自婴儿至中年均可起病。婴儿期的闭眼不全可能不被家长注意，青春期后由于面部表情缺乏，颈部肌肉萎缩和举臂困难等就医而明确诊断。主要临床表现为：眼睑闭合无力，皱额、鼓腮、吹哨和露齿不能或无力，重者呈面具状脸。嘴唇肥厚而微翘。颈部胸锁乳突肌明显萎缩或变细，两臂平举起时可见颈肌悬吊肩胛而呈特殊的"蝠翼状"。肩胛带肌肉明显萎缩；胸大肌萎缩内陷，锁骨水平支撑，肩胛部呈现"衣架肩"。双上臂肌肉萎缩而呈竹棒状，但前臂尤明显萎缩，远端肌力正常。双下肢受累较轻，可有轻度腓肠肌肥大。本病发展缓慢，常有顿挫或停止发展。

（4）肢带型。为一组性质不同的常染色体显性或隐性遗传疾病。可于儿童、青春期或成年起病，两性发病机会相等。临床上以肩胛带和骨盆带肌不同程度的无力或萎缩为特点。

（5）眼咽肌型。少见，30岁左右起病，主要表现为上睑下垂和眼外肌无力，早期可不对称，最终发展至双侧上睑下垂和眼球固定，部分患者出现头面部、咽喉部、颈部和肢体近端无力、萎缩。晚期出现消瘦。

（6）远端型。根据发病年龄分为2种亚型。晚发型（40岁以后起病）为常染色体显性遗传，早发型（30岁之前起病）为常染色体隐性遗传，临床上均以进行性远端肌无力、萎缩为主要表现，进展缓慢，不影响寿命。多数患者可合并有心脏异常。

（7）先天型。婴幼儿起病，临床上表现各异，多以肌无力、肌张力低下和关节挛缩等为主要表现。

根据起病隐匿、受累骨骼肌萎缩、无力的特殊分布和典型体征，临床上可拟诊此类疾病。血清肌酶测定、肌电图、肌肉活检可为诊断和鉴别诊断提供佐证。

做好遗传咨询是防治本病的根本措施。宫内羊水细胞基因分析有助于产前诊断。大量的临床探索尚未解决本病的治疗问题。皮质类固醇激素可以暂时改善Duchenne肌营养不良患者的症状。

① 邓铁涛（2案）

案1

范某，男，17岁，2004年3月15日入院。双下肢乏力、肌萎缩4年。患者于2000年初开始无明显诱因出现双下肢乏力，当时症状较轻而未诊治，以致病情逐渐加重，出现双下肢肌萎缩。2003年3月，在某大学附属医院住院治疗，诊为进行性肌营养不良症，经治疗（用药不详）自觉症状无明显好转出院，后在当地医院门诊静脉滴注黄芪注射液及川芎嗪注射液等，亦无明显改善，于2004年初出现行走困难，不能坚持上学而前来求治，收入本院治疗。2004年3月19日邓铁涛教授查房时会诊。诊见：患者神清，全身乏力，步行蹒跚呈鸭步，腰膝酸软，寒怕风，无复视及眼睑下垂，构音清楚，无吞咽困难，舌淡紫而胖、有齿痕、苔白滑，脉细涩。T 36.5℃，P 80次/分，R20次/分，BP16/10kPa。检查：四肢肌肉萎缩，以臀大肌、股四头肌、股三头肌尤甚，双上肢肌力Ⅲ级，双下肢肌力Ⅱ级，下蹲后不能起立，腓肠肌可见假性肥大，四肢感觉及位置感正常，浅反射存在，膝和跟腱反射稍减弱，病理反射未引出。实验室检查：谷草转氨酶（AST）2 100.42nmol·s^{-1}/L，谷丙转氨酶（ALT）1 867.04nmol·s^{-1}/L，血清肌酸激酶（CK）3 735U/L。血、尿、粪常规检查均正常。邓铁涛教授四诊合参，诊断为痿证。辨证属脾肾亏虚，痰瘀互结，本虚标实。治宜标本兼顾，补肾健脾，祛湿化痰，活血化瘀，方用强肌健力2方。处方：黄芪、山药各60g，白术、茯苓、牡丹皮各10g，五爪龙35g，熟地黄24g，山茱萸12g，土鳖虫6g，菟丝子、楮实子各15g，陈皮、甘草各3g。每日1剂，水煎2次，每次文火煎2小时，分早晚2次温服。连服15剂。

2004年4月2日邓铁涛教授二诊：患者肌力好转，腰膝酸软减轻，扶床下蹲可缓慢起立。近3天因感冒而鼻塞打喷嚏、流清涕，舌淡、苔薄白，脉浮。实验室复查：AST 1 266.92nmol·s^{-1}/L，ALT 1 516.97nmol·s^{-1}/L，CK 2 526U/L。守方去熟地黄、山茱萸，加防风、辛夷花各10g，豨莶草12g，7剂。

2004年4月9日邓铁涛教授三诊：鼻塞打喷嚏、流涕等症消失，肌力改善不明显，舌淡紫、胖有齿痕、苔白腻，脉细。实验室复查：AST 1 300.26nmol·s^{-1}/L，ALT 1 466.96nmol·s^{-1}/L，CK 2 512U/L。守方去防风、豨莶草、辛夷花，拟强肌健力2方基本方加牛大力、千斤拔各30g，再服15剂。

2004年4月23日邓铁涛教授四诊：肌力及腰膝酸软明显好转，下蹲可站起2次，腓肠肌假性肥大好转，舌淡红、苔薄白，脉细。实验室复查：AST 933.52nmol·s^{-1}/L，ALT 1 200.24nmol·s^{-1}/L，CK 2 123U/L。效不更方，带三诊方30剂出院，继续服药治疗。

2004年5月24日回院复诊：肌力进一步好转，双上肢肌力Ⅳ级，双下肢肌力Ⅲ级，下蹲后能起立4次，步态好转，腓肠肌假性肥大进一步改善，腰膝酸软基本消失，舌淡红、苔薄白，脉细。实验室复查：AST 833.5nmol·s^{-1}/L，ALT 1 050.21nmol·s^{-1}/L，CK 1 912U/L。邓铁涛教授将治方易为强肌健力胶囊，坚持服用，病情稳定。

（熊文生，刘小斌.邓铁涛教授治疗进行性肌营养不良症经验介绍［J］.新中医，2005，37（11）：9-10.）

案2

赵某，男，6岁。以"行走易跌倒、上楼困难4年余，加重1年"于2004年8月18日入院。患儿1岁4个月时开始独立行走，但易跌倒，上楼困难，自幼很少跳动。近1年来上楼更加困难，需家长帮助。今年1月在四川大学华西第二医院诊断为：进行性肌营养不良，检查示：磷酸肌酸激酶1 210 IU/L。刻见：神清，精神疲倦，上楼困难，行走尚稳，咽部不适，汗多，纳一般，大便烂。构音不清，筋惕肉𥆧，肢体肌肉萎缩乏力；舌质红，苔薄白，脉细数。

查体：右侧颈前可触及数个黄豆大小淋巴结，表面光滑，咽部稍充血，左侧扁桃体Ⅰ度肿大。四肢关节无畸形，双侧肩胛部肌肉萎缩，右足轻度下垂，双侧腓肠肌假性肥大。四肢肌张力正常，双上肢肌力Ⅴ级，双下肢肌力Ⅳ级，膝腱反射未引出，奥本海姆征（＋），余病理反射未引出。

西医诊断：进行性肌营养不良。中医诊断：痿证（脾胃亏虚，精微不运）。

2004年8月20日邓铁涛教授亲临病房为患者诊治，辨为痿证，脾胃亏损型，治以补中益气汤加减。

处方：黄芪30g，防风5g，白术15g，党参20g，云苓15g，五爪龙30g，怀山药20g，柴胡6g，升麻6g，当归10g，陈皮3g，甘草5g，浮小麦30g。

二诊：服药后患者神清，精神可，肢体乏力较前减轻。仍汗出较多。二便正常。在前方基础上加大黄芪的用量至60g，防风用量加至10g。

服药后患者症状进一步好转，汗出明显减少，精神好，肢体乏力及肌肉跳动明显减轻。

（邱仕君.邓铁涛医案与研究［M］.北京：人民卫生出版社，2011：65-66.）

② 董廷瑶（4案）

案1

宋某，男，8岁，门诊号：32403。1984年1月8日初诊。

患者自幼腰背软弱，步行易跌，下蹲后不能站立，无法登楼，且见握手不紧。检查大腿细瘦，小腿腓肠肌假性肥大，曾多处求治，被诊为进行性肌营养不良症。纳和眠安，二便尚调，两脉沉弱，舌淡苔薄。症属元虚，治从扶元强筋。处方：

川椒1.5g，淡附片4.5g，怀牛膝9g，当归6g，鸡血藤12g，伸筋草9g，党参9g，黄芪9g，炒白术9g，木瓜9g，7剂。其后续服3周。

1984年2月15日三诊：手足稍觉有力，跨步渐稳、腰脊能直，舌苔薄润。治守前义，增以益肾。上方去木瓜，加杜仲9g，狗脊9g。如此连服2个月。

1984年4月18日八诊：走步稳健，亦可上楼，手握有力，腰脊屈伸轻利，蹲下之后，起立尚难。脉舌同前，原法不变。处方：

党参9g，黄芪9g，杜仲9g，狗脊9g，川椒1.5g，淡附片4.5g，怀牛膝9g，当归6g，鸡血藤12g，伸筋草9g。嘱以本方长服。

［按语］本例为严重痿证，且病史已久，殊难治疗，今以临床辨察言，注重肾元虚怯，故投温通养筋与扶元益肾并举之剂，3月后弋获初效。

（王霞芳.中国百年百名中医临床家丛书——董廷瑶［M］.北京：中国中医药出版社，2001：388-389.）

案2

张某，男，5岁。门诊号45337。

1984年9月1日就诊，近2年来，两足渐见软弱，现虽能走，步态蹒跚，不能登楼，蹲下难起。胃纳尚可，二便亦痛。西医检查：腓肠肌假性肥大，而大腿萎缩，拟诊为进行性肌营养不良症。脉沉弱，舌淡苔润。气阳虚弱，宜予温阳振痿。

处方：川椒1.5g（炒出汗），黄厚附片4.5g，党参、炙黄芪、焦白术各9g，清甘草3g，当归、赤芍各6g，鸡血藤、伸筋草各9g。7帖。

1984年9月15日三诊：步态稍稳，已能勉力上楼，能食便调，舌苔薄滑，脉转有力，足部尚弱。前法增入滋肾之品：

熟地、怀山药各9g，山萸肉6g，川椒1.5g（炒出汗），黄厚附片4.5g，党参、炙黄芪各9g，当归6g，鸡血藤、怀牛膝各9g。7帖。

本方连续服用2个月，症情显有好转。行走自如，步态稳健，并能登楼，其症初步缓解。

［按语］本例之病，甚属棘手。董师汲取近代名医恽铁樵的经验，对痿弱之属阳气虚弱者采用温通治法，主以川椒为君，屡见奇功。盖川椒之性，辛热通络，长于振痿强筋。现该儿辨证为阳虚筋弱，故即以椒、附相合，配伍参、芪、术、草，振奋阳气，参入归、芍活血养筋，佐以鸡血藤、伸筋草通络除痿，两周微效；续用壮元气、补肝肾之剂，乃获初愈。

（董廷瑶，宋知行.小儿痿证验案［J］.江苏中医杂志，1986，9：400.）

案3

谭某某，男，4岁。1991年11月7日初诊。

患儿于6个月前发现双下肢小腿肌肉肥大坚实，腿距较宽，步行不稳，走路易跌，上楼不能屈腿，只得爬行而上，从卧、坐位站起困难。曾在某市级医院检查：肌张力正常，病理征未引出，化验尿素氮6.78mmol/L，丙氨酸氨基转移酶32.5U/L，天冬氨酸氨基转移酶19.5U/L，肌酸磷酸激酶253.9U/L。尿常规（−）。肌电图示肢体有纤颤，正尖波，股内侧伸肌运动单位时限稍突（界限性），为肌原性损害。诊断为进行性肌营养不良症（假肥大型）。住院1个月，应用肌营养药、复合维生素B、维生素E等，未获改善，遂来求治。询之患儿出生后有"立迟""行迟"病史，渐至步履不稳，上楼必须爬行，纳便尚调，视其舌淡苔薄而干，按之脉细小涩，两小腿粗大坚实，按之不痛。辨证为先天胎赋不足，气虚血凝，乃《金匮要略》之"血痹"是也。先拟黄芪桂枝五物汤加减，益气通阳，活血行痹。处方：

炙黄芪6g，桂枝3g，赤芍9g，当归9g，川牛膝9g，炙甘草3g，薏苡仁12g，桃仁9g，宣木瓜6g。随症酌情加入鸡血藤15g，忍冬藤15g。

二诊（1991年12月5日）：服药1个月，左腿腓肠肌已转软，步行较前为稳，惟面㿠少华，神萎倦怠，肢软无力，舌质淡红，苔薄转润，尚觉口干。乃阳气得行，血运已通，然气血本亏，筋失濡养，再拟气血双调，通络行痹。处方：

炙黄芪10g，党参6g，赤、白芍各6g，当归9g，生地15g，乌梅6g，怀牛膝9g，桑枝10g，宣木瓜6g，鸡血藤10g。

三诊（1992年2月27日）：调治3月余，小腿肌肉假性肥大渐消，已趋正常，行走平稳，复查肌酸磷酸激酶55.2U/L，丙氨酸氨基转移酶4.8U/L。患儿舌红苔净，二脉沉细濡软。药已奏效，痹虽宣启而气血仍虚，肝血不充而筋脉失养，再予益气养血，润肝濡筋为治。处方：

炙黄芪6g，党参9g，当归6g，天冬9g，麦冬9g，黄精9g，花粉9g，忍冬藤15g，鸡血藤15g。

服上方半月，步行如常，已能直立提腿登楼。再拟原法巩固之。

　　［按语］进行性肌营养不良是一种遗传性家族性疾病，是儿科少见的顽重病症，先见肌肉假性肥大，活动受限，继之发展为进行性肌萎缩，能存活至青春期以后者不多。中医一般归属痿证，多从补益肝肾，健筋壮骨治疗。本例属假性肥大型，患儿小腿坚粗，步行易跌，肢体麻木不仁，舌淡少苔，脉细小涩；又兼生后即有"五迟"之象，符合《金匮要略》："血痹阴阳俱微……外证身体不仁，如风痹状"之证。诚如《诸病源候论》所云："血痹者，由体虚……邪入于血而痹。"是为正虚阳气不足，致使风气得以直入血中，阴血凝涩，血运不畅遂成痹。宣可决壅，通可行滞，而阴阳形气俱不足，当调之以甘药，选黄芪桂枝五物汤出入。黄芪益气，桂枝通阳；芍药入营，合当归、桃仁活血养血；佐牛膝、薏苡仁、木瓜平肝通络缓其转筋拘挛，共奏益气通阳，理血宣痹，兼调营卫之功。服药一月，阳通痹宣，血中之邪随阳气通达而出，遂使下肢转软，步履趋稳。邪去正虚，二诊顾其里虚，去桂枝之宣通，增参、地培补气血，配桑枝、鸡血藤通络柔筋。调治3个月，不但肢体转和，复查血清酶均降至正常。三诊善后，重在扶益肝肾，酌加二冬、黄精滋阴柔筋。董师疗疾素重求因，精于辨证，条分缕析，按八纲，分气血，初起里虚邪入，先予通阳益气，活血宣痹祛邪为急；终以益气养血，培补肝肾，补虚图本。常谓不可拘于现代病名，见症治症，执一方治一方，则易入歧途而罔效，须识病而明理，细辨而应变，祛邪而扶正，终获步行如常，顽证得瘥。

　　（邓嘉成，王霞芳.董廷瑶医案［M］.上海：上海科技出版社，2003：237-240.）

案4

　　谭某，男，4岁，门诊号23794。1991年11月7日初诊：患儿半年来两小腿肥，肌肉坚实，步行登楼困难，只能爬行，有"Gowers现象"，经华山医院确诊为先天性肌营养不良症（假肥大型）。治疗1个月未果。求治于董廷瑶教授，询之幼有"立迟""行迟"病史，纳便均调，视其舌淡苔

253

薄，按之两脉小涩，小腿虽粗，按之不痛，辨证乃先天胎赋不足，气虚血凝，运行不畅，"血痹"是也，肢体麻木不仁，腿粗步艰，已呈"五软"危象。初起本虚标实，先拟黄芪桂枝五物汤加桃仁、薏苡仁、木瓜、牛膝、鸡血藤等温阳行气，活血通络。服药3个月，小腿肌肉转软，行走平稳，舌净而脉细。阳运痹蠲，气血尚亏，肝不养筋，再拟四物汤加参、芪，佐以乌梅、木瓜、牛膝、鸡血藤等，益气养血，柔肝舒筋。加减调治2个月，竟获步行如常，自能提腿登楼。终以圣愈汤酌加二冬、黄精、鸡血藤等调补善后。

（夏翔.上海市名中医学术经验集［M］，北京：人民卫生出版社，2006：11.）

③ 黄宗勖（1案）

林某某，男，35岁，香港九龙荃湾工厂工人。

主诉：左下肢肌萎缩无力已历两三载，初起时仅感左侧下肢麻木乏力，逐渐加重，继则大小腿肌肉萎缩，步履困难。曾经香港某医院做病理检查：镜下可见到肌间质小血管充血，部分肌纤维束变细，肌肉呈颗粒变性，横纹不清楚，并有部分肌浆溶解。诊为肌营养不良性改变。服激素和多种维生素以及中药等，均未见好转，甚至近来症状日见加重，行走不稳欲仆。遂于1984年11月9日前来诊治。

检查：面色偏黯，少气懒言，形体消瘦，双上肢活动自如，左下肢肌张力及触觉、痛觉、温度均减弱，膝腱反射消失，大小腿肌肉明显萎缩，站立不稳，不能下蹲，动辄跌倒，食欲不振，舌淡苔薄，脉象沉细。证属气血虚弱，肝肾不足，肌肉筋骨失养所致。治以健脾胃，补气血，佐以温肾养肝，舒筋活络为主。

针灸取穴：肝俞、肾俞、胃俞、足三里、髀关、梁丘、阳陵泉、绝骨。

每日针1次，针刺用补法，留针20分钟，每隔6～7分钟运针1次，12次为一疗程，休息5日，再行下一疗程。为了提高疗效，缩短疗程，同时配服中药。

处方：党参20g，黄芪30g，白术9g，当归9g，熟地9g，菟丝子20g，枸杞子15g，补骨脂12g，鸡血藤15g，甘草5g。水煎服，每日1剂。

另用鹅不食草50g（干）浸白酒500g，经24小时后用药酒擦患肢每日2~3次，每次30分钟。每天结合适当功能锻炼。经治一星期自觉肌张力较前增强，步履亦感有力。仍守前法续治2个疗程后，步履平稳有力，下蹲起立自如，肌萎缩亦见逐渐恢复，即回香港工作。并带回中药10剂以巩固疗效。据来函谓将近2年来未见复发。

（黄宗勖."治痿独取阳明"的临床运用体会［J］.福建中医药，1989，20（2）：2-3.）

④ 李庚和（1案）

周某，男，35岁。2008年11月29日初诊。

患者患肌营养不良症3年，上肢乏力，无力抬举，上下肢均有肌萎缩，自幼开始，成年后逐渐加重，睡眠较差，纳食尚可，二便尚调顺，怕冷，有全身乏力感，但生活能自理，仍能坚持工作，脉细苔薄。证属先天不足，肾气衰弱。脾主肌肉，为后天之本，脾虚则津气无以输布，故肌肉萎缩无力。时值冬令，制调补先后天之剂，以期本元之气旺盛，推迟肌肉萎缩之期。治以健脾补肾，养血通络。处方：

生黄芪150g，炙黄芪150g，全当归150g，大熟地150g，甘枸杞子150g，杭白芍150g，葛根150g，柴胡100g，黄精120g，鸡血藤150g，巴戟天120g，锁阳120g，川桂枝60g，淡附片100g，淫羊藿150g，杜仲120g，狗脊150g，川牛膝150g，夜交藤150g，炒枣仁120g，肉苁蓉120g，伸筋草150g，龙眼肉150g，黑芝麻200g，核桃肉200g，大红枣80g，炒陈皮60g，威灵仙150g，灵芝120g，红参50g，生晒参100g，西洋参100g，紫河车粉

80g，鹿角胶200g，阿胶200g，龟版胶150g，黄酒200g，冰糖250g。收膏。

二诊：2009年12月3日。去年1年服膏，症状无发展，夜寐改善，怕冷感觉也减轻，仍能坚持工作，2009年又制一剂膏方。前方之中再加入千年健150g，虎杖150g，丹参150g。将生晒参改为生晒参粉，以期症状稳定，保持肌力。

（上海市中医文献馆.跟名医做临床：内科难病（七）[M].北京：中国中医药出版社，2011：80-81.）

⑤ 李济仁（4案）

案1

王某，男，15岁。

初诊：患者10岁时感觉步履欠稳，不时跌跤，经长期服用激素、维生素等西药和苦寒滋阴等中药无效。13岁以后病情逐渐加重，举步困难。至上海第二军医大学进行多方面检查，确诊为"进行性肌营养不良症"，但未给予治疗。患者从《中医杂志》看到先生治愈本病的验案报道，不远千里，前来就诊。刻下症见：形瘦神疲，步履艰辛，呈鸭行步态，翼状肩胛，胸骨微突，两大腿和两臂肌肉萎缩，腓肠肌反而肥大，蹲卧难起，手足痿废不用。舌苔白腻，脉来微弦，左弱右强。上属痿病无疑矣。

诊断：痿病（肝肾两虚型）。

治法：补肾益肝，舒筋活络。

处方：熟地黄20g，枸杞子15g，炒杜仲15g，制黄精20g，肉苁蓉15g，锁阳12g，仙灵脾20g，仙茅9g，鸡血藤15g，红藤15g，宣木瓜12g，五加皮15g，威灵仙12g。

二诊：上方连续服用20剂，自述四肢较前有力，平路行走鸭步不显。仍宗上方加金狗脊15克，以增温肾之力。又服20剂，患者神振形丰，两手运动自如，两大腿肌肉已显丰满，小腿腓肠肌由硬粗变软细，翼状肩、鸭态步大有好转，药既对证，效不更方。原方再进20剂，同时加服桂附地黄丸。

后患者来信称：由于按时服药，坚持锻炼，病情大有好转，臂力增，腿力强，将近如常人。拟上方去锁阳、威灵仙，加巴戟天1.5g、补骨脂15g，仍服20剂，以资巩固。另晨起服芡实、薏苡仁、胡桃仁，以使火土相生，脾健肉丰，肾坚骨强，肝健筋舒，早日恢复健康。

［按语］痿病首见载于《黄帝内经》。《素问·痿论》曰："五脏因肺热叶焦，发为痿。"《素问·生气通天论》曰："湿热不攘，大筋软短，小筋弛长，软短为拘，弛长为痿。"《素问·脏气法时论》又曰："脾病者，身重善肌肉痿，足不收行。"认为痿病主要是由肺热、湿热、脾虚所致，而在治疗上仅提出"独取阳明"。后世医家在此基础上不断有所发展。李中梓把痿分为湿热痿、湿痰痿、血虚痿、阴虚痿、血瘀痿、食积痿等型。在治疗上专重于肝肾，因肾主骨而藏精，肝主筋而藏血，故肝肾虚则精血竭，致内火消灼筋骨为痿，治当补养肝肾。张景岳也说："元气败伤，则精虚不能灌溉，血虚不能荣养。"朱丹溪指出："痿之不足，阴血也。"清代林珮琴"参而酌之"，将痿病之因概括为湿热蕴阻、阳明脉虚、肝胃阴虚、肝肾阴虚、肾督阳虚、瘀血留著等六类，辨证而各立治法方药，甚为全面。

本病诊断要点是手足软而无力，精神疲乏，肌肉瘦削，鸭步形态，甚则肢体痿废以致瘫痪，属症状典型者，诊断并不困难。其中虽有湿热为患者，但至痿弱症状出现时，则外邪多已不显，主要矛盾当是精血不足、筋脉失濡、脾虚不主四肢肌肉。所以治疗当以大剂填补肝肾精血为要，兼顾健脾利湿，活血舒筋。

《素问·上古天真论》曰："男子……二八而肾气盛。"少年之际，生机旺盛，须有充足精血以供骨脉筋肉生长之需要，今病者步履艰辛，乃骨软筋弱之象，故先用熟地、枸杞子、黄精填精补血，然"善补阴者，必于阴中求阳"，且肾之阳气能促进阴精的化生。补阳而不温阳，则独阴不生，是以投炒杜仲、肉苁蓉、仙灵脾、仙茅、锁阳等温肾阳之品，诸味虽温肾而不刚燥，无动阴之弊，且有强筋骨利机关之功；"足受血而能步，手受血而能握"，手足不用，血不濡也，所以不但要补益肝肾之精血，还应活血通络以舒筋，鸡血藤活血且养血，乃为理想之药物，用量宜大；加木瓜、五加皮、威灵仙，以增强舒筋活络之功，更可防湿邪阻滞经络。综全方之义，重在"补""运"二字。虽以补益肝肾为主，也不忽略活血舒筋之辅佐。20剂后，竟初见成效，故当守方继进。复诊时先后加用狗脊、巴戟天、补骨脂，增服桂附地黄丸，均为加强肾气所施。治疗后期，虑及经过补益，肝肾精血渐生，臂腿力增，但萎缩之肌肉仍恢复较慢，即嘱服芡实、薏苡仁、胡桃仁等健脾、益气、养阴平和之味食疗，意在缓收全功。

案2

季某，男，17岁，中学生。1978年7月3日入院，同年8月4日出院。

主诉及现病史：双下肢进行性痿软无力40天，不能步履1个月。

患者于1978年5月底出现鼻塞流涕，伴下肢酸痛。三四天后鼻塞流涕自然消失，两下肢疼痛加重，遂用草药外敷，10余天后疼痛好转，但四肢渐觉麻木乏力。1个多月后，肢体麻木虽失，下肢乏力却渐加重，并双大腿肌肉萎缩，双小腿肌肉肥大，步履困难，动辄跌倒，食欲下降，余无异常，住本院神经科治疗。

体格检查：消瘦，一般情况尚可，心、肺、肝、脾检查未见异常，血压14.7/9.3kPa（110/70mmHg），脊柱生理性弯曲存在，全身肌肉萎缩，双下肢大腿肌肉萎缩最为明显，翼状肩，行走似鸭步。

神经系统检查：神清，对答切题，无定向障碍；面部痛觉存在，嚼肌和颞肌有力，抬额、鼓腮、咬齿良好，口角无下垂；颈软；两上肢肌力、肌张力对称减弱，两上肢桡骨膜反射及肱二头肌、肱三头肌反射存在，但减弱；两下肢肌力2~3级，肌张力减退，两下肢膝反射、跟腱反射消失；腹壁反射消失，病理反射未引出；全身痛、触觉、位置觉、音叉振动等感觉正常。

实验室检查：血色素145g/L；白细胞14×10⁹/L，血沉6mm/h；血清钾7.0mmol/L；血肌酐176μmol/L，肌酸45μmol/L；脑脊液：透明无色，潘氏试验（－），糖1.6～2.2mmol/L，氯化物123.12mmol/L，蛋白质0.38g/L。

病理检查：镜下可见肌间质小血管充血，部分肌纤维束变细，肌肉普遍呈颗粒变性，横纹不清楚，并有部分肌浆溶解。病理诊断符合肌营养不良性改变。

西医诊断：进行性肌营养不良症。

治疗经过：患者入院后经激素、胰岛素和多种维生素（包括维生素E）治疗半个月，肌肉萎缩无好转，仍行走不稳欲仆。患者及家长焦虑不安，要求中医药治疗。

1978年7月18日会诊：察其面色苍晦，形体消瘦，两腿肌肉萎缩，步履蹒跚，姿似鸭步。问之，两腿时感麻木疼痛，足跟疼痛，纳呆食少，耳鸣作响，夜尿增多，大便如常。按脉沉濡，舌淡苔薄。证属肝肾不足。

诊断：痿病（肝肾不足型）。

治法：补益肝肾，壮健筋骨，舒活关节。

处方：千年健15g，桑寄生15g，补骨脂15g，熟地15g，当归15g，木瓜15g，枸杞子15g，怀牛膝15g，鸡血藤15g，伸筋草15g。水煎服。5剂。

1978年7月23日复诊：药后身体舒适，感觉良好，肌力似增，脉舌同前。再拟壮筋骨、益肾和营之品。前方加肉苁蓉、五加皮各15g。又服药10剂，能自行在庭院短时间散步，鸭态步明显改善，脉象较前有力。效不更方，又服5剂，病情好转并稳定出院。

出院后通过信函处方，1978年8月11日患者来信：两下肢较前更有力，能步行1千米，肌力略有增长，但食欲不振。斟酌病情，患者素有食欲减退，乃为脾虚之征，故在原方基础上加入健脾益气之品。

药用：苍术、白术、桂枝各10g，太子参、木瓜、怀牛膝、五加皮、千年健、肉苁蓉、枸杞子、鸡血藤、伸筋草各15g。嘱服20剂。

1978年9月13日来信称：现已步行上学读书，每天走7.5千米，能参加一般体育活动，食欲恢复正常，耳鸣消失。但走路时间过长足跟仍感疼痛。仍继以补肾健脾、舒筋活络之品长服，以达愈病之目的。

药用：炒杜仲、炒续断、伸筋草、鸡血藤、怀牛膝、木瓜、五加皮、金狗脊、巴戟天、枸杞子、制黄精各15g，苍术、白术、桂枝各10g，生、炒薏苡仁各20g。

间服上方30剂，身体完全恢复健康。

[按语]进行性肌营养不良症是由遗传因素引起的肌肉进行性消瘦无力的一种肌肉疾患。中医学虽病名有异，但症状相同，当属"痿病"范畴。"痿"同"萎"，指肌肉萎缩无力，四肢枯废不用。《素问·痿论篇》专论痿病，根据五脏五合的理论，将痿病分为痿躄、脉痿、筋痿、肉痿、骨痿五种，认为因五脏有热所致，主要为肺热叶焦。故张景岳说："痿病之意，《黄帝内经》言之详矣。观所列五脏之证，皆言为热，而五脏之证，又总由肺热叶焦，以致金燥水亏，乃成痿证……又曰悲哀太甚则胞络绝，传为脉痿；思想无穷，所愿不得，发为筋痿；有渐于湿，以水为事，发为肉痿之类，则又非尽为火证，此其有余不尽之意，犹有可知。故因此而生火者有之，因此而败伤元气者亦有之，元气败则精虚不能灌溉，血虚不能营养者，亦不少矣。若概从火论，则恐其真阳亏败及土衰水涸者，无不能堪。故当酌寒热之浅深，虚实之缓急，以施治疗，庶得治痿之全矣。"

因此，对于痿病的治疗，不能拘泥于《黄帝内经》"治痿独取阳明"之法，须辨证论治，有其证必有其法。当然，五脏六腑皆禀气于胃，胃司纳谷而化生精微，胃的功能健旺，则肺津充足，脏腑气血旺盛，肌肉、筋脉、骨髓得以濡养，痿病自有恢复之机。此例患者面色晦暗，足跟疼痛，耳鸣多尿，肌肉萎缩，脉沉舌淡，乃元气败伤、肾虚精亏、肝血不足所致。盖肾藏精，主骨，为"作强之官"；肝藏血，主筋，为"罢极之本"；精血充盛则筋骨坚强，肌肉健壮，活动正常；肝肾亏损，精血虚弱则面色无华而晦暗；肾亏则足跟痛而耳鸣多尿，不能濡养肌肉则四肢痿软。

又患者罹病以来，食欲减退，为脾胃虚弱所致。故在治法上恒以补肾为主，佐以健脾益气，方用右归饮合三妙丸化裁。枸杞子、补骨脂、桑寄生、肉苁蓉、杜仲、续断、狗脊、巴戟天以补肾填精；千年健、木瓜、五加皮、伸筋草、鸡血藤以益肝肾、壮筋骨、舒筋活络；熟地、当归以滋肾养血；苍术、白术、太子参、黄精以健脾益气、濡养肌肉；怀牛膝既补益肝肾，又引药下行，运药力直达病所。诸药合用，守方守法，故取得满意效果。

李济仁教授以此法共治20余例此种病人，均获得良效。

案3

李某，男，19岁。患者双下肢进行性痿软载余。宿恙关节炎。近出现双下肢痿弱无力，步履艰辛，下肢疼痛，曾诊为痹病。经用化湿通络之法治疗疼痛减轻。但双下肢肌肉渐见萎缩，经各种生化、病理检查，诊为"进行性肌营养不良"，属中医痿病。服用多种维生素、激素等西药治疗无效。今求诊于李济仁教授。患者舌苔黄，舌质红，脉细弦。

治痿不拘泥于独取阳明，此痹病转痿，痹痿同病。故拟用益肾养肝、舒筋活络之法。方用虎潜丸加减，处方：

肥知母10g，黄柏10g，干地黄12g，怀牛膝12g，锁阳10g，炙龟版10g，杜仲10g，当归10g，白芍15g，鸡血藤、活血藤各15g。

此方以怀牛膝、锁阳、杜仲、龟版益肾强筋骨；当归、芍药养血柔肝；知母、黄柏、地黄滋阴清热；鸡血藤、活血藤补血活络。服药20余帖，药符病机，诸症好转，肌萎控制，行走得力。再守原轨损益，内服知柏地黄丸，以巩固疗效。

（案1至案3录自：李梢.中国百年百名中医临床家丛书——李济仁、张舜华［M］.北京：中国中医药出版社，2004：67-74.）

案4

章某，男，32岁。患者双下肢进行性痿软无力半年余，足软弛缓，难以久立，步态不稳，呈鸭步，持杖而行，兼见腰膝冷痛，头晕乏力，纳谷不馨，而色萎黄。既往有风湿性关节炎病史2年，症见关节疼痛如掣，在某中医院诊为痹病，投化湿通络之品而疼痛得解。近半年来渐见大腿部肌肉萎缩，腓肠肌假性肥大，行各种生化、病理检查，诊为进行性肌营养不良症，服肌醇、多种维生素、激素类药治疗无效。舌质淡，苔少，脉沉细。诊为痹痿同病，由痹转痿，证属肝肾不足。拟用益肾养肝，舒筋活络之法。方以生肌养荣汤加减为治。处方：熟地15g，何首乌12g，怀山药20g，山萸肉15g，巴戟天15g，淡附片（先煎）10g，全当归20g，金狗脊15g，千年健15g，鸡、活血藤各15g，怀牛膝10g，宣木瓜15g，炮山甲9g。服药30剂后，患者自觉两足踏地有力，鸭步步态不明显，腰酸头晕诸症随之减轻。再守原轨损益，进药40余剂，患者肢软得复，步履如常，萎缩及假性肥大症状有所平复，行各项实验室检查，基本正常。遂改制丸剂长期服用，并嘱患者加强肢体功能锻炼，以资巩固。

（案4录自：李艳.李济仁教授诊治顽痹探要［J］.北京中医药大学学报，1997，20（2）：45-46.）

⑥ 刘弼臣（1案）

患儿周某，男，6岁，河南省洛阳人。初诊日期：1993年5月20日。

患儿生后走路较其他正常小儿晚，5岁时家长发现走路不稳，容易跌跤，逐渐加重，行走不稳，呈"鸭步"，左右摇摆。曾到北京协和医院检查，诊断为进行性肌营养不良，建议中药治疗，遂慕名来院就诊。刻下症见：行走不稳，容易跌跤，纳食差，大便溏薄。查体：面色萎黄，行走里鸭步，"翼状肩"，腓肠肌假性肥大，Gower征阳性。舌质淡，苔白，脉细无力。证属脾肾两虚，治疗宜以调补脾肾，强筋通络为法。处方如下：

党参10g，黄芪10g，熟地10g，山茱萸10g，山药10g，茯苓10g，白术10g，白芍10g，蕲蛇肉10g，蜈蚣1条，川断10g，杜仲10g，牛膝10g，制马钱子0.2g（分冲），焦三仙各10g。

30剂，水煎服，每日1剂。

二诊：患儿面色已略见红润，纳食较前明显好转，大便基本成形，舌质淡红，苔薄白，脉细无力。效不更方，上方30剂继服。并嘱其加强功能锻炼，配合按摩治疗。

三诊：患儿肌肉较前有力，摔跤次数明显减少，面色转红润，纳食正常，二便调，予自制复力冲剂每次1袋，每日3次，长期服用，缓以图功。

[按语] 刘老认为本病主因先天禀赋不足，后天调养失宜。治疗宜以调补脾肾，强筋通络为法。脾主肌肉，故以党参、黄芪、茯苓、白术健脾益气养后天之本，则肌丰而有力；肾为先天之本，故以熟地、山茱萸、山药、川断、杜仲、牛膝、白芍滋补肝肾，强腰壮骨；蕲蛇肉、蜈蚣、制马钱子活血通络，焦三仙消食健胃，以增进食欲。由于本病为慢性疾患，治疗宜注意守方，必要时可用散剂或冲剂，缓以图功，亦应当注意加强功能锻炼，配合按摩疗法，才能收到较好的疗效。

（于作洋.中国百年百名中医临床家丛书——刘弼臣［M］.北京：中国中医药出版社2001：101-102.）

⑦ 尚尔寿（5案）

案1

张某某，男，32岁，门诊号13724，干部。患者于1960年冬季自觉右手发冷麻木，逐渐运动不灵活，每当天冷时加剧，写字时手拿不住笔。以后逐渐发生两手，上、下肢和面部肌肉消瘦。四肢无力酸痛，不能上举，曾在市某医院治疗无效。而到吉林医大神经科住院41天。1961年7月26日来门诊求治。

患者一般状态尚好，发育中等，营养欠佳，面色苍黄，表情无特殊，脉弦无力，舌苔白垢苔，脑神经检查无异常，肩胛肌肉消瘦，萎缩，肌力减弱明显，尤其是三角肌，胸大肌冈上下肌，背阔肌以及固定肩胛的诸肌，均有对称性萎缩，未引出病理反射。两下肢、大腿部后骨盆肌肉明显萎缩，双侧四头肌稍活跃。两下肢未引出病理反射，全身无知觉障碍，无肌纤维搐搦，尿、便情况正常。

处方：磁石三钱，当归三钱，柴胡二钱，茯苓三钱，龙骨三钱，桃仁三钱，红花二钱，全虫一钱，蜈蚣二条，子芩三钱，葛根三钱，桂枝二钱，龟胶三钱，熟地四钱，菖蒲二钱，牡蛎二钱，生草三钱，水煎服。

二诊：服8剂后，原方加莲子二钱，芡实四钱，薏苡仁五钱，天麻二钱，钩藤四钱，贯草三钱。

再诊：近几日头晕疲劳、精神不振，心跳气短，腹胀，消化不好，脉弦无力，舌苔白苔。改方如下：磁石二钱，牡蛎五钱，龙骨三钱，紫石英三钱，厚朴二钱，赤芍二钱，柴胡二钱，焦术五钱，铁落三钱，菖蒲二钱，麦冬三钱，生甘草二钱，焦三仙六钱，陈皮二钱，姜夏二钱，薏苡仁十钱。

服20剂后精神振作，下肢已有力，除手写字困难外，已无不适。1962年6月复查已正常。

（案1录自：尚尔寿.临证初探［M］.长春：吉林人民出版社，1963：18-19.）

案2

韩某，女，6岁，病历号281676，1985年8月20日初诊。

患儿于1982年9月始出现下肢无力、行走时易跌倒及爬起困难直至翻身困难等症。遂往河北某医院诊治，作肌电图无阳性发现，1985年7月来北京某医院就诊，肌电图示："右股内侧肌、右冈上肌轻度神经源损害"。1985年8月初复去北京某医院就诊，确诊为"进行性肌营养不良症"。

体检：一般情况可，走路不稳，呈明显鸭步状，下蹲后起立及卧位时翻身均困难，可见明显腓肠肌假性肥大，未见明显翼状肩胛及四肢、躯干等肌群萎缩。目前患者自觉双下肢无力，上楼爬坡困难，纳差神疲，脉弦细，舌淡苔薄白。

诊断：进行性肌营养不良症（假肥大型）。

中医病名：留瘦。辨证：脾虚不运，痰浊阻络，肝风内动。治则：健脾化痰、搜风通络，以复肌宁粉减味及复肌汤方并用：

（1）天麻30g，全虫30g，蜈蚣（去头足）10条，共研末，每服2.5g，每日2次，温开水送下。

（2）菖蒲10g，胆南星10g，麦冬15g，伸筋草15g，牡蛎（先下）20g，赤芍10g，珍珠母（先下）20g，夏枯草15g，丹皮10g，僵蚕10g，牛膝15g，龙齿（先下）15g，云苓20g，甘草10g，佛手10g，黄芪10g，党参10克。水煎服。

二诊：服药2个月后，精神增进，纳食增加，双下肢较前有力，可坚持体育锻炼每日半小时，能跑步300米以上。不跌跤、双脚跳可达10厘米，单脚亦可离地，并可独自上楼。舌淡红苔薄白，脉弦细。嘱坚持锻炼，配合针灸按摩，注意营养，停服复肌汤，仅用复肌宁粉剂，本方服至1987年2月，据信访得知患儿症状基本消失，下蹲起立及翻身均轻松自如，下肢乏力感已消失，经河北省某医院1987年2月20日病理复查报告：少数横纹肌纤维变性。属临床基本治愈。

案3

张某某，男，5岁，河南省许昌市人，病历号：38186。1989年10月11日初诊。

主诉：进行性加重四肢无力3年。

病史：患儿为足月顺产第一胎，16个月会走路，但不稳，跑步慢。2岁后平地走路易摔倒，行步无力，走路左右摇摆，逐渐爬坡、上楼费力，需扶栏杆，下蹲后站起困难，需扶踝、扶膝站起。且发现小腿肌肉逐渐增粗变硬。曾到上海华山医院检查诊断为DMD。经用肌生注射液，ATP等药物治疗不见好转。饮食正常，二便调，舌质淡红，苔薄白，脉弦细。

一般查体：T 36℃、R 24次/分、P 90次/分，体重16kg，形体消瘦，面色萎黄，步履蹒跚。心肺检查未见异常，肝脾未触及。

肌肉及神经系统检查：全身肌肉明显萎缩，以上肢带、下肢带、肩胛带、腰部肌肉最为明显，肌容积变小。双侧下肢腓肠肌假性肥大。翼状肩胛，足踝内翻。四肢肌力Ⅲ～Ⅳ级。Gower征（+）。膝反射明显减弱，病理反射未引出。

理化检查：CPK 4 975IU/L，LDH 1 375IU/L，GPT 426.6IU/L，GOT 632.3IU/L。肌电图提示肌源性损害。

中医诊断：痿证。

西医诊断：进行性肌营养不良症（Duchenne型）。

中医辨证：肝肾亏虚、脾气虚弱、肝风内动、痰瘀阻络。

治疗原则：补肝肾，健脾气，平肝风，化痰瘀。

治疗药物：复肌宁，3粒/次，每日3次。

二诊（1990年5月31日）：服药6个月，患儿症状体征好转，走路摔倒明显减少，上楼仍较费力，但不用扶栏杆，蹲站较自如，不用扶踝扶膝站起，蹲站7次，较治疗前明显下降，舌质淡红，脉弦细无力。理化检查：CPK 2 315.1IU/L，LDH 376.3IU/L，GPT 154.5IU/L，GOT 109.1IU/L。临床治疗后已明显下降，效果明显，继服复肌宁巩固治疗。

案4

茂某，女，7岁，安徽省濉溪县城关镇人。病历号：38397。1989年11月1日初诊。

主诉：双下肢行走无力，易摔倒1年。

病史：患儿为足月顺产第一胎，13个月会走路。但跑步较正常儿慢。一年前发现患儿走路无力，经常平地走路摔倒，且走路左右摇摆，呈鸭步态，腰膝酸软，上楼爬坡困难，蹲站费力，需用手扶踝扶膝才能站起。经当地医院检查诊断为进行性肌营养不良症，随后来北京友谊医院检查肌电图提示为肌源性损害，未做其他治疗。饮食正常，二便调，时有汗出，舌质淡红，苔薄白，脉弦细无力。

家族史：家族中无同样病史患者。

查体：T 36.9℃、R 24/分、P 86次/分、体重16kg，形体消瘦、面色萎黄。心肺检查未见异常，肝脾未触及。

肌肉神经系统检查：全身肌肉萎缩，上肢带、下肢带、腰部、肩胛带明显萎缩，肌容积变小，双侧下肢腓肠肌假性肥大。翼状肩胛，肌力明显下降，上肢约Ⅳ级，下肢Ⅲ-Ⅳ级。Gower征（+）。膝腱反射减弱，病理反射未引出。

理化检查：HbsAg（-），CPK 3 730IU/L，LDH 1 350IU/L，GPT

115.9IU/L，GOT 79.5IU/L。积分值为52分。

中医诊断：痿证。

西医诊断：进行性肌营养不良症（Duchenne型）。

中医辨证：肝肾两亏，脾气虚弱，肝风内动，痰瘀阻络。

治疗原则：补肝肾，益脾气，熄肝风，化痰瘀。

药物：复肌宁，每次3粒，每日3次口服。

二诊（1989年12月5日）：患儿摔倒减少，走路较前有力，仍有汗出，饮食正常，大便稀溏，舌质红，苔薄，脉弦细无力。查LDH 463IU／L，GPT 149IU/L，GOT 11.5IU/L。

三诊（1990年3月14日）：走路有力，很少摔倒，蹲站上楼较自如。舌质淡红，苔薄白，脉沉细。

查CPK 812.6IU/L，LDH 353.8IU/L，GPT 53.5IU/L，GOT 52.8IU/L。

本例病儿服药四个半月，症状体征明显好转，走路自如，很少摔倒，鸭步减轻，走路明显增加，上下楼梯不用扶手，蹲站不用手扶膝，能连续做10次。血清酶检查CPK值由3 730IU/L下降为812.6IU/L，LDH由1 350IU/L下降至353.8IU/L，GPT由115.9IU/L下降至53.5IU/L，GOT由79.5IU/L下降至52.8IU/L。临床治疗效果明显，继服复肌宁巩固治疗。

（案2至案4录自：闫洪琪，马立森.尚尔寿疑难病临证精华［M］.北京：新世界出版社，1992：11-12，19-23）

案5

赵某，男，6岁。初诊日期：1992年3月12日。以双下肢无力3年，加重半年而入院。患儿为足月顺产第1胎，1岁半会走路，3岁左右家长发现患儿行走无力、易跌倒、走路摇摆，近半年来病情进行性加重，逐渐出现上坡和蹲立困难。患儿家族中无类似发病。诊查：舌质淡红、苔薄白，脉滑数。肩胛带、盆带肌及下肢近端肌肉轻度萎缩，双下肢腓肠肌假性肥大、质硬，走路摇摆呈鸭步，略能慢跑，蹲立困难、需手扶膝盖，上下楼梯需扶膝单级行走。肌电图示肌源性损害。血检：肌酸激酶1 318.7IU/L，乳酸脱氢酶526.9IU/L，丙氨酸氨基转移酶210.3IU/L，天门冬氨酸氨基转移酶99.2IU/L。诊断：中医：痿证（肝肾不足，脾虚，风痰阻络）。西医：进行性肌营养不良症（假性肥大型）。治法：补益肝肾，健脾，祛风通络。方药：（1）复肌宁胶囊每次3粒，每日3次。（2）复肌汤：杜仲炭10g，牛膝8g，党参10g，生黄芪10g，珍珠母12g，牡蛎12g，钩藤10g，僵蚕6g，胆星4g，菖蒲10g，伸筋草10g，麦冬10g，佛手8g，清半夏8g，云茯苓10g，焦三仙各6g。

患儿治疗1个月后，肢体活动较前有力，跌跤明显减少。化验：肌酸激酶降至69.8IU/L，其余3项无明显改善。出院后继续服用复肌宁胶囊，停服汤药。4个月后患者症状、体征明显好转，走路步态基本正常，能如正常儿童一样快跑、蹲立自如、不需扶膝，唯上坡稍感费力，双下肢腓肠肌明显缩小、变软。临床效果明显，继续服复肌宁胶囊3个月，以巩固疗效。

（案5录自：于振宣，黄坤强，季晓莉.尚尔寿治疗痿证经验［J］.中医杂志，1995，36（9）：522-524.）

🔷 8　施今墨（1案）

周某某，25岁。患者病起于1947年，自觉下肢无力酸楚，坐久即感麻木，后逐渐加重，起立行动均感困难，现只能勉强以足跟着地行走数米。屡经中西医治疗，未见好转，哈尔滨医大骨科诊断为急性进行性肌营养不良症，平素饮食尚可，二便正常。舌质淡苔白，脉沉滑。气虚则麻，血虚则木，脾湿下注，寒凝不通。治宜调补气血，健脾燥湿之法。处方：

炙黄芪24g，汉防己10g，炒白术10g，炙甘草6g，薏苡仁12g，宣木瓜10g，杭白芍10g，云茯苓10g，豨莶草15g，川桂枝10g，酒当归6g，紫河车10g，桑寄生24g，十大功劳叶12g，虎骨胶6g（另烊兑服）。

二诊：前方服2剂，甚平和，有小效，病已深久，非两剂可瘥，原方加党参10g，服3剂。

三诊：药服3剂，两腿自觉有力，痛麻减轻，初见功效，仍遵前法图治。处方：

杭白芍10g，炒白术10g，炒桑枝15g，川桂枝6g，酒当归10g，炙黄芪24g，黑豆衣12g（另用热黄酒淋3次），海桐皮12g，米党参10g，云茯苓10g，汉防己10g，桑寄生15g，豨莶草12g，紫河车10g，炙草节3g，虎骨胶6g（另烊兑服）。

四诊：前方服4剂，已能连续行走400余米，希予常方，回家休养。

杭白芍10g，川桂枝10g，炙黄芪24g，汉防己10g，云茯苓10g，炒白术6g，海桐皮12g，酒当归10g，川杜仲10g，川续断10g，桑寄生15g，炒桑枝15g，豨莶草12g，紫河车10g，炙草节10g，虎骨胶6g（另烊兑服）。

脾主湿，运化失职，湿气下注，两腿遂即沉重麻木；脾主肌肉四肢，久必肌肉萎缩，行动困难。本案为湿重于寒者，故始终以《金匮要略》防己黄芪汤为主方。黑豆皮养血疏风，滋养强壮，以热黄酒淋之，可加强活血疏风之力，治足软无力亦甚效。

（史宇广，单书健.当代名医临证精华——痹证专辑［M］.北京：中医古籍出版社，1988：156–158.）

⑨ 石玉生（1案）

石玉生（1889-？），贵州省赤水县人。遵义市中医院名老中医。行医80余年，临床长于骨伤科、妇科和内科疑难病。

洪某，男，10岁。

初诊：1975年8月16日。

主诉及病史：自幼食欲不振，消瘦体弱，未引起重视，渐渐肌肉萎缩，行走无力，髋膝屈伸受限，活动不便，直至卧床难起，但不疼痛，曾到遵义医学院检查，诊断为"进行性肌营养不良"。于1975年8月16日来此治疗。

诊查：脉细濡，舌质淡，苔薄白，面色萎黄。

辨证：此为脾胃虚弱，气血两虚所引起。

治法：采用内服药和外包药相结合治疗，分3个疗程治疗。

第一疗程（8月16日—9月25日）：以健脾和胃为主。

处方：潞参12g，白术12g，莲米12g，薏苡仁12g，红蔻6g，谷芽9g，大枣6g，桔梗6g，枳壳9g，陈皮9g，法半夏9g，茯苓12g，甘草3g，木香6g，砂仁6g。

服药15剂后，精神好转，食欲增进，面色红润。

第二疗程（9月25日—10月25日）：以舒筋活络，健脾除湿为主。

处方：麻黄9g（先煨），桂枝9g，桔梗9g，枳壳9g，苍术9g，陈皮9g，厚朴9g，当归12g，川芎9g，赤芍6g，桃仁6g，红花6g，法半夏9g，茯苓12g，干姜3g，大枣6g，甘草3g。

服药8剂，患儿能慢慢自行下地行走，但活动还欠自如。

第三疗程（10月25—11月19日）：以养血益肾为主。

处方：当归12g，党参15g，黄芪15g，枸杞子20g，炒枣仁12g，枣皮9g，白术12g，龙眼肉20g，杜仲12g，甘草3g，大枣6g。

服药12剂，患儿精神康复，肌肉较前丰满，活动自如，能自行到校上课。

3个疗程中坚持外治法，每4天换药1次。

处方：茱萸60g，香附60g，羌活180g，细辛30g。

共为细末，加面粉500g调开水、酒、蜂糖外包尾骶部。

尾骶部为督脉循行之道，督脉总督全身之阳气，用温通气血、舒筋活血之药直接外包，有鼓动阳气通达之功。

3个疗程总计90余天，随访1年多，发育正常。

［按语］此例患儿因脾胃虚弱、气血两虚而发病。《素问·太阴阳明论》说："脾病不能为胃行其津液，四肢不得禀水谷气，气日以衰，脉道不利，筋骨肌肉皆无气以生，故不用焉。"

用健脾、舒筋活血和益肾养血之法治疗，配合舒筋活血之药外包，全身得到充足的水谷精气之濡养，脉道通利，筋骨肌肉皆有所养，故病得痊愈。

［注］小儿痿证是儿科的难治病之一，历代医家都视为棘手之疾。石老先生治此例患者从脾肾入手，用健脾补肾、养血活血之法，配合外治法，治疗3个月患儿即康复。关键之处在于把握本病的根本病机，辨证准确，层次井然，理法方药，丝丝入扣。脾胃虚弱，气血化源不足，肌肉筋骨无以充养，久则肢体痿弱为病。治疗分3个阶段，首先健脾和胃，使化源充足；继则舒筋活络，佐以健脾除湿，使筋得其养；终以养血益肾补其先天而奏效。这些宝贵的经验，值得我们好好去研究。

（董建华，王永炎.中国现代名中医医案精华：第1集［M］.北京：人民卫生出版社，2010：424-425.）

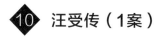

⑩ 汪受传（1案）

黄某某，男，9岁。

初诊日期：1999年12月1日。

主诉：进行性双下肢无力4年，加重1年。

现病史，4年前患儿家长发现其双下肢无力，不能跑跳，逐渐加重。近1年行走不稳，易摔跤，下蹲后起立困难，曾在北京、上海等医院诊为"进行性肌营养不良"。近半年患儿下蹲困难，不能上楼梯，但无心慌憋气。

查体：发育营养欠佳，步态摇摆，心肺（-），腹软，肝脾未扪及，双上、下肢肌力均为Ⅲ级，双上肢上举时肩胛骨呈翼状，双下肢膝腱反射未引出，腓肠肌肥大，舌质红，苔白，可见少片裂痕，脉细弱。

诊断：进行性肌营养不良。中医：痿证。

辨证：肝肾亏损。

治则：补益肝肾，强筋壮骨。

处方：熟地15g，白芍10g，川芎10g，当归10g，党参10g，黄芪10g，龟版10g，牛膝10g，鹿角胶10g，紫河车10g，黄柏10g，甘草5g。5剂。

二诊：症状及查体基本同前。舌质红，苔白，脉细弱。查肌电图示：

肌原性损伤。中药改为补中益气汤加减以健运脾胃、益气养阴为主。处方如下：黄芪10g，炒白术10g，党参10g，升麻5g，柴胡10g，陈皮10g，当归10g，麦冬10g，独活10g，知母10g，黄柏10g，炮附子10g，甘草5g。7剂。

三诊：患儿药后症状及查体基本同前。舌红，苔白，脉细弱。化验报告：心肌酶明显异常，血IgA下降。中药继用前法。4剂。

四诊：患儿一般情况可，无明显不适，行走速度较前稍快。可慢跑。咽稍充血，舌质红，苔白，稍有裂纹，脉细弱。继用前法。

五诊：患儿情况稳定，继前治疗。方药同前。7剂。

六诊：服上药期间患儿病情稳定，无不适主诉。纳可，便调。舌红，苔白，脉细弱。双上肢肌力Ⅴ级，双下肢肌力Ⅲ级。舌红，苔白，脉细弱。方药同前。

七诊：患儿病情稳定，行走较前好转，下蹲约10分钟，双上肢肌力Ⅴ级，双下肢肌力Ⅲ级，舌红，苔白，脉细。

［按语］汪师认为，进行性肌营养不良是一组遗传性慢性肌病，主要病理是横纹肌变性，其发病机制未明。临床表现为进行性肌力减退，无感觉障碍。本病属于中医"痿证""痿躄"等范畴，主要病位在肝肾，肝主筋，肾主骨，肝肾亏虚，筋骨不条，则发为痿躄。本案治疗，初始采用的滋补肝肾，强筋壮骨法，后转为健运脾胃，益气养血法，补后天以滋先天。前者属于一般治疗，但应注意小儿"脾常不足"，滋腻之品，可以阻碍脾胃的运化功能，欲速则不达，故采用后法似乎更符合小儿的生理病理特点，使整方功能偏在健运脾胃，益气养阴而获良效。

（万力生.汪受传儿科医论医案选［M］.北京：学苑出版社，2008：233-235.）

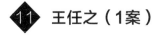

11 王任之（1案）

刘某，男，48岁。1982年1月7日初诊。因拟诊肌营养不良，于1981年

12月31日住神经内科。现两上肢仍感乏力，抬肩不易。蹲下即难起立，腰背肌肉明显萎缩，脉濡缓。脾主肌肉，又主四肢，腰为肾之府，拟从脾、肾论治。

处方：何首乌12g，大熟地12g，潞党参10g，绵黄芪10g，生白术6g，怀山药12克，锁阳10g，淫羊藿10g，蒸菟丝饼10g，炒续断6g，炒补骨脂9g，炒怀牛膝10g，巴戟天9g。

二诊（1月21日）：两臂已能上举，蹲下亦能起立，脉濡缓。证药既合，守原方加减。

处方：何首乌12g，大熟地12g，潞党参10g，绵黄芪10g，锁阳10g，淫羊藿10g，蒸菟丝饼10g，炒续断6g，巴戟天9g，炒补骨脂9g，炒怀牛膝10g，淡肉苁蓉10g，炙金毛狗脊10g，

（王宏毅.中国百年百名中医临床家丛书——王任之［M］.北京：中国中医药出版社，2001：84-85）

◆12 谢海洲（1案）

杨某，男，25岁。1985年8月19日初诊。

病史：患者5岁时因面部拘急不适在北大医院就诊，诊为"面、肩、肱型进行性肌营养不良症"，症状进行性发展，至15岁时，肩、背、大腿肌肉严重萎缩，平卧后难以坐立，腰背弯曲，不易站直，下肢痿软无力，行走缓慢，纳差，在协和医院就诊，以ATP等治疗，效果不明显。

诊查：现症状同前，舌红、苔白，脉沉细，治以补肾通督中药40剂后有所好转，但仍下肢无力、遗精、腰痛，手足心热，舌暗尖红、苔黄腻，脉弦细稍数。

辨证：肾虚挟有湿热。

治法：补肾益精，清热祛湿。

处方：（1）山萸肉9g，补骨脂12g，黑芝麻15g，知母9g，黄柏9g，

薏苡仁18g，苍术12g，芡实9g，葛根9g，云苓15g，炒扁豆12g。

水煎服，日1剂。效不更方，可继服多剂。

（2）河车大造丸，每服1丸，日2次。

根据症状加减用药，4个月后下肢周径增粗4cm，后改用地黄饮子间断服用，并配合气功治疗。1年后追访，患者双下肢大腿周径较前增粗12cm。

［按语］"进行性肌营养不良症"所致的痿证。此属肾虚挟湿热，治以补肾益精、清热祛湿。方以黑芝麻、山萸肉、补骨脂三味同用，增强补肾益精之力；黄柏、苍术相须配对，名曰"二妙散"，出自《丹溪心法》，为清热燥湿之妙方也。黄柏、知母伍用，出自李东垣《兰室秘藏》滋肾丸，主治下焦湿热，为滋阴降火之要药，正如《本草纲目》所云："肾苦燥，宜食辛以润之，肺苦逆，宜食苦以泻之。知母之辛苦寒凉，下则滋肾燥而滋阴，上则清肺金而泻火，乃二经气分药也；黄柏则肾经血分药，故二药必相须而行"；薏苡仁、炒扁豆、芡实、云苓四味并用，增强健脾化湿之力；葛根气质轻扬，其性升散，主入脾胃二经，又善鼓舞胃中清气上行以输津液，清阳得升，津液得以上承，筋脉得以濡润，寓于清药之中可补肾益精、健脾化湿，清阳得升，湿热得除，痿证自愈也。

（谢海洲.中国百年百名中医临床家丛书——谢海洲［M］.北京：中国中医药出版社，2004：90，95-96.）

13 叶心清（1案）

叶心清（1908—1969），字枝富，四川大邑县人。叶氏医术独到，对针灸学及中医内科有较深造诣，临床经验丰富，善用金针，享有"叶金针"之美誉。

李某，男童，3岁。病历号：29635。患儿因全身无力，活动行走困难7个月，于1959年11月30日来院诊治。

患儿自1959年5月发现不能独立上台阶,以后逐渐加重,站立时不能蹲下,蹲下后不能站起,行走不能持久,且经常跌倒,翻身也感困难,只能由仰卧转为侧卧,不能由俯卧转为侧卧或仰卧。曾按小儿麻痹症用针灸及各种物理疗法治疗5个月,均不见效。后在北京医院及儿童医院作系统检查并经专家会诊,确诊为:"进行性肌营养不良症"。近1个月来病情逐渐加重,周身无力,活动更感困难。患儿为首胎,足月顺产,牛乳哺养。10个月能站,1周岁可以行走。家族中无同样病史。

检查:发育营养中等,神清合作,面色潮红,皮肤干燥,肢体动作不灵活,不能上下台阶。虽可在平地上行走,但摇摆不稳,且不能持久也不能自主站起或蹲下。由蹲位站立时,需两手扶于膝上,非常费力。肩部肌肉萎缩,举臂时肩胛骨内缘稍离胸壁,呈轻度鸟翼羽,上臂较前臂为细,臀部肌肉呈假性肥大。肝在肋缘下1横指,无压痛。心肺未见异常。左侧膝腱反射略可引出,右侧膝腱反射消失,皮肤感觉正常。苔白腻有剥脱,脉细而稍数。查尿肌酸110mg/24h(正常值0~200mg/24h),肌酐0.193 6g/24h(正常值0.7~1.5g/24h)

诊断:进行性肌营养不良症。

辨证:气血两虚,湿热阻络。

治法:益气血,利湿热,通经络。

处方:生黄芪15g,当归9g,怀牛膝6g,茯苓12g,干地龙3g,独活3g,桑枝12g,秦艽3g,陈皮3g,苍术6g,黄柏4.5g,泽泻4.5g,甘草1.2g。

针刺肩髃、曲池、曲泉、外关、足三里、大椎平补平泻。

结果:上方水煎服,2日1剂,针刺每周1次。进服10剂,针刺3次后患儿活动较前灵活。再加服三七粉每日0.6g,蜂王浆100mg,1个月后病情逐渐好转已能自行翻身,扶持下可上台阶,右侧膝腱反射可以引出但仍较弱。上方10倍量熬膏,1日2次,每次白开水兑服半汤匙,逐渐能灵活地蹲下及站起,扶持下可以上楼。共服完3料药膏,针刺每周1次,活动增加,动作也较灵活,可以随意蹲下或站起,并能同小朋友一起做各种游戏,但膝腱反射仍弱,肩部肌肉仍有萎缩。再以原方加杜仲12g、熟地黄12g、桑寄生10g、怀山药6g、蛇床子3g、薏苡米10g、蒲公英6g熬膏，续服2料后，患儿活动已大有进步，能自如地在平地上走动，跑步，自行上2～3楼也不感困难，为巩固疗效，嘱再服药膏1料，并每晚服云南白药0.6g，共治疗1年5个月。

1962年6月15日复查：患儿已入托儿所年余，体力充沛，活泼好动，跑跳自如，上下楼毫无困难，与同年的健康小孩无任何差异，肩部肌肉萎缩已恢复，翼状肩胛及臀肌假性肥大完全消失。1963年2月22日复查，生长发育，活动均正常，化验尿肌酐1.03g/24h，肌酸62.5g/24h。

[按语]本例痿证迁延，且伴面色潮红，皮肤干燥，苔白腻，脉细数，证属气血两虚，湿热阻络，以虚为主，夹杂湿热。方以生黄芪重用为君药，温分肉，实腠理，补中气，健脾胃；当归、熟地补血养肝以柔筋；杜仲、桑寄生、牛膝、蛇床子补肝肾，强筋骨；陈皮、山药、甘草行气健脾和中；地龙、独活、桑枝、秦艽疏风通络；四妙丸、蒲公英、茯苓、泽泻清热利湿；三七生血养血和血，云南白药行气活血。

脊骨手足痿证是为督脉宗筋之病。先师认为治痿需理督脉兼养宗筋，针刺是最好的配合，取手足阳明的肩髃、曲池、足三里，足阳明胃经的募穴中脘，足厥阴肝经的合穴曲泉、督脉手足三阳之会的大椎，共奏调气活血、疏通经络、柔养宗筋之功。

进行性肌营养不良症属难治的慢性病，方药奏效后，改用10倍量的白蜜熬膏，坚持常服，巩固疗效，这也是先师治疗慢性病的用药特色。

（沈绍功，叶成亮，叶成鹄.中国百年百名中医临床家丛书——叶心清[M].北京：中国中医药出版社，2001：101-104.）

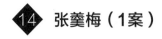 **14 张羹梅（1案）**

李某某，男，51岁。

初诊：1973年7月19日。

主诉：进行性肌肉痿缩5年，近1年来加重。

病史：1968年因两手不能上举，发现翼状肩胛骨，以后逐步出现面部、肩胛部以及下肢肌肉痿缩无力。在某医院神经科检查，诊断"进行性肌营养不良"，近1年来产生痉挛现象，以两眼下垂为主。有"高血压"病史。

诊断：肌营养不良症（进行性）。

医案：肌肉痿缩；两手酸软，无力握物；两脚痿弱，步履不稳；两眼下睑，时时跳动。脉虚细，苔薄腻。脾主肌，肾主骨，肝主筋，今肝、脾、肾皆有不足之象，肌痿缩成矣。方以补脾气，益肝肾。处方：

潞党参12g，炙黄芪12g，大熟地12g，全当归9g，赤、白芍各9g，仙灵脾18g，金狗脊12g，菟丝子12g，鹿角片9克（先煎），败龟版12克（先煎），怀牛膝9g，健步虎潜丸4.5g（吞）。7剂。

疗效：患者长期服用上方加减，自觉两手、两足较前有力。1977年患者自云步行3小时，未感疲乏。

［按语］张老医生认为，弱而不用者为痿，故《证治准绳》曰："痿者，手足痿软无力，百节缓纵不收也。"《医宗金鉴》曰："痿痹之证，今人多为一病，以其相类也。然痿病，两足痿软不痛；痹病，通身肢节疼痛。但观古人之治痿，皆不用风药，则可知痿多虚，痹多实，而所因有别也。"由以上文献而论，可知痿者是一种虚弱的症候；治疗之法，当以补益为主。

（张天等.临证偶拾（张羹梅医案）［M］.上海：上海科技出版社，1979：70-71.）

⑮ 赵心波（1案）

赵心波（1902—1979），北京市人。曾任中国中医研究院西苑医院儿科主任，当代中医儿科大家，对儿科癫、狂、惊风、痿证等均有独到见解。

王某，女，4岁。

患儿曾于某医院和某某医院确诊为肌营养不良。经用ATP治疗约1年，效不显。现两腿仍发软，无力，蹲下后自己起不来。查体肌张力低，膝腱反射亦低。苔薄白，脉滑。证属风湿阻于经络，血不荣筋所致。

立法：除风湿，通经络，活血脉，调脾胃。

方药：独活3g，桑寄生10g，川牛膝10g，伸筋草6g，木瓜6g，银花藤10g，生侧柏10g，地龙10g，红花2g，炒鸡内金10g，神曲12g。

另用加味金刚丸，每服1丸，每日2次。

上方加减其服6剂，继续服丸药250丸后，体质较前丰满，跑跳如常，不但蹲下能起来，而且能自己上下楼和翻斤斗，膝腱反射和肌张力均正常。

[按语] 中医认为本案为风湿阻于经络，血不荣筋所致，所以用除风湿、活血脉以利宗筋。并用加味金刚丸强壮筋骨，治以缓调，收到了一定的效果。

（景斌荣，葛安霞.中国百年百名中医临床家丛书——赵心波 [M].北京：中国中医药出版社，2003：224.）

⑯ 朱良春（1案）

朱良春（1917—2015），江苏镇江市人。南通市中医院主任医师、教授，第一批全国老中医药专家学术经验继承工作指导老师，首届国医大师。临床擅治痹证，用药以善用虫类药知名。

朱某，男，8岁。

初诊：1999年9月18日，两下肢肌肉肥大，行走无力1年，逐渐加剧。患儿走路呈鸭型步态，轻度翼状肩，盗汗多，饮食二便正常，苔薄脉细软。已于上海儿童医院及华山医院确诊为假肥大型肌营养不良症。辅检：乳酸脱氢酶（LDH）437U/dL（85～190U/dL）；谷丙转氨酶（ALT）114U（2～40U）；谷草转氨酶（AST）86U（4～50U）；肌酸磷酸激酶（CPK）5060U/dL（0～200U/dL）；CPK-Mb放免法＞250mg/mL；肌电图示主动收缩时呈干扰相肌电图，运动单位电位减低，时程缩短。现服泼尼松每日10mg已半月余。此为痿证，治宜健脾益肾以实四末。

处方：生黄芪、穿山龙各30g，炒白术、炒苡仁各20g，鹿衔草、茯苓各15g，山萸肉、全当归、仙灵脾各10g，炙蜂房6g，红枣5枚。14剂。

另：益肾蠲痹丸（4g×42包），每次2g，每日3次，饭后服。

二诊（1999年10月2日）：药后无变化，亦无不适，怀盗汗较多，苔薄，脉细软，此症难以速效，只宜徐图，嘱泼尼松逐减其量。原法继进之。

上方加怀山药30g，川百合15g。续服30剂。

另：益肾蠲痹丸（4g×42包），每次2g，1日3次，饭后服。

三诊（1999年11月10日）：泼尼松已减至每日5mg，自觉疲劳，腓肠肌微胀痛，仍盗汗，苔薄少津，脉细，前法损益之。

初诊方加浮小麦20g，甘枸杞子、丹参、红花各10g。30剂。

另：益肾蠲痹丸（4g×42包），每次2g，1日3次，饭后服。

四诊（1999年12月11日）：面色苍白，唇淡，苔薄少津，脉细，盗汗减而未已，余症同前。复查血常规：RBC $4.0×10^{12}$/L，Hb11g/dL，PC$52×10^9$/L，AST25U，LDH216U/dL，2-羟丁酸脱氢酶（HBD）143mIU/mL（53～131mIU/mL），CPK1 920U/L。因血小板减少，故于上方加生熟地各12g，炙牛角鳃、油松节、仙鹤草各20g。续30剂。

另：益肾蠲痹丸（4g×42包），每次2g，1日3次，饭后服。

五诊（2000年1月8日）：复检AST39U，PC＞10万/mm³，LDH223U/dL，CPK1 498U/dL，HBD 231mIU/mL，CPK—Mb34.7mg/mL，肌红蛋白（－）。诸疗同前，盗汗已减，皮肤有少量紫斑出现，舌尖红，苔薄，脉同前。上方加煅牡蛎30g，续服30剂。

另：蕲蛇粉100g，每日3～4g，分2次吞服；益肾蠲痹丸（4g×42包），每次2g，1日3次，饭后服。

六诊（2000年2月4日）：症情好转，行走有力，上下楼梯不需搀扶，肥大的肌肉尚未消退，盗汗已止。

处方：生黄芪、穿山龙各30g，怀山药、生白术各20g，鹿衔草、补骨脂各15g，仙灵脾、当归、川芎、生白芍各10g，炙僵蚕、炙蜂房、乌梢蛇各8g，甘草4g。60剂。

另：蕲蛇粉200g，每日3～4g，分2次吞服；益肾蠲痹：（4g×84包），服法同前。

七诊（2000年4月8日）：病情进一步好转，脉舌同前，已能参加学校体育活动。守前法继续巩固之。

[按语] 古人对小儿痿证论述甚少，肌营养不良症殆属中医"痿证"中之"肌痿"范畴。现代医学证实本病属遗传性基因缺陷性疾病，按中医论之，则为禀赋不足。早期临床除肌痿无力症外，可供辨的症较少，治疗宜辨证与辨病相结合，以健脾益肾为原则。辨证则用健脾，以脾主肌肉也，辨病则用益肾，因骨为禀赋之本也。本病非自身免疫性疾病，前医予泼尼松治疗似属欠当。出现盗汗之症是泼尼松的副作用，故加怀山药、川百合以养阴敛汗。三诊泼尼松减量后改用浮小麦收敛盗汗，并加入活血化瘀之丹参、红花，一是改善腓肠肌之胀痛，二是大队培补药中掺入少量活血之品可有补而不滞、相得益彰之功。四诊时，患儿面色少华，复查发现血小板减少，故加地黄、牛角鳃、油松节、仙鹤草以提升血小板。五诊在血小板升至正常后出现紫斑，殆为患儿毛细血管脆性增加，故增入煅牡蛎，利用其所含较多钙盐，改变毛细血管渗透压，以增强毛细血管之抵抗力。六诊以后患儿症状日见改善，不仅得力于蕲蛇粉温养之功，亦系前用益肾培元之药力至此方显其功。该患儿服药104剂后，复查血生化，相关指标均趋于正常，近期疗效较好。说明中药对此病确有疗效。但必须长期坚持服药，才有可能彻底治愈。

据笔者经验：蕲蛇粉配益气通络之品，对各类痿证均有振颓起废之效，如配西洋参或北沙参用于气阴两亏者；配生黄芪或党参用于脾肺气虚者；配怀山药、茯苓、白术用于脾肾小足者；配桑寄生、熟地黄等用于肝肾虚损者。诸法均可加入强壮腰膝、活血通络之品如穿山龙、怀牛膝、川续断、鸡血藤等，以增强疗效。如症情危重可酌加适量制马钱子，可以提高疗效。

（朱良春.中国百年百名中医临床家丛书——朱良春［M］.北京：中国中医药出版社，2001：225-228.）

五 格林-巴利综合征（27案）

急性感染性多发性神经根神经炎（acute inflammatory polyradiculoneuritis），又称为急性感染性脱髓鞘性多发性神经根神经炎（acute inflammatory demyelinating polyradiculoneuritis，AIDP），或格林-巴利综合征（Guillain-Barre syndrome，GBS），是一种以运动损害为主的单相性自身免疫性周围神经病，临床上主要累及脊神经根、脊神经和脑神经。其发病率为0.50~1.9/10万。

所有年龄和一年四季都可发病，好发于青壮年。多数患者病前数日到数周有上呼吸道感染或胃肠道感染。起病呈急性或亚急性，一般病程呈渐进性发展，2周左右达到最高峰。也有少数患者病情发展极快，在数天至1~2周内肌无力发展至高峰，同时出现呼吸肌无力而危及生命。一般来说，肢体无力多从双下肢开始，逐渐向上发展，累及躯干、上肢及脑神经支配肌肉。瘫痪为对称性的下运动神经源性表现，肌肉无力以近端为重。腱反射明显减弱或消失，无锥体束征。反射的改变较早，而且相当重要，可以出现在肌无力症状之前，也是诊断的主要依据之一。患者可有主观感觉异常，如肢体远端的麻木、针刺感、疼痛等，有时可有戴手套、袜子样感觉障碍或无明确的感觉障碍体征。也有一些患者有严重的位置觉障碍。脑神经受累亦较多见，最常见者是双侧面瘫。三叉神经、动眼神经、展神经亦可受累，也可出现后组脑神经损害而影响吞咽、发音。自主神经功能受损表现为肢端皮肤营养障碍、发绀、出汗。极少数患者可有短暂的排尿功能障碍。有的患者还可出现心动过速、心动过缓、血压不稳等心血管功能障碍的表现。体格检查示四肢对称性下运动神经源性瘫痪、腱反射降低或消失、末梢型感觉减退等。脑脊液的检查可见蛋白-细胞分离现象，即蛋白升高而细胞数正常。蛋白增高程度不等，最高可达1.0～5.0g/L。起病第3周蛋白含量增高明显，脑脊液蛋白升高程度与病情程度无关，也有少数患者脑脊液蛋白含量始终正常。电生理检查可发现：①症状出现4～7天后，运动传导速度显著降低；②远端运动电位潜伏期延长；③F波潜伏期延长或F波缺如。

根据急性起病，对称性四肢下运动神经元性瘫痪，末梢型感觉减退和脑脊液中细胞蛋白分离等特征，一般诊断并不困难。下列诊断标准可供参考：①病前2～4周有感染史；②相对对称的肢体下运动神经源性瘫痪（弛缓性）；③末梢型感觉减退，但运动障碍重于感觉障碍；④可有自主神经受累症状，如多汗，心悸等，但不伴持续性排尿障碍；⑤脑脊液细胞数十个以下，偶可达数十个；蛋白质含量增高（起病2周后），但蛋白质含量正常不能否定诊断；⑥早期F波潜伏期延长或消失。

治疗上，血浆置换、大剂量丙种球蛋白被认为是有效的治疗方法，肾上腺皮质激素、免疫抑制剂如环磷酰胺、硫唑嘌呤等均可试用。

陈树森（1案）

> 　　陈树森，1918年出生，江苏省海安县人。原中国人民解放军总医院中医科主任、教授。从医50余年，长期从事国家领导人及重要外宾的医疗保健工作，积累了丰富的医疗经验。

　　李某，男，38岁。

　　初诊：1968年6月29日。

　　主诉及病史：10日来四肢软、力弱，甚至持扫帚均感吃力。曾因下肢力弱而倾倒，渐而右手力弱不能持筷进食。四肢力弱的特点是：远端比近端重，上肢比下肢重，右侧比左侧著。以"四肢力弱待查"入院。

　　检查：颅神经及感觉系统均正常；双下肢力弱，远端著，近端轻，肌张力不高；双上肢活动范围正常，稍力弱，肌力2～4级；双手握拳不紧，十指半屈曲，不能主动伸直，右著，双腕下垂。双下肢能支持体重，但步态有拖曳感，肌腱反射低，左著，双膝腱反射活跃，跟腱反射未引出，病理反射（－）。血钾4.0mmol/L；脑脊液糖定性为阳性、蛋白定性为阳性，梅毒血清反应阴性；胶体金试验正常。诊断为格林-巴利综合征，于1968年6月29日应邀会诊。

　　诊查：病起月余，四肢痿软无力，腰酸肢冷，神疲，苔薄脉弱。

　　辨证：证为精血亏耗，筋脉失养，病在肝肾。

　　治法：治以补肝肾、益精髓、壮筋骨，金刚丸出入主之。

　　处方：川草薢9g，木瓜9g，怀牛膝9g，菟丝子9g，肉苁蓉9g，狗脊9g，苍术9g。另：制马钱子粉0.15g×24，每服0.15g，每日3次。

　　二诊（1968年7月6日）：药后肌力稍增，步履有力，较前明显好转，治宗原方再进药。

　　三诊（1968年7月13日）：患者下肢肌力恢复明显，手腕肌力恢复慢，舌脉如前。仍于原方药续进。

四诊（1968年7月19日）：手腕肌力较前有进步，余无不适。原方药隔日1剂，分2次服。

制马钱子粉0.15g，日2次。

五诊（1968年7月26日）：病症十去七八，尤以上肢恢复明显，肌力增强，可完成对指和叉指动作。苔薄脉弱。拟停汤剂，继服制马钱子粉0.15g，日3次，缓缓调治。

六诊（1968年8月6日）：经上述治疗，日前病情日趋好转，双手指能对指、叉指，拿筷进食，一般生活可自理。检查：四肢肌力均有明显恢复，下肢恢复较满意。经治疗近3个月，病情基本痊愈，乃出院疗养，加强功能锻炼。

［按语］痿证是指肢体软弱无力、日久肌肉萎缩的一种病症，古有"痿躄"之称。《素问·痿论》有皮痿、脉痿、肉痿、筋痿、骨痿之分，后世医家在临床实践中又不断有所阐发，如《景岳全书》认为主要由于"元气败伤，则精虚不能灌溉，血虚不能营养"，以致筋骨痿废不用。本案腰酸畏寒，四肢痿软无力，神疲，苔薄脉弱，属肝肾两虚、精血亏损之证；盖肝肾为藏血藏精之所，精血不能灌溉肢体，血虚不能营养筋骨，筋骨经脉失去濡养而成痿证。故用金刚丸出入，以补益肝肾、壮筋骨，佐以舒筋活络之剂而获显效，病情基本治愈而出院。

方中马钱子，性苦寒，入肝脾二经，功能通经络、消结肿、治瘫痪，有强壮及兴奋作用，治疗痿证有一定效果，本案用之获得满意疗效。但由于此药有毒副作用，需经炮制才能应用，且用量要慎之又慎，量过少无济于事，量过多又易引起中毒。故在临证应用时，必须辨证明确，根据个体差异，酌情选量，严密观察，以防意外。

（董建华，王永炎.中国现代名中医医案精华：第2集［M］.北京：人民卫生出版社，2010：646-647.）

② 谌宁生（1案）

谌宁生，1933年9月出生，湖南临湘人，主任医师。第二批全国老中医药专家学术经验继承工作指导老师，擅治内科肿瘤疑难杂症，特别对肝病治疗有较深研究和独特见解。

李某，女，43岁，已婚。

初诊：1992年1月23日。

主诉及病史：患者起病于去年10月，无明显诱因出现四肢麻木无力，进行性加剧，近20天来有进食困难，饮水反呛，提气不上，有时小便费力，讲话声嘶，软腭运动可，双上肢肌力3～4级，双下肢肌力2～3级，四肢肌力下降反射（－），未引出病理征。腰穿检查：脑脊液清亮，细胞总数20×10⁶/L，白细胞计数4×10⁶/L，潘氏试验阳性。生化：pro 0.30g/L，Glu 3.2mmol／L，CL 122.9mmol/L。细胞学：少量淋巴细胞和单核细胞，属正常范围。经某医大神经内科诊断为格林–巴利综合征，建议住院治疗，患者因经济困难无法住院，而来我院求治。

诊查：下肢瘫痪，不能行走，大便偏干，余症同前述，舌质淡苔薄，脉沉细。

中医诊断：痿证。

辨证：肝肾两虚，气阴不足。

治法：温肾补肝，益气养阴。

处方：地黄饮子加减。

附片10g，熟地15g，肉苁蓉10g，麦冬15g，五味子5g，远志5g，菖蒲10g，茯苓15g，黄芪30g，白芍15g，甘草3g。

服3剂后，病情好转，自觉下肢有发热感，四肢麻木无力好转，仍照原方进服月余。

二诊（1992年3月25日）：自述进食困难、饮水反呛、提气不上均已消失。下肢仍有麻木无力，宗前方去生芪、白芍、甘草，加桂枝6g，巴戟天、山萸肉、石斛各10g，以加强温阳补肾养肝之功力，又连服月余，竟获痊愈，嗣后随访6年，未见复发。

　　［按语］格林-巴利综合征是神经内科中的一种全身性疾病，其发病机制尚不甚清楚。中医历代医籍无此病名，但根据患者症状，下肢痿软，举步艰难，应属中医痿证，又名痿躄，临床特征为肢体筋脉松弛，软弱无力，甚者手不能握，足不能行，以至肌肉萎缩不能随意运动的一种病症。《素问·痿论》以五脏主五痿，分为皮、脉、筋、骨、肉五痿，并有治痿者，独取阳明之说。因阳明胃经为水谷之海，主化津液，变气血而润筋脉，虚则五脏无所宗，不能行气血，濡筋脉，利关节，则宗筋弛纵，带脉不引而为痿。此虽为经典论据，但笔者认为，五痿互相关联密切，难以截然划分，临床痿证有深浅轻重之异，但不能机械划分五痿。治则理论虽强调胃经阳明，但临床用药应重视肝肾，调补气血。因肾主骨而藏精，肝主筋而藏血，肝肾不足，则精血亏虚，精血虚则筋脉失养而为痿。故方以熟地，肉苁蓉，补肾益精，配附片温肾壮阳，增强补肾作用；以麦冬、五味、白芍滋阴养肝；生芪、甘草补气生津；远志、菖蒲、茯苓利湿化痰，诸药合用，具有补肾养肝，益气滋阴，治病求本之功效。方药对证，故服3剂则病有起色，连服月余而获显效，二次更方又加桂枝、巴戟、山萸肉、石斛，增加温阳通络兼补肝肾之作用，以竟全功，达到治愈而不再复发之目的。

　　（董建华，王永炎.中国现代名中医医案精华：第6集［M］.北京：人民卫生出版社，2010：105-106.）

❸ 董德懋（1案）

　　董德懋（1912—2002），北京人。曾任中国中医研究院研究员、中国中医研究院广安门医院主任医师。继承施今墨学术思想，形成独特的以脾胃学说为中心的学术思想体系。擅长针灸，坚持针药并施。

史某，女，12岁，学生。患者于1994年9月9日晨起床后，突然发现手足无力，全身酸软，下肢软弱无力，继之下肢冷痛，站立时颤抖，举足步行困难，双手颤抖，手指不能伸直，胸闷，气短，多汗，某某医院诊断：格林—巴利综合征，予激素治疗，无显效，诸症进行性加重。董老应邀往诊。详询病史，病前一周曾感冒，月经尚未初潮，触及头部巅顶软而不坚，脉虚细，舌质淡尖红，边尖芒刺、舌苔白。诊断：痿证。证属：肝肾亏虚，精少髓枯，筋痿骨弱。治宜：滋补肝肾，添精生髓。龟鹿二仙汤加味：鹿角胶10g，龟版胶10g，熟地黄10g，杜仲10g，山萸肉10g，制附片6g，川桂枝10g，石斛10g，五味子10g，茯苓10g，白术10g，菖蒲10g，远志10g，大枣五枚，生姜3片，甘草6g。3剂后可自行站立。下肢不颤，全身酸软无力症大减，原方加巴戟天10g，肉苁蓉10g。旨在加强补命门之力。5剂后于9月30日出院，并停服激素而完全服中药。

1994年10月5日三诊：下肢明显较前有力，可独立行走，重心在足跟，足趾欠有力，舌上芒刺消失。脉细略弦。仍有多汗，腹胀排气则舒，于原方中加炒枳壳、木香等理气消胀之品。7剂。此后在原方基础上加减用药，至12月29日，患者诸症全部消除，舌质淡红，舌苔薄白，脉缓略细，一如常人。即予一方配成丸药，巩固疗效：鹿角胶10g，龟版胶10g，大熟地10g，山萸肉10g，制附片6g，独活6g，石斛10g，狗脊10g，川桂枝10g，巴戟天10g，苍白术各10g，川杜仲10g，怀牛膝10g，桑寄生10g，肉苁蓉10g，川续断10g，甘草6g。5剂为1料。研细末，炼蜜为丸，每丸10g，每服1丸，日2次，温开水送服。

（侯仪.董德懋治痿验案二则［J］.北京中医，1996，4：7-8.）

❹ 李庚和（1案）

邵某，男，43岁。2007年11月24日初诊。

患者于2006年患格林–巴利综合征，当时有突发性下肢瘫痪，左侧颈肩背部麻木，时而酸痛，曾有吞咽不利，经中西医结合治疗后症状有所好转，但下肢仍麻木乏力，肩背部麻木板滞，纳食尚可，夜寐不佳，脉沉细，苔薄腻。证属禀赋不足，脾胃虚弱。脾主土恶湿，湿邪乘虚而入，浸淫筋脉，影响气血之运行布达，以致筋脉肌肉弛缓而不收，致使正气不足以抗邪，使用激素治疗后虽症状稳定，但仍需扶正达邪。时值冬令，制膏1剂，以观后效。治以健脾益肾，宣通经脉为法。处方：

生黄芪200g，苍术150g，茯苓150g，黄柏100g，制半夏120g，炒陈皮60g，防己100g，怀牛膝120g，川桂枝60g，附片60g，麻黄60g，淫羊藿150g，巴戟肉100g，仙茅100g，大熟地150g，细辛30g，桑枝150g，桑寄生150g，独活100g，川芎100g，鸡血藤150g，忍冬藤150g，木瓜60g，泽泻100g，薏苡仁150g，肉苁蓉100g，杜仲120g，龙眼肉150g，核桃肉150g，红枣80g，红参50g，西洋参80g，鹿角胶200g，阿胶150g，龟版胶100g，冰糖200g，黄酒150g，收膏。

二诊（2008年11月15日）：患者服膏方后，近1年来四肢麻木渐消失，肌力增长，夜寐改善，精神食欲正常，已投入工作，症状稳定（中西药物停服），属临床痊愈。再拟培补脾土、化湿祛邪、补肾填精、活血通络之方。

（上海市中医文献馆.跟名医做临床：内科难病（七）［M］.北京：中国中医药出版社，2011：79.）

⑤ 梁贻俊（1案）

梁贻俊，1927年出生，北京人。中日友好医院教授、主任医师。第一批全国中医药专家学术经验继承指导老师。擅长中医内科、妇科疾病的治疗，尤其对血液病、血管病、消化系统、神经系统、肝病、肾病、温热病、不孕、畸胎等有丰富的诊疗经验。

袁某，男性，22岁。1993年10月13日会诊。

主诉：四肢无力3周。

现病史：患者1993年9月底曾患上感、腹泻，10月7日劳累后右下肢疼痛，次日四肢无力，且日渐加重，蹲下需扶持东西才能站起，曾摔倒2次，时有右肩及臀部疼痛，咀嚼无力，手抖，持物难，脱发严重，已服用泼尼松40mg/d，共60天，现症：四肢无力，蹲下站起困难，举物费力，手颤抖，脱发严重。

诊查：神清，发育营养良好。蹲下站不起，手不能持重物，CT未见异常，肌电图示神经源性损害。颅神经双眼可见水平眼震，向左斜视时明显，四肢肌力Ⅴ级，近端力弱较甚，无肌萎缩及肌束颤动，四肢可疑感觉减退，双肱二、三头肌桡骨膜反射减弱，双膝反射消失，病理征（－）。双手鱼际肌萎缩，舌质暗苔薄白，脉弦细数。

诊断：中医为痿证；西医为格林-巴利综合征。

辨证：肝失所养，筋脉迟缓，脾虚。

治法：养血健脾。

方药：当归15g，白芍20g，甘草10g，党参20g，黄芪20g，赤芍20g，鸡血藤15g，白术15g，巴戟天20g，仙灵脾15g，龟版20g，阿胶10g。14剂。水煎服。

1993年11月12日：患者药后双臂较前有力，已可持5磅暖瓶，原双手举小方凳困难，现一只手即可举起凳子。稍扶物印可站起，脱发明显减少，饮食、二便可。舌脉同前。复查肌电图：①正中神经损害已恢复；②上下肢运动神经原损伤。

1993年11月19日：双下肢活动可，急行走则感疲乏，右上肢活动较前进步，体力日复，继以上方加减巩固，病愈出院。当归10g，白芍45g，甘草10g，党参20g，首乌20g，黄芪35g，白术10g，巴戟天25g，仙灵脾20g，阿胶10g，鸡血藤15g。

[按语] 本例系中医学痿证。历代医家对痿证的认识为"内脏不足"，"阴血不足""使之太过，肾精枯竭"，"元气败伤，精血虚不能灌溉"等，气血津液所伤而致，其中肝肾之虚为本病主要病机，气血津液

不足是形成痿证的主要因素。

余本"治痿独取阳明"的原则，选用党参、黄芪、白术、甘草补脾气。参以《丹溪心法》："痿之不足乃阴血不足也"。故在方药中重用归芍、阿胶养阴血。复根据其病机增用巴戟天、仙灵脾、龟版，于滋养肝肾、补肾阳。加入赤芍于补气血中佐以活血。与此根据痿证病机、与致病因素、严谨辨证与精当用药，故而效如桴鼓。

（梁贻俊.全国著名老中医临床经验丛书——梁贻俊临床经验辑要［M］.北京：中国医药科技出版社，2001：448-449）

⑥ 刘渡舟（1案）

姜某，男，20岁。1993年11月3日初诊。

患者于1993年6月始，四肢末梢感觉异常，行走两腿无力，某医院诊断为"急性感染性多发性神经根炎"（格林-巴利综合征）。服用泼尼松、维生素等药物无效，病情逐渐加重。8月下旬做神经活检术，伤口愈合后病情继续恶化，以致完全不能行走，特请刘老诊治。患者被抬入诊室，神情沮丧，四肢无力，可见上肢及大、小腿肌肉已萎缩，以物刺其手足指（趾）尖，毫无痛觉。腰膝酸软，有时遗尿，头晕，自汗出。舌红苔白，脉大无力。此阴阳营卫气血俱虚，邪气内侵所致。治当调和营卫气血，补益肝肾阴阳，为疏两方。

一方：黄芪40g，桂枝15g，白芍15g，生姜15g，大枣12枚，地龙10g，桃仁10g，红花10g，当归15g。

二方：熟地30g，肉桂4g，附子4g，肉苁蓉12g，党参12g，巴戟天12g，远志10g，山萸肉15g，石斛30g，茯苓20g，麦冬18g，炙甘草10g，五味子10g，薄荷2g，菖蒲20g，生姜3片，大枣5枚。以上两方交替服用。

服药30剂，患者渐觉双腿有力，乃停服泼尼松。又续服30剂，患者四肢能抬举，已能坐起和站立，末梢皮肤知觉逐渐恢复，双足背、趾尖有针刺感，小腿外侧肌肉拘紧，此瘀血内阻，经络不通之象。为拟以下两方。

一方：双花10g，防风6g，白芷6g，陈皮10g，炙甘草6g，穿山甲10g，浙贝母14g，天花粉20g，当归20g，乳香6g，没药6g，赤芍15g，皂刺10g，川牛膝15g。

二方：桃仁10g，红花10g，羌活4g，没药6g，地龙6g，秦艽10g，炙甘草6g，牛膝10g，五灵脂10g，当归5g，川芎10g，香附12g。

两方交替服用，服至3个月，下肢拘急、疼痛消失，架拐可走十余步，后弃拐亦能行走二三步。嘱其加强肢体锻炼，并疏加味金刚丸（萆薢、木瓜、牛膝、杜仲、肉苁蓉、菟丝子）、大补阴丸（龟版、生地、知母、黄柏、猪脊髓）等成药服用。经治半载，恢复了体力与肢体的运动功能。终使顽疾尽拔，现骑车、打球已如常人。

［按语］痿证是指肢体筋脉弛缓，手足痿软无力，甚则肌肉萎缩的一种病症。成因较杂，有湿热浸淫而致者，有精血亏虚而致者，有瘀阻脉络而致者。本案脉证所现，始为阴阳营卫气血俱虚之证。肾中阴阳俱虚，气血不足，使营卫失于调和，外邪乘虚侵袭，痹阻于经脉，气虚血滞，肢体肌肤、筋脉失于营养，发为痿弱不用。《素问·逆调论》云："营气虚则不仁，卫气虚则不用；营卫俱虚，则不仁且不用。"张景岳也特别指出：痿证"元气败伤，则精血不能灌溉，血虚不能营养者，亦不少矣"。治疗本案当着眼于以上两种病机：一是肾中阴阳俱虚，元气衰败；二是营卫气血失调，邪阻经络。前者辨证的关键是痿证见有腰膝酸软、遗尿、头晕、舌红，此为肾中精气亏损的表现；后者辨证的眼目在于自汗出，这是营卫不调的现象，《伤寒论》第53条云："病常自汗出者，……以卫气不共荣气谐和故尔。"故刘老处两方交替服用。一方为黄芪桂枝五物汤加味，用以调和营卫。本方为桂枝汤之变方，即由桂枝汤去甘草倍生姜加黄芪而成，用桂枝汤调和营卫，畅行气血。去甘草之壅滞，且倍生姜加黄芪，目的在于走表益卫，通阳逐痹，此《黄帝内经》所谓"阴阳形气俱不足，勿取以针，而调以甘药"之意。夫气虚则血凝，邪侵则血滞，故加桃

仁、红花、地龙、当归以活血通经。二方为地黄饮子，用于滋肾阴，补肾阳，兼以化瘀通络。本方善治下元虚衰，筋骨痿软无力，致足痿不能用之证。方中熟地、山黄肉补肝肾，滋乙癸之源；肉苁蓉、巴戟天温肾阳，补先天之气；附子、肉桂温养真元；麦冬、石斛、五味子滋阴鼓液，使阴阳相配；菖蒲、远志、茯苓交通心肾，兼化痰湿；少用姜、枣、薄荷以和营卫。全方配伍，标本兼顾，用之能使水火相济，阴阳相交，气血平和，而痿疾自愈。

前二方，以补为主，行气活血为次，待营卫气血渐充，阴阳调和，皮肤知觉开始恢复，始感四束痛如针刺，肌肉拘急，此乃经络瘀阻之象也，在前治的条件下，能任通伐，故改用仙方活命饮和身痛逐瘀汤。仙方活命饮不唯外科所专，对于"经络闭塞，气滞血瘵"的内科之证亦不妨一试。刘老常以此方治疗气血瘀阻经络，体侧疼痛（沿少阳经）多效。身痛逐瘀汤化瘀通络，以治周身之疼痛。两方交替服用，务使瘀开络畅，气血得以周流为治疗目的。最后用加味金刚丸、大补阴丸补肾培本，强筋骨，以善其后。

（陈明，刘燕华，李方.刘渡舟验案精选［M］.北京：学苑出版社，2006：149–152.）

❼ 刘惠民（1案）

刘惠民（1900—1977），山东沂水县人。历任山东省中医学院院长、省中医药研究所所长等职。擅长诊治神经衰弱、急性感染性多发性神经炎、不孕症等内科、妇科疾病。

王某，男，41岁，1955年10月14日初诊。

病史：患者全身无力，四肢瘫痪2个多月。病发于1955年7月17日，忽然感觉周身不适，寒栗发烧，体温达39.3℃，次日开始腹泻，每日大便十余次，伴有腹痛和里急后重感，大便呈红色脓血样，经治疗两天腹泻止。发病后第九天（7月26日）感到全身瘫软无力，两手活动失灵，不能持物，继之两腿也活动失灵，不能持重、走路，腰腿疼痛，遂去医院检查，诊断为急性感染性多发性神经炎。经用新斯的明、维生素B₁、电疗、热敷等治疗，病情稳定，但肢体瘫痪未明显好转，四肢及腰部仍酸疼无力。食欲稍差，大便每天1次，稀薄，小便略频。经常失眠，多梦，有时头晕，烦躁易怒。

检查：神志清楚，面色黯黄，四肢肌肉消瘦，呈不全软瘫，温度较低。舌质稍红，后部有黄白苔，稍厚。语声低哑。脉沉细而弱。

辨证：肝肾虚弱，气血不足，筋骨失养。

治法：补肝肾，壮筋骨，祛风养血活络。

处方：枸杞子24g，狗脊12g，天麻12g，何首乌12g，防风9g，千年健9g，桑寄生9g，白芍9g，僵蚕9g，全蝎（去刺）9g，当归9g，乳香9g，苍耳子9g，桂枝6g，水煎2遍，分2次温服。

1955年10月20日二诊：患者服药六剂，自觉肢体稍有力，且有蚁行感。睡眠、食欲稍有进步。舌脉同前。原方加重药量，并少加活血通络，祛风清热之品，继服。

处方：炒酸枣仁45g，枸杞子15g，全蝎15g，防风12g，千年健12g，桑寄生12g，海藻12g，白芍12g，僵蚕12g，天麻12g，葛根12g，狗脊（去毛）12g，桂枝9g，当归9g，羌活9g，没药9g，䗪虫9g，红花9克，水煎服。煎服法同前。

另以犀角（水牛角尖亦可）2.4g　琥珀0.9g，共研细粉，分2次冲服。

1955年11月1日三诊：患者服上方明显好转，搀扶已能站立。原方加人参9g，以益气。继服6剂。

1955后11月9日四诊：患者病情继有好转，搀扶已能走四五步。仍觉全身沉重，疲乏无力，肢体自主活动尚欠灵活，口唇发干，易烦躁。舌苔薄白，脉沉细。以补益肝肾、祛风养血，益阴消热之品，继服。

处方：枸杞子15g，桑寄生12g，天冬12g，钩藤12g，千年健12g，淡豆豉12g，石斛9g，葛根9g，何首乌9g，橘络9g，天麻9g，当归9g，山栀皮6g，秦艽9g，水煎服。煎服法同前。

11月27日五诊：服上药后，病情继续好转，原方加减，配药粉继服，以振痿起颓，有助于肢体功能恢复，并以葛根、黄芪等为主药，煎汤为引，以升阳、益气、振痿、通经活络。

药粉方：天麻90g，生白术60g，全蝎（去刺）60g，当归45g，红花45g，虎骨45g，僵蚕60g，白芷36g，没药36g，乳香36g，血竭36g，千年健36g，红豆蔻36g，人参36g，琥珀33g，犀角（水牛角尖亦可）30g，羚羊角骨30g，麝香2.1g，冰片1.5g，蜈蚣（隔纸炙）15条，共为细粉，每30g药粉加精制马钱子粉1.5g，研细研匀，装瓶。每次服2.1g，每日3次，饭后以蜜调服。

汤药方：桑寄生15g，炒酸枣仁30g，葛根15g，秦艽12g，千年健12g，橘络12g，狗脊12g，黄芪18g，水煎2遍，送服药粉。

1956年2月19日六诊：药粉服完2料，已能自动坐卧、穿衣、行走，不用拐杖能走200米左右。脉较前有力。改方继服。

药粉方：全蝎（去刺）120g，天麻120g，人参90g，生白术90g，虎骨75g，当归60g，红花60g，何首乌60g，白芷45g，没药45g，乳香45g，血竭45g，红豆蔻45g，羚羊角骨36g，蜈蚣（隔纸炙）25条，共为细粉。用炒酸枣仁500g，枸杞子360g，淡豆豉180g，千年健150g，桑寄生150g，狗脊150g，地风120g，共捣粗末，水泡一天，煎两至三遍，过滤，文火熬成流膏，拌入药粉中，拌匀，干燥，再研细粉，加冰片3.6g，麝香3g，每30g药粉加精制马钱子粉1.5g，再研细匀。服法同前。

汤药方：炒酸枣仁24g，枸杞子15g，狗脊15g，芡实15g，葛根12g，桑寄生12g，何首乌12g，神曲9g，泽泻9g，天麻9g，当归9g，秦艽9g，补骨脂6g，橘络12g，水煎2遍，分2次温服。

另以全蝎（点刺）500g，香油炸酥。每次服9g，每日3次。

1956年6月17日随访：自主运动基本恢复，肢体肌力逐渐增加，四肢肌肉仍有轻度萎缩。

1958年8月随访：患者已完全恢复健康，无后遗症。

[按语]急性感染性多发性神经炎，是多发性神经炎的一种特殊类型，病因迄今不明。起病急，病前多有上呼吸道或消化道感染病史，1～3周后急性发病，开始为肢体远端麻木、酸痛等感觉异常，继之，四肢可有不同程度的弛缓性瘫痪，腱反射减弱或消失，后期可有肌肉萎缩，严重者可出现颅神经麻痹症状（如面神经麻痹等），甚至出现吞咽困难等延髓麻痹表现。

根据本病恢复期与后遗症之临床表现，与中医学"痿证"相似，尤与其中"肉痿""骨痿"更为接近。痿即痿软无力，不能行用之意。《内经·痿论篇》云："肺热叶焦……则生痿躄也。……脾气热则胃干而渴，肌肉不仁发为肉痿。……肾气热则腰脊不举，骨枯而髓减，发为骨痿。"张景岳也指出：本病由于"败伤元气者亦有之"。说明痿证大致与肺、肝、肾、脾等脏腑有密切关系。

本例为急性感染性多发性神经炎恢复期，刘老医生认为乃肝肾两虚，气血不足，筋骨失养致。故以补肝肾，壮筋骨，益气养血，祛风活络，养阴清热等法治之而收效。方中用何首乌、枸杞子、酸枣仁、狗脊、天门冬、石斛、桑寄生、千年健、秦艽、虎骨、地风等滋补肝肾，强壮筋骨，用人参、黄芪、白术、红豆蔻、神曲等益气健脾，用羌活、苍耳子、白芷、防风、桂枝等以祛风，用当归、白芍、乳香、没药、红花、血竭、䗪虫等养血活血，用钩藤、天麻、僵蚕、全蝎、蜈蚣等以平肝，用羚羊角、犀角、山栀等清热，用海藻、橘络等豁痰，共奏通经活络，息风止痉，起颓振痿之功。并重用葛根及马钱子。葛根为阳明经药，兼入足太阴脾经，有疏通经络，振痿起颓之功，又风药往往偏燥，而葛根独能鼓舞胃气上行，生津止渴，与诸药配伍能通阴达阳。马钱子含士的宁，能兴奋脊髓前角运动神经元，促进反射功能，提高肌张力，有通经活络，强肌振痿的作用。

（戴岐.刘惠民医案［M］.山东：山东科技出版社，1979：249-253.）

❽ 施延庆（1案）

施延庆（1920—2012），浙江省嘉兴市人。曾任嘉兴市中医院主任医师。首批全国老中医药专家学术经验继承工作指导老师，享受国务院特殊津贴专家。"施氏针灸"第五代传人，擅长用针灸治疗疑难病症。

江某，女，35岁，教师，1991年5月3日初诊。因突然上下肢对称性瘫痪，伴呼吸、吞咽困难，送上海华山医院急诊，诊为格林—巴利综合证，经抢救脱险，1月后病情趋缓，手足依然痿软无力，出院回嘉兴来我科诊治。症见手不能握拳提物，足不能步履，面色少华，形体消瘦，纳少神疲，大便不实，舌淡苔薄腻，脉细软。检查：上肢肌力Ⅱ级，下肢肌力Ⅲ级，四肢肌肉轻度萎缩。证因脾气虚弱，精微失于敷布，筋骨络脉失养致痿。当予调脾养胃，升运脾气。取穴：气海、脾俞、中脘、足三里、阳陵泉、绝骨、曲池、手三里、合谷。用捻转补法加温针灸。隔日针治1次，10次为一疗程。经第一疗程治疗后，胃纳转旺，大便成形。四肢肌力渐增。此乃脾气康复之佳象，守原法连续治疗。并嘱其功能锻炼。前后经5个疗程治疗后，手能持物。足能步履，肌力接近常人，已能骑小三轮车活动，于同年9月恢复工作。

［按语］施老认为本例系脾虚气弱不能布达精微，脉络失养，经筋不用，而致四肢痿软不用。治当遵"清阳实四肢"之理，补脾益气，以愈四肢之病。穴用气海、脾俞、中脘、足三里以健脾养胃，温运中阳；阳陵泉、绝骨壮筋骨生髓；曲池、手三里、合谷为"治痿独取阳明"之义。诸穴合用，使脾气健旺，胃气充盈，气旺血行，脉道通利，筋骨络脉得以充养，故痿软之肢体渐趋康复。

（王寿椿.施延庆运用益气升提针灸法的经验［J］.浙江中医学院学报，1994，18（3）：49-50.）

⑨ 王任之（8案）

案1

叶某，男，成年。1980年8月16日初诊。患者因拟诊格林-巴利综合征，于1980年8月月8日住入神经内科治疗。现两上肢肘、腕关节已能活动，但两臂不能上举过肩，右手不能摄握，两下肢略知伸缩，有时饮水多则发呛，脉濡弦。此气血交阻致盛，拟予益气活血，佐养肝肾为治。处方：

绵黄芪12g，全当归10g，赤芍6g，炒川芎3g，红花4g，干地龙10g，蜈蚣2条 漂全蝎3g，淫羊藿10g，桑寄生10g，锁阳10g，炒续断6g，炒怀牛膝10g。

二诊（8月23日）：饮水发呛告弭，两臂已能上举，两下肢在屈曲时可以上抬，怀右手仍难摄握，脉濡弦。守原方加减。处方：

绵黄芪12g，全当归10g，红花4g，干地龙10g，蜈蚣2条，漂全蝎3g，淫羊藿10g，桑寄生10g，炒续断6g，锁阳10g，菟丝子10g，炒怀牛膝10g，炙金毛狗脊10g。

案2

叶某，男，19岁。1982年7月22日初诊。患者因拟诊格林-巴利综合征（复发型），于1982年7月19日入院。现四肢尚能活动，唯觉酸软乏力，尤以下肢为甚，行走需行扶持，脉濡缓。前年发病时以补阳还五汤意获效，今仍守原意之治可也。处方：

绵黄芪10g，全当归10g，干地龙9g，红花4g，桃仁（去皮、尖，杵）6g，炒川芎3g，左秦艽4.5g，鸡血藤15g，炙金毛狗脊10g，炒怀牛膝10g，锁阳10g，炒续断6g，十大功劳叶10g。

二诊（7月29日）：四肢酸软乏力见减，脉濡弦。守原方损益，处方：

绵黄芪10g，全当归10g，干地龙9g，红花4g，左秦艽4.5g，鸡血藤15g，炙金毛狗脊10g，炒怀牛膝10g，锁阳10g，炒续断10g，十大功劳叶10g，炒补骨脂9g，巴戟天9g。

案3

李某，男，成年。1980年9月20日初诊。患者因拟诊格林–巴利综合征，于1980年9月15日入神经内科住院治疗。现见两上肢已经抬举过肩，然手指摄握无力，不能持物，两下肢不能活动，肘弯、膝弯疼痛，脉濡弦。气血变阻而致痿，姑以益气活血，兼调肝、肾为治。

绵黄芪12g，全当归9g，干地龙9g，红花4g，左秦艽5g，制豨莶草9g，锁阳10g，炒续断6g，淡肉苁蓉10g，巴戟天9g，桑寄生10g，蜈蚣2条。

二诊（10月4日）：患者两上肢活动自如，手指可以拿食物入口，却仍难以执箸，两下肢可以摆动，然难以抬起，脉濡弦。前方尚合，即守原方加减。

绵黄芪10g，全当归10g，干地龙9g，红花4g，嫩桑枝10g，片姜黄6g，宣木瓜6g，炒怀牛膝10g，淫羊藿10g，桑寄生10g，锁阳10g，炒续断6g，炙金毛狗脊10g。

三诊（10月11日）：患者病情稳定，四肢功能在逐步恢复中。仍守原意出入以治。

绵黄芪10g，全当归10g，嫩桑枝10g，片姜黄6g，宣木瓜6g，炒续断6g，淫羊藿10g，锁阳10g，炒怀牛膝10g，桑寄生10g，淡肉苁蓉6g，巴戟天10g，炙金毛狗脊10g。

案4

刘某，男，18岁。8月30日初诊。患者以格林–巴利综合征慢性复发型，于8月28日入院。今软瘫无力已有好转，唯仍感麻木不适，脉濡弦。经旨：营气不行则不仁，卫气不和则不用。姑以调和营卫为治。

绵黄芪10g，全当归10g，干地龙9g，红花4g，川桂枝4.5g，炒白芍6g，左秦艽4.5g，鸡血藤15g，炒续断6g，制豨莶草10g，鹿衔草10g，锁阳10g，小红枣10枚。

二诊（9月6日）：患者四肢麻木好转，已能行走，唯觉乏力，脉濡弦。守上方加减。

绵黄芪10g，全当归10g，川桂枝4.5g，炒白芍6g，左秦艽4.5g，鸡血藤15g，制豨莶草10g，鹿衔草10g，锁阳10g，淡肉苁蓉10g，巴戟天10g，炒续断6g，小红枣10枚。

案5

崔某，男，成年。1979年8月23日初诊。患者因拟诊格林-巴利综合征，于本月13日住入神经内科。现患者四肢仍然瘫痪，下肢仅能就床边略作摆动，且觉热痛，十指中唯左手食指稍能屈伸，上肢酸麻，脉濡弦。乃气血交阻、湿热浸淫所致，拟予补阳还五汤合四妙丸之意为治。

绵黄芪10g，全当归10g，干地龙9g，红花4g，桃仁6g（去皮、尖，杵），赤芍6g，炒川芎3g，鹿衔草10g，漂苍术6g，炒黄柏4.5g，生薏苡仁15g，炒怀牛膝10g，蜈蚣2条。

二诊（9月6日）：患者两上肢酸麻、两下肢热痛均见好转，指、趾稍能活动，便结难解，余症如前。前法尚安，守原方加减。

绵黄芪12g，全当归10g，干地龙9g，红花4g，左秦艽4.5g，制豨莶草10g，鹿衔草10g，鸡血藤15g，川桂枝4.5g，天仙藤6g，锁阳10g，炒续断8g，玄明粉3g。

三诊（9月21日）：四肢酸麻和热痛感告弭，足趾亦能活动，手指中除右手食指、左手无名指和小指外，其余七指亦均能动，食欲尚可，便仍干结，脉濡弦。再守原意，参以润导。

绵黄芪15g，全当归10g，干地龙9g，红花4g，赤芍6g，炒川芎3g，漂全蝎3g，蜈蚣2条 淡肉苁蓉10g，锁阳10g，巴戟天10g，炒续断8g，郁李仁（杵，去壳）6g。

案6

夏某，男，37岁。1980年6月26日初诊。患者住院已经7日，诊为格林-巴利综合征。现四肢仍麻，两上肢稍能挪动，而两下肢则不能活动，饮水稍急辄即发呛，脉濡弦。气血交阻而致痿，姑以益气活血为治。

绵黄芪12g，全当归10g，干地龙9g，红花4g，左秦艽4.5g，制豨莶草

4.5g，鹿衔草10g，鸡血藤15g，桑寄生10g，锁阳10g，炒续断6g，炒怀牛膝10g，蜈蚣2条。

二诊（7月3日）：患者四肢发麻减轻，饮水不再发呛，两上肢能向上抬举，两下肢可稍向前伸，脉濡弦。前方能应，守原方加减。

绵黄芪12g，全当归10g，干地龙9g，红花4g，鹿衔草10g，鸡血藤15g，桑寄生10g，锁阳10g，炒怀牛膝10g，炒续断6g，淡肉苁蓉10g，巴戟天10g，蜈蚣2条。

三诊（7月24日）：患者手脚已不作麻，双臂能上举过头，而下肢活动仍不利。再守原意加减。

淡肉苁蓉10g，巴戟天10g，淫羊藿10g，绵黄芪10g，楮实子10g，桑寄生10g，炒续断6g，锁阳10g，炙金毛狗脊10g，炒怀牛膝10g，炒补骨脂10g，骨碎补10g，十大功劳叶10g。

案7

郭某，女，成年。6月14日初诊。患者以格林-巴利综合征，于6月3日入院，4日行气管切开术。时四肢瘫痪麻木虽见好转，而吞咽仍旧困难，需行鼻饲，脉濡缓。瘀阻会厌，拟予会厌逐瘀汤出入为治。处方：

桃仁（去皮，尖，杵）6g，红花4g，苦桔梗9g，甘草3g，生地黄12g，玄参6g，射干3g，山豆根6g，赤芍6g，绵黄芪12g，全当归10g，炒川芎3g，干地龙9g。

二诊（6月21日）：患者吞咽稍利，可以进食，四肢活动亦在恢复中，脉濡弦。前方既效，即守原方加减。处方：

桃仁（去皮、尖，杵）6g，红花4g，苦桔梗9g，甘草3g，生地黄12g，玄参6g，赤芍6g，绵黄芪12g，全当归10g，炒川芎3g，干地龙9g，鹿衔草10g，鸡血藤15g。

三诊（6月28日）：患者吞咽已利，四肢活动逐渐好转，但仍乏力。不能行走，近日大便干结难解，脉濡弦。以益气活血，参以行腑通便。处方：

绵黄芪10g，全当归10g，干地龙9g，红花4g，炒川芎3g，赤芍6g，锁阳10g，炒续断8g，炙金毛狗脊10g，炒怀牛膝10g，郁李仁（杵，去壳）6g，风化硝4.5g。

四诊（7月5日）：四肢活动渐利，已能扶杖下床迈步，惟便仍干结，续守前法加减。处方：

绵黄芪10g，全当归10g，干地龙9g，红花4g，锁阳10g，炒续断8g，炙金毛狗脊10g，炒怀牛膝10g，鹿衔草10g，制豨莶草10g，蜈蚣2条，郁李仁（杵，去壳）6g，芒硝4.5g。

案8

蔡某，男，8岁。6月28日初诊。患儿因格林-巴利综合征，于本月21日住入神经内科。现四肢已略能活动，然抬举无力，且觉疼痛，咳嗽有痰，吞咽困难，饮入即呛，脉濡数。气血不能濡养筋骨而致痿，瘀阻会厌则吞咽困难，治宜兼及，处方：

生地黄12g，玄参6g，苦桔梗9g，甘草3g，桃仁（去皮、尖，杵）6g，红花3g，射干3g，山豆根6g，绵黄芪10g，干地龙6g，生薏苡仁12g，炒怀牛膝10g，制豨莶草9g。

二诊（7月5日）：患者四肢疼痛减轻，活动范围稍大，唯吞咽不利，饮入发呛，需行鼻饲，脉濡弦。守原方加减，处方：

生地黄12g，玄参6g，苦桔梗9g，甘草3g，桃仁（去皮、尖，杵）6g，红花3g，射干3g，山豆根6g，绵黄芪10g，干地龙6g，制豨莶草9g，炙柴胡4.5g，赤芍6g，炒陈枳壳4.5g。

三诊（7月12日）：饮水不再发呛，吞咽仍然不利，尚需鼻饲，脉濡弦。仍守原意。处方：

细生地9g，玄参6g，苦桔梗9g，甘草3g，桃仁（去皮、尖，杵）6g，赤芍6g，红花6g，炒陈枳壳4.5g，射干3g，山豆根6g，白蚤休6g，炙白僵蚕6g。

四诊（7月19日）：吞咽见利，已能进食，唯两下肢仍觉疼痛，抬举甚难，脉濡弦。以益气活血，并调肝、肾。处方：

绵黄芪10g，全当归10g，干地龙9g，红花4g，漂苍术6g，炒黄柏

4.5g，生薏苡仁12g，炒怀牛膝10g，淫羊藿9g，桑寄生9g，锁阳6g，炒续断6g。

（案1至案8录自：王宏毅.中国百年百名中医临床家丛书——王任之[M].北京：中国中医药出版社，2001：78-84.）

 ## 10 王文雄（1案）

王文雄（1900—1996）。曾任成都市第一人民医院主任医师，熟悉内难伤寒等医典，以擅治温病及内科杂症名闻巴蜀。

叶某某，女，24岁，资阳人，病历号12215。

该患者以四肢麻木，进行性软瘫20天，于1976年7月19日入院治疗。患者发病前一周因粪毒感染引起双下肢及双足水肿，瘙痒，以后即感双手2、3、4指端麻木，发软，双足站立不起，在当地区医院治疗无效，于7月17日转至我院。7月19日在门诊观察室因呼吸肌麻痹引起呼吸困难，咳痰无力而做气管切开，并保留套管，于7月19日收入住院治疗。入院时查体：神清合作，心率102次／分，律齐，双肺呼吸音粗，有干、湿鸣音，肝脾不大，四肢干瘦，肌张力下降，膝反射消失，双手指曲向桡侧，骨间肌轻度萎缩，四肢触、痛、温觉均存在。诊断为急性多发性感染性神经炎。入院即给予抗感染，对症及三磷酸腺苷（ATP）、激素等治疗，临床症状有所改善，但四肢软瘫仍未恢复。

1976年8月2日加用中药治疗。当时诊得脉弱而微、舌质红苔面略涎，四肢肌肉萎缩成干瘦状，两上肢不能举，两下肢不能立，痰多，气促。此属"肉痿"，乃由于脾肾伤湿化热所致。考《素问·痿论篇》曰："脾气热则胃干而渴，肌肉不仁，发为肉痿。"又曰："有渐于湿，以水为事，若有所留，居处相湿，肌肉濡渍，痹而不仁，发为肉痿。"但目前症状，痰喘为主，主以消痰定喘，佐养阳明，方用：

明沙参25g，炙远志10g，瓜蒌12g，粉葛根10g，二冬各10g，麻绒6g，干地黄15g，胆星10g，白术10g，瓦楞子30g，桂枝5g，白芍10g，淡竹茹10g。

由8月2日至9月20日，皆以上处方随症加减，痰涎减少，肌肉渐生，神情好转，上肢稍能活动，下肢尚时觉筋挛，不能立起。乃改用宋代许叔微《本事方》之续骨丹法治之，方用：

腹龟版15g，锁阳10g，焦柏10g，炒杜仲20g，苍术10g，竹沥30g，木鳖子3g，茯苓12克，枸杞子12g，杭巴戟12g，瓜蒌12g，苦杏仁10g，麦谷芽各10g。

自9月20日至11月15日皆用此方加减治疗，唯方中木鳖子因有毒力，仅用数次，以后抽去不用。由此，症情更见好转，双手逐渐能握碗筷，自进饮食，但下肢仍不能站立。患者于11月20日出院回家，并开给续骨丹加减之方，嘱其回家休养，继续服药，其方如下：

炒白术60g，酒炒地黄45g，炒陈皮15g，豹胫骨60g，锁阳30g，酒炒白芍25g，川归45g，酒炒牛膝30g，五味子6g，制龟版30g，枸杞子30g，炙甘草6g，茯苓30g，麦冬25g，石斛30g，猪脑髓1副蒸熟、干姜15g。

上药蜜丸，每服12克，早晚各服1次。

1977年9月，患者家属来信报说患者回家后，仅服出院所开之中药汤剂及丸剂，未服其他药。现已能喂猪、煮饭，能走路到井边洗衣服，但步履尚不稳，肌肉未丰满。故再给予下方以巩固疗效；

炒白术60g，云苓45g，陈皮15g，金钗石斛60g，炒菟丝60g，干姜10g，腹龟版30g，地黄60g，锁阳30g，川归45克，酒炒川牛膝30g，枸杞子30g，炒杜仲60g，酒白芍25g，炙甘草10g，炙黄精60g，五味10g，麦冬30g。

［附：许叔微续骨丹方］天麻、白附子、牛膝、木鳖子各半两，炮乌头一钱、羌活五钱、地龙一分、乳没各二钱、朱砂一钱、生南星末一两，无灰酒煮糊为丸，如鸡头实大，朱砂为衣，薄荷汤磨一丸，食前服。

本方药性偏温，以该患者系阴虚体质，乃抽除白附子、乌头、羌活，易以冬地芍等药，又以患者无疼痛感觉，并抽去乳没。

（成都市第一人民医院.老中医经验选编［M］.出版者不详：1979：78-79.）

11 王永炎（1案）

王永炎（1938—），中国工程院院士，第十届全国大民代表大会常委，中央文史研究馆馆员，中国中医科学院名誉院长，中国中医科学院中医临床基础医学研究所所长。曾任北京中医药大学校长，中国中医科学院院长。主要从事中医脑病、老年病等研究。

高某，男，17岁。

主诉及病史：患者于1周前患肠炎，腹泻日两三次，不发热，胸闷周身不适，经治肠炎已愈。入院前两天四肢瘫软无力且渐进性加重，四肢麻木酸痛，自觉胸部发憋，自汗频生，口渴喜凉水，但饮后恶心欲吐，尿少色黄，排尿困难。于1973年8月10日入院。

诊查：患者神志清楚，心肺正常。舌苔薄黄腻，脉濡滑数。颅神经查无异常，四肢对称性弛缓性瘫，双上肢肌力Ⅲ级，双下肢肌力Ⅱ级，肌张力低，腱反射均低，有腓肠肌压痛，未查出肯定的深浅感觉障碍，未引出病理反射。

西医诊断为格林-巴利综合征。入院后第1周四肢软瘫又有加重，双上肢肌力下降至Ⅱ级，双下肢肌力下降至Ⅰ级，西医治疗给氢化可的松200mg/d，加1.5%氯化钾10mL静脉滴注12天，后改泼尼松20mg/d，口服20天，后逐渐减量停药。

辨证：为湿热阻络，筋脉弛缓致痿。

治法：治用清化湿热活络，少加解毒之品。

处方：薏苡仁30g，白术10g，茯苓12g，黄芪10g，赤芍15g，鸡血藤30g，桑枝30g，板蓝根12g，忍冬藤12g，六一散12g（布包）。

二诊：患者服药3剂后，胸闷憋气好转。又服药6剂，黄腻苔已化净，口渴溲黄已除，唯四肢软瘫无明显进步，双下肢冷汗出，腰腿酸痛，脉滑而缓。改拟益肾助阳，健脾化湿活络。

处方：桑寄生30g，川断15g，仙灵脾12g，熟地15g，桂枝10g，苍术12g，薏苡仁30g，羌、独活各10g，细辛3g，威灵仙15g。

患者用本方加减连服药30多剂，四肢软瘫逐渐康复，于9月30日查双上肢肌力近5级，双下肢肌力4级，可以下地锻炼走路，遂出院。

［按语］ 湿热之邪，灌注筋脉关节，气血流行不畅。筋脉失养，筋骨不用，故见痿。此患者一周前温热中焦、升降失司、脾湿内困，故见胸闷、口渴、腹泻，湿热缠绵不除；弥漫经络，病情发展致痿。治疗当用清化湿热，祛除病因，同时要活络解毒，使湿热祛、气血通。标实已祛，湿邪困脾，伤阳耗气本象又显，故用益肾助阳、化湿通络之法以收功，获得良效。

（董建华，王永炎.中国现代名中医医案精华：第2集［M］.北京：人民卫生出版社，2010：432. ）

11 杨介宾（1案）

杨介宾（1929—2007），男，笔名水竹林，四川省金堂县人。享受国务院颁发的政府特殊津贴，首批全国老中医药专家学术经验继承工作指导老师。擅针灸、刺血和拔罐疗法，善治诸般疑难杂病、各种痛证、脾胃病等。

刘某，男，10岁，四川新津县人。于1990年3月5日初诊。

主诉：（代诉）四肢软弱无力1月。

病情：患儿1990年2月2日上午放学回家，无任何诱因而出现双下肢软弱无力，不能站立行走，翌日说话不清楚，饮水呛咳，咳声无力，烦躁不安，食欲减退，双上肢也出现瘫痪。当即送省医院儿科急诊，诊断为"格林-巴利综合征"。经抗感染、吸氧、鼻饲、激素、维生素、肌注兴奋剂，气管切开术等抢救脱险，住院1个月病情稳定，遗留四肢软瘫，嘱其出院来我部门诊部针灸治疗。四诊所见，患儿发育营养欠佳，神清合作，胸透心肺阴性，腹部柔软，反射存在，肝脾未扪及，上下肢全瘫，不能坐立行走，膝腱反射，肱二头肌腱反射消失，痛觉存在，体温37℃，小腿肌肉瘦削，似泥团一堆，双上肢肌力4级，左手握力差，双下肢肌力2级，肌张力正常。颜面苍黄，精神倦怠，语音低沉，舌质淡，苔薄白，脉细数。

诊断：痿躄（格林-巴利综合征）。

治则：疏通经络，益气养血，强筋壮骨。

处方：

（1）胸1～3：夹脊、合谷、阳陵泉、肝俞、气海。

（2）腰1～3：夹脊、曲池、足三里、绝骨、肾俞。

（3）胸4～7：夹脊、手三里、曲泉、昆仑、腰阳关。

（4）腰4～骶3：夹脊、大椎、三阴交、脾俞、关元。

治法：以上4组处方，交换治疗，按"中病旁取""旁病中取"，循经远近相伍。用28号1.5毫针快速进针，提插捻转补法，每穴以有针感传导得气为度，留针30分钟，每5分钟催针促气1次，加以艾条温针，每日坚持自身功能锻炼。第1个月每日1次，周6次；第2个月间日1次，周3次；第3个月3日1次，周2次。1个月为1疗程，每疗程结束后，休息1周，再行二三疗程。另以"温经止痛散"泡白酒日3次揉擦患肢，以皮肤潮红为度。第1疗程后，食量增加，肢体能活动，可扶杖行走，但有跛行；第2疗程后，肢体活动有力，自己能走30m，可丢掉拐杖，尚有跛行；第3疗程后，行走自如，轻度跛行，能上学复课，停止治疗。随访1年，无甚特殊变化而痊愈。

［按语］痿躄者，肢体软弱不能行动也。现代称格林-巴利综合征，或称急性感染性神经根炎，属于中医学中痿证范畴。《素问·痿论》：

"五脏因肺热叶焦，发为痿躄。"其主要临床表现，发病急骤，来势凶猛。邪侵胸膈，使呼吸不利，继而出现肢体瘫痪，不能坐立行走等。其发病之因，多由肺热叶焦，湿热温蒸阳明，阳明为多气多血之经，气血俱虚，筋脉失于濡润，宗筋弛缓而成本病。"独取阳明"是其治疗大法，由于阳明为脏腑之海，主润宗筋束骨而利机关。故取手足阳明经穴为主，配以住督调理阴阳，佐以挟脊内通五脏六腑，外达十二经脉。4组处方，交换轮用，针灸并施，故能产生通经活络，益气养血，强筋起痿之良效。

（杨介宾. 全国著名老中医临床经验丛书：杨介宾临床经验辑要［M］. 北京：中国医药科技出版社，2001：248-249.）

 原明忠（1案）

原明忠（1926—2010），山西晋城人。曾任山西省人民医院中医科主任。首批、第二批全国老中医药专家学术经验继承工作指导老师。擅长中医内科、妇科。

赵某某，男，21岁，1982年9月23日初诊。

患者于7月初持续高热9天不退，体温达39℃，于第6天出现四肢痿软无力，不能行走及持碗筷进餐。当地医院诊为格林-巴利氏综合征。退热后，即转入我院诊治。入院诊断同前。经西医对症治疗2个月，虽有好转，但进展较慢，故转中医科治疗。刻诊：四肢肌肉松弛，对称性萎缩，不能站立，需人搀扶可缓行，伴恶心食少。面色黄白，形体消瘦，语言清利，声音低怯，气息不足。舌质正常、苔薄白，脉沉缓无力。诊断：痿证，辨证属营卫俱虚，脾胃不和。治法：益营卫，和脾胃，强筋骨，通经络。选方：①黄芪五物汤合小柴胡汤加味：黄芪50g，白芍10g，桂枝10g，当归10g，党参10g，柴胡10g，黄芩8g，半夏9g，甘草9g，木瓜9g，牛膝10g，竹茹10g，干姜3g，薏苡仁15g，大枣2枚。每日1剂，水煎服。②启瘫散：蕲蛇100g，蜈蚣20条，全蝎20个。共研细末，每服2g，每日3次，饭后服。服药6日后，恶心消失，食谷香，胃纳增，余无变化。服药至30日，觉四肢较前有力，能缓步自行，可蹲坐起立，肌肉萎缩明显改善。但站立不能持久，约5分钟即向后倾退。脉沉缓有力。营卫之气初复，脾胃渐调，而肝肾不足，筋骨痿软。宜补肝肾，强筋骨，益营卫之法。选加味金刚丸合黄芪桂枝五物汤化裁治之。药用：黄芪50g，白芍10g，桂枝10g，当归10g，甘草9g，木瓜9g，肉苁蓉15g，菟丝子10g，党参10g，川牛膝15g，川草薢15g，炒杜仲9g，干姜3g，薏苡仁15g，大枣2枚。每日1剂，水煎服。服此方40剂，一切活动自如，病愈出院。

［按语］经云："治痿独取阳明"。此例先从调脾胃、和营卫入手，兼顾强筋骨，通经络。待脾胃和，营卫复，再强化补肝肾、强筋骨之法，而使痿证渐愈。可见健脾胃与强筋骨均为治痿要则。

（原道昱，张永康，原明忠.原明忠治痿经验举隅［J］.山西中医，2000，16（4）：4-5.）

13 张澄庵（1案）

向某某，男，68岁，工人，住院号：146485。

患者因四肢麻木，行动不便两天多，于1973年8月31日入院。患者一月前受凉后恶寒发烧，伴咳嗽、气紧，服中药治疗好转。但食欲显著下降，由原来每天一斤减到四五两，逐渐消瘦。半月前双下肢微发麻和酸痛，行动不便，入院前2天以来手足发麻，感觉障碍的分布呈对称的手套及短袜型，手不能扣纽扣，双下肢麻木更显，不能行走和上抬，收入住院治疗。

查体：体温36.5℃，呼吸22次/分，脉搏100次/分，血压102/70mmHg。患者发育营养中等，神清合作，心率100次/分，律齐，各瓣膜未闻杂音，肺部正常，肝脾未扪及，双下肢肌张力减退，不能上抬，脊柱无畸形但活动受限，左肱二头肌反射减弱，左提睾反射减弱，左手握力差，痛、触觉减退，深定位感觉存在，腹壁反射、膝反射均存在，病理反射未引出。

眼底检查：老年性血管硬化。

诊断：急性感染性多发性神经炎。

治疗经过：入院予抗感染及支持疗法，同时服用中药，诊得右脉沉细，左脉略弦，舌质红，苔白腻，足不能任地，手不能握物，知觉尚存，项强、舌强，痰多，口干喜热饮，大便三日未解，小便正常，病属痿证，热灼阴津，痰湿阻络，拟养阴润燥，祛痰化湿，佐以通络之品。

处方：金钗石斛30g，银花藤30g，石蒲3g，胆南星9g，远志6g，白术9g，姜黄9g，薏苡仁15g，桑枝30g，香附9g，木瓜9g，怀牛膝15g，鸡血藤30g，伸筋草15g。

服上方3剂，病情有好转，项强大减，四肢活动接近正常，双上肢能高举过头，双下肢能高抬90度，痛触觉可，痰减少，舌微强，四肢仍有麻木感，继服上方，一周后四肢活动自如，能下床活动，饮食增加，舌已不强，仅双脚底微有麻木感，住院22天，痊愈出院。

[按语] 本例西医诊断为急性感染性多发性神经炎，中医无此病名，根据其临床表现，类似痿证之痿躄。《素问·痿论》有"肺热叶焦，发为痿躄"，张子和谓："大抵痿之为病，皆因客热而成。"患者先有外感发热，邪热未清，肺受热灼、津伤液耗，高源化绝，筋脉失润，导致手足痿弱不用。以金钗石斛为主药，滋养胃阴，清热生津，银花藤为佐以清余热，石蒲、远志、胆南星豁痰，姜黄、鸡血藤、香附、桑枝、伸筋草、怀牛膝行气活血，舒筋止痛，白术、薏苡仁、木瓜益脾除湿，亦"治痿独取阳明"之义。

（成都市第一人民医院.老中医经验选编［M］.出版者不详：1979：24-25.）

14 张震（1案）

张震，1928年出生，云南昆明人。云南省中医中药研究院资深研究员、主任医师，硕士研究生导师，云南中医学院名誉教授。第四批全国老中医药专家学术经验继承工作指导老师，第三届国医大师。致力于辨证论治规律的研究，对证候的层次结构原理提出创新性的见解与理论，系统阐明了中医疏调人体气机的原理。

高某，女，27岁。

主诉及病史：月前分娩，娩后2周突觉两下肢痿软无力，不能任地，无法站立及行走。头昏背凉，溺清便溏。近日来病情增剧，双上肢亦感无力，起坐均赖人扶持，生活完全不能自理。

诊查：面色㿠白，爪甲色淡，舌淡润而色暗，苔薄白，六脉濡细，两尺微涩。

辨证：证属血虚阳弱，督脉瘀阻。

治法：治拟温阳通督，养血化瘀之法。

处方：川附片30g，黄芪24g，当归15g，杭白芍12g，丹参15g，鸡血藤15g，巴戟12g，鹿角霜21g，桂枝10g，锁阳12g，生姜3片，大枣4枚，炙甘草6g。

上方药连服8剂后，患者诸症渐解，两手活动自如，步履如常。

［按语］此例产后痿躄，西医诊为急性感染性多发性神经根炎，然按中医病机分析，则因新产血虚，卫阳不敷，故面白爪淡，肢体痿软无力；舌质青暗，尺脉涩，背冷，乃是督脉瘀阻之故。所以本案既非"肺热叶焦"，亦非"湿热不攘"等使然，因此治疗也未"独取阳明"，而是以养血化瘀、补肾通督收功。于兹可见辨证论治须从患者之实际出发，决不可墨守成规。

［编注］本病西医诊断为"急性感染性多发性神经根炎"。临床表

现以肢体痿软无力为主，严重时可有呼吸和吞咽困难，甚至危及生命，属中医的痿证范畴，以下肢痿软无力为主的又称为痿躄。辨证以脾肾两虚为主。张氏抓住本例为一新产产妇，产后血虚阳微、瘀血内停，以致筋肉失养的特点，治疗以温阳通督、养血化瘀为主，仅8剂药即获全效，辨证精当，疗效甚捷，堪称范例。

（董建华，王永炎.中国现代名中医医案精华：第2集［M］.北京：人民卫生出版社，2010：605.）

⑮ 章真如（1案）

刘某，男，13岁，1990年10月12日就诊。患儿于7月份因洗冷水浴后突觉全身冰冷，四肢无力，不能支撑全身，家人抱至卧床上，遂双手不能握，脚不能站，行动时需人左右搀扶才能起步，否则随之倾倒，手臂无力举起，吃饭不能握筷，饮食、大小便无明显变化，当即到市某医院检查，诊断为"急性感染性多发性神经根炎"，经多种治疗，效果不佳，乃转请中医治疗。当时由家长背至本院门诊就诊，诊见患者营养不良，神志清楚，语言清晰，握其手则绵软无力，不能握物，足不能站，手足肌肉瘦削枯萎，皮肤松弛，饮食欠佳，二便正常，睡眠尚可，脉沉细，舌质红，苔薄黄。诊断为"痿证"，属肝肾亏虚，筋骨痿废所致。治以补肾温阳，舒筋活络法，选地黄饮子化裁。处方：熟地15g，枣皮10g，肉苁蓉10g，巴戟天10g，杜仲10g，川断10g，怀牛膝10g，桂枝10g，附片8g，石菖蒲10g，远志6g，石斛10g，天冬10g。每日1剂，煎服。因患者家离医院太远，又行动不便，嘱其服10剂，如无特殊变化，患儿可以不来，只要家长反映情况，然后确定是否变动药味。

二诊：一个月后家长来院述说病情，在服完20剂时，患者手足有抽动现象，在原方中加蜈蚣3条，僵蚕10g，服药10剂。今日患儿亲自来复诊，检查其两手握力有进步，脚略有力，两脚腓肠肌由松弛变为有张力，舌脉无变化，仍按原意增减。处方：熟地15g，枣皮10g，肉苁蓉15g，桂枝8g，附片8g，巴戟天10g，远志6g，石斛10g，天冬10g，薄荷3g，石菖蒲10g，茯苓10g，怀牛膝10g。

三诊：患者家属复诊6次，共服药90剂，今患者来诊，已能自由活动，手能握笔写字，脚能起步，在诊室试走，行动很快，能自由上下公共汽车，并能走到医院，准备春节后上学读书，仍坚持服药。数月后追访，患者基本恢复正常活动，但阴雨天气，则活动欠佳，天气温暖，则手足运动正常。

[按语] 痿证，是指筋脉弛缓，手足痿软无力，其原因有三：①肺热熏灼：即《黄帝内经》所谓："肺热叶焦，发为痿。"②湿热浸淫：即《黄帝内经》所谓："湿热不攘，大筋软短，小筋弛长，软短为拘，弛长为痿。"③肝肾亏虚：肝主筋，肾主骨，肝肾亏虚，筋骨无力。但临床病因证候错综复杂，不易截然分清，如本案患者，起病于冷水浴之后，其病因无疑是四肢筋骨为冷水所浸，风寒湿内袭，以致突然运动失灵，逐步肌肉筋骨脉络萎缩瘀阻，导致肢体痿废不用；临床根据上述病因分析，辨证为病程日久，肝肾亏虚，精血不足，精虚不能灌溉，血虚不能营养，因此，效法刘河间治"风痱"之法，应用"地黄饮子"，肝肾两治。本案虽非中风，然而中期曾有"抽风"，盖阴虚风动也，服药后阴复风熄，筋骨逐渐恢复，肌肉经脉得到濡润，而四肢运动自如矣。

（郑翔.中国百年百名中医临床家丛书——章真如［M］.北京：中国中医药出版社，2001：34-35.）

⑯ 赵心波（1案）

梁某，女，3岁半，病历号198876，1976年10月8日初诊。

患者发病时间与原因不明，病情呈渐进发展，从走路跌跤到不能站立，上肢不能抬举，乃至不能坐，约1个月的时间。在某医院检查：患者神志清楚，两侧软瘫，腱反射消失，感觉障碍。脑脊液细胞数正常，蛋白稍增高。诊断为感染性多发性神经根炎。治疗2周，效果不明显。仍不能站，不能坐，上肢不能动。脉微数，舌无垢苔。

诊断：感染性多发性神经根炎。

辨证：风中经络，筋骨失养。

治则：熄风通络，强壮筋骨，佐以活血法。

处方：天麻4.5g，钩藤6g，防风4.5g，秦艽6g，僵蚕6g，伸筋草9g，川牛膝9g，川续断6g，金银花藤9g，生侧柏叶9g，南红花3g，生地9g。

服上方6剂，四肢已能活动，可以坐，但不能站，上肢不能抬举，脉缓，舌质正常，无垢苔。仍依上方加减：

全蝎3g，僵蚕6g，乌梢蛇6g，地龙6g，伸筋草9g，络石藤9g，川断9g，南星4.5g，南红花3g，桃仁4.5g，生侧柏叶9g，当归3g。

再治半个月，患者两上肢已能抬举到头部，两下肢可以自由活动，但不能持久，脉沉缓，舌正常。风邪渐除，气血未复，应加重补气恬血、强壮筋骨之品以巩固疗效。

处方：黄芪9g，当归6g，川续断9g，川牛膝6g，伸筋草9g，钩藤4.5g，僵蚕6g，全蝎3g，地龙6g，桃仁4.5g，红花3g，生侧柏叶6g，南星4.5g。

共治疗55天，至1976年12月2日，患儿四肢活动良好，行动如常，达到临床治愈。

[按语]此案西医诊断为感染性多发性神经炎。因其主要症状是瘫痪，所以属于中医痿证一类。历代医家在治疗"痿证"时都信奉"独取阳明"，赵老则不然。他认为该病成因是机体气血不足，风邪乘虚而入，客于经络，阻塞气血畅达，导致肌肤不仁、筋骨失养、四肢痿痹不用。"气血虚"是本，"风邪入"是标。赵老根据"急则治其标""有邪先祛邪"的原则，以治风为主。选用防风、秦艽等祛风药，天麻、钩藤、僵蚕、全蝎等熄风药，乌梢蛇、地龙等搜风药，同时加用桃仁、红花、侧柏叶等活血药物，取其"治风先治血，血行风自灭"之理，用药6剂收到明显的效果。三诊，患儿可以行走，两上肢能够抬举到头部，但活动尚不能持久，

脉沉缓。此时赵老认为风邪渐除，气血未复，随即转用黄芪、当归补养气血，兼用川续断、川牛膝强壮筋骨，从本根治，以巩固疗效，防止复发。

（景斌荣，葛安霞.中国百年百名中医临床家丛书——赵心波［M］.北京：中国中医药出版社，2003：208-209.）

 ## 17 郑惠伯（1案）

郑惠伯（1914—2003），重庆市奉节县人。第一批全国老中医药专家学术经验继承工作指导老师，以辨治温病急症著称。

李某，男，28岁。四肢无力5天，加重2天，于1983年2月17日住本院内科。查体：四肢肌力Ⅳ级，腱反射消失，病理反射未引出。脑脊液检查：潘氏试验阳性，白细胞计数10×10^6/L，蛋白质1.0g/L，氯化物106mm/L，葡萄糖4.16mmol/L。临床诊断：急性感染性多发性神经炎。入院后病情进一步加重，出现唇歪，声嘶，四肢肌力Ⅲ级。曾用地塞米松、三磷酸腺苷、辅酶A、B族维生素等治疗。20余天来，病情无明显好转。1983年3月8日请中医诊治，症见四肢瘫痪，面部麻木，口喎，声嘶，大便数日未解，苔黄，脉数。证属温邪侵袭肺胃，脉络闭阻，腑气不通，治当祛风清热，活血通络，佐以通腑。药用僵蚕、蝉蜕、姜黄、大黄、丹皮、荆芥、防风各10g，金银花、连翘各15g，葛根20g，板蓝根15g，鸡血藤、海风藤各12g，全蝎3g，水煎服，1日1剂。患者服药后大便通，全身微微汗出，顿觉身体清爽，3剂后即能由家属扶着站立片刻。继用上方加减，后曾用补阳还五汤益气活血，经中西医结合治疗，月余痊愈出院。

［按语］急性感染性多发性神经炎属于中医"痿证"范畴。本例辨证属于温邪侵袭肺胃，脉络闭阻，腑气不通，故用僵蚕、蝉蜕、荆芥、防风、金银花、连翘、板蓝根、海风藤祛风清热；姜黄、丹皮、鸡血藤、葛根、全蝎活血通络；大黄既能通腑，又能活血化瘀。如此配伍则风祛

热清，脉络畅而腑气通，故诸症大减，仅服药3剂即能由家属扶着站立片刻。待病情停止进展后则改用补阳还五汤益气活血，以促进肢体功能早日恢复。

（王光富，郑建本. 郑惠伯主任医师妙用升降散验案举隅［J］.中医药学刊，2004，22（10）：1789-1790.）

周仲瑛（2案）

案1

患者，女，42岁，2005年7月4日初诊。当年春节始觉手指发麻，胸闷心慌，下肢无力，行走不利，曾在外院诊断为"格林-巴利综合征"，用"泼尼松""弥可保"等治疗，病情仍有发展，现每日服用泼尼松40mg。刻诊：肌肉萎缩，周身筋脉拘紧，行走不能，四肢感觉迟钝，食后即有饱胀感，胸闷心慌，气喘，口干严重，大便干结，肛门火灼感，苔黄腻，舌质红，脉小滑。查血糖高。证属风痰湿热痹阻，气血不能外荣，久病肝肾亏虚。拟方：炮穿山甲（先煎）9g，白薇15g，泽兰15g，鬼箭羽15g，制胆南星10g，炙僵蚕10g，炙全蝎5g，石斛12g，生地黄15g，知母10g，防己12g，黄柏6g，炒苍术6g，薏苡仁15g，赤芍15g，牛膝12g。70剂，每日1剂，水煎服。

2005年9月21日二诊：撤除泼尼松2周，患者腿与足掌麻感，颈部两侧出汗交替出现，周身酸痛，头晕，口干，苔黄薄腻，舌质红，脉细滑。改方：制白附子10g，制胆南星15g，炙僵蚕10g，炙全蝎15g，蜈蚣3条，白薇15g，泽兰15g，炮穿山甲（先煎）9g，桃仁10g，炒苍术6g，黄柏10g，防己15g，蚕砂（包煎）12g，石斛10g，生地黄15g，牛膝10g，熟大黄15g，炒枳壳6g，槟榔10g，土鳖虫6g，赤芍12g。继服120剂。

2006年2月15日三诊：患者近来两膝以下仍然麻木，酸楚不适，行走不利，手指麻木，大便时硬，尿黄，疲劳乏力，苔薄黄腻，舌质黯，脉细滑。证属肝肾亏虚，湿热下趋，痰瘀阻络。拟方：炒苍术10g，黄柏10g，薏苡仁15g，黑料豆10g，防己12g，黄芪25g，牛膝10g，炙僵蚕10g，炙蜈蚣3条，土鳖虫6g，熟大黄10g，桃仁10g，炙水蛭4g，制胆南星15g，蜂房10g，石斛10g，桑枝15g，路路通10g，千年健15g。继服100剂。

2007年5月30日四诊：患者病情向愈，但右足趾及前掌稍觉麻木，天阴稍有酸胀，行路有力，夜寐多梦，人流后经潮1次，量不多，苔薄黄腻，舌质红略黯，脉细。拟方：炒苍术、炒白术各10g，黄柏10g，防己12g，薏苡仁15g，牛膝10g，黄芪20g，当归10g，鸡血藤15g，红花6g，五加皮6g，桑寄生15g，续断15g，千年健15g，鹿衔草10g，黑料豆10g，炙僵蚕10g。继服100剂。

2008年2月29日五诊：患者近来颈部出汗，右足趾麻，有硬胀感。苔薄黄，舌质黯红，脉细滑。证属肝肾阴伤，络热血瘀。方：炙鳖甲（先煎）15g，苦丁茶10g，地骨皮15g，赤芍10g，炙僵蚕10g，地龙10g，玄参10g，煅牡蛎（先煎）25g，防己12g，黄柏9g，百合12g，知母10g，瘪桃干20g，浮小麦30g，鸡血藤15g，黑料豆10g，牛膝10g，桑寄生15g。继服100剂。

2008年10月24日六诊：患者饮食良好，入秋下肢转凉，稍有软弱，行走无力，不耐劳累，睡眠尚可，苔黄薄腻，舌质偏红，脉细滑。再予调补肝肾、益气养血、清化湿热为主。拟方：熟地黄12g，石斛10g，枸杞子10g，制何首乌10g，桑寄生15g，鸡血藤15g，薏苡仁15g，炒苍术6g，黄柏6g，防己12g，牛膝10g，黄芪15g，当归10g，黑料豆10g。以该方加减治疗7个月，病情基本稳定。

[按语] 本案乃肝肾亏虚，瘀热与风痰湿一同致病。瘀主要表现为经脉不利症状，如手指发麻、感觉迟钝、筋脉拘紧、行走不能等；热表现为口干严重、大便干结、有火灼感、苔黄等。初诊方用白薇煎合四妙散加味组成。方中用炮穿山甲、泽兰、鬼箭羽、赤芍等化瘀；白薇、生地黄、知母、黄柏等清热；而制胆南星、炙僵蚕、炙全蝎祛风化痰止痉；防己、炒苍术、薏苡仁利湿除痹舒筋；石斛、牛膝养阴培肾。

二诊时，集牵正散合白薇煎、三妙散、桃仁承气汤加减，组成复法大剂，药物多达21味，意在集结药力，突出重点，兼顾全面，攻克顽疾。

三诊时改以四妙散合抵当汤加减，并加强熄风化痰通络之力；四诊又配以五加皮、桑寄生、续断、千年健、鹿衔草、黑料豆等补益肝肾之品。

本案治疗灵活，不拘一法一方，审证而治，或大范围拆方组方，或适时快速转方，是周老治病用方又一特点。

（案1录自：赵智强.周仲瑛从瘀热论治精神神经疾病经验介绍［J］.中国中医药信息杂志，2011，18（12）：88-89.）

案2

患者，女，34岁，2005年7月4日初诊。既往有肝功能损害、糖尿病等病史。今年初开始出现手指麻木、心慌、胸闷、下肢无力、行走不利等症状。南京军区总医院、瑞金医院等先后进行相关检查，诊为格林-巴利综合征。先后使用泼尼松、弥可保等药物治疗，疗效不显。诊见肌肉萎缩，周身筋脉拘急，行走不利，四肢感觉迟钝，口干，稍食即饱胀，胸闷，心慌，汗出，气喘，大便干结，皮肤灼热感，舌苔黄腻，舌质暗红，寸口脉小滑。拟从风痰湿热痹阻，气血不能外荣，久病肝肾亏虚治疗。处方：炮穿山甲9g（先煎），白薇15g，泽兰15g，鬼箭羽15g，制胆南星10g，炙僵蚕10g，炙全蝎5g，川石斛12g，生地黄15g，知母10g，汉防己12g，黄柏6g，炒苍术6g，生薏苡仁15g，赤芍15g，怀牛膝10g。上方7剂，日1剂，水煎，早晚分服。

2005年7月11日二诊：药后无明显改善，周身仍觉捆绑不舒，麻木，腹有胀感，自觉有气上冲，餐后仍感饱胀，大便干结，数日一行，需用通泻药方可，口干苦，目干难睁。舌苔黄腻，舌质暗紫，寸口脉小弦滑。

拟方：前方去苍术，加晚蚕砂（包煎）15g，木瓜15g，熟大黄9g，桃仁10g，土鳖虫5g，炙白附子10g。服法同上。

2005年7月18日三诊：患者胸闷、心慌均减，食纳增加，膝以下重滞无力明显好转，仍伴有发胀麻木，腹仍胀。拟方：前方改黄柏9g、熟大黄10g，加桃仁10g、槟榔15g。

2005年7月28日四诊：患者药后行走基本复常，食纳尚可，腿足筋脉仍有拘急感，腹胀，大便3日1行，排便尚利，目胀、口干减轻，舌苔黄薄腻，舌质暗，寸口脉弦滑。拟方：前方改黄柏10g、制胆南星15g、土鳖虫6g，加片姜黄10g、大腹皮12g。

（案2录自：叶吉晃，叶恬吟.周仲瑛教授复法治疗格林–巴利综合征［J］.山东中医药大学学报，2005，29（6）：455–456.）

六 脱髓鞘疾病（21案）

脱髓鞘疾病以神经髓鞘脱失为主要或始发病变而轴索、胞体和神经胶质受损相对较轻的神经系统疾病。可发生于中枢神经系统或周围神经系统。脱髓鞘疾病是一大类病因不相同，临床表现各异，但有类同特征的获得性疾患，其特征的病理变化是神经纤维的髓鞘脱失而神经细胞相对保持完整。包括了多发性硬化、视神经脊髓炎、急性播散性脑脊髓炎、希尔德病、脑白质营养不良等病。

1. 多发性硬化

多发性硬化（multiple sclerosis，MS）是最常见的一种中枢神经系统脱髓鞘疾病，好发于青壮年，女性较多，呈慢性病程，特点为反复发作的视神经、脊髓、脑的局灶病变，可有不同程度缓解。临床表现纷繁复杂，但好发部位决定了多发性硬化具有相对特征性的症状群和影像表现。

起病急骤或隐袭。10～59岁间发病，以20～40岁多见，亦见于10岁以下和60岁以上。女性较多，男女之比为1：2～1：3。临床上有空间多发和时间多发的特点。

多发性硬化的症状纷繁多样，随受损部位不同而异。常见的症状有：单肢或多肢的无力或麻木、肢体的感觉异常或躯干的束带感、步态不稳、视力减退、眩晕、三叉神经痛、构音障碍、复视（前核间性眼肌麻痹）、Lhermitte征（令患者屈颈，常出现从背部放射到足底的放射性疼痛）等。

多发性硬化的首发症状有：①视神经炎；②急性脊髓炎；③小脑性共济失调；④各种脑干受损等症状。欧美国家资料提示，约有一半以上视神经炎患者最终将发展成多发性硬化，复发性视神经炎发展成多发性硬化的概率更高。儿童视神经炎发展成多发性硬化的概率相对较低。多发性硬化进入中后期，约有一半患者表现为混合型（mixed or generalized type），即累及视神经、脑干、小脑和脊髓。30%～40%以脊髓症状为突出，仅5%以小脑症状为突出表现。中后期患者尚可出现认知障碍、抑郁等。

多发性硬化中罕见皮层症状（失语、失用、癫痫）和锥体外系症状。发作性症状如三叉神经痛、痛性痉挛等并不少见。痛性痉挛常为脊髓受累的证据。

多发性硬化的诊断主要依赖于临床表现，其基本临床特征为时间和空间的多发，即病程多次缓解复发，病损为中枢神经系统不连续的多个部位。MRI检查、脑脊液检查及视觉、听觉、体感诱发电位检查可作为支持诊断的手段。多发性硬化的诊断在国际上先后有多个诊断标准，近年来，多采用2005年版的McDonald诊断标准。

多发性硬化的治疗以抗炎、免疫抑制和免疫调节为主。对于不同的临床类型和不同的疾病阶段，应选用不同的治疗方案。急性发作期一般主张糖皮质激素冲击疗法，严重时可用血浆交换或丙种球蛋白滴注。缓解期多用β-干扰素或免疫抑制剂等。

2. 视神经脊髓炎

视神经脊髓炎（neuromyelitis optica，NMO）又称Devic病，是以同时或先后发生视神经和脊髓受累为特征的脱髓鞘疾病。

本病好发于青年，男女均可罹患，急性或亚急性起病。视神经及脊髓症状可同时或先后发生，两者的间隔期可为数天、数周、数月甚至数年。视神经受累表现为急性或亚急性起病的单眼或双眼视力减退或缺失。受累眼球及周围或深部可出现疼痛，痛后1～2天开始出现视物模糊，并在1周内进行性加重。视力缺失程度不同，严重者可完全失明。视力恢复一般发生在数周或数月后，很少永久失明。急性期视乳头炎的眼底改变类似视乳头水肿，伴中心暗点。球后视神经炎眼底一般无改变。恢复期可有视乳头苍白、萎缩。脊髓受累表现为：急性或亚急性起病的横贯性脊髓损害或上升性脊髓炎样表现。累及胸段和颈段为最多见。病损以下相应的躯体感觉、躯体运动和自主神经功能障碍。此外，不少患者可伴有痛性痉挛和Lhermitte征。视神经脊髓炎的病程可为复发缓解型或单相型，病情严重的或多次复发的最终可出现失明和完全截瘫。

急性期使用肾上腺皮质激素，可选用甲泼尼龙（甲基泼尼松龙）冲击治疗，继以泼尼松口服。严重病例可同时使用血浆交换或静脉丙种球蛋白。另外，硫唑嘌呤和环磷酰胺等免疫抑制剂亦可选用。尽管积极治疗，仍会有部分严重病例疗效不佳。恢复期应加强康复训练，防止尿路感染、褥疮等并发症发生。

（一）脱髓鞘病（6案）

1 陈景河（1案）

陈景河，1917年出生，辽宁凌海市人。第一批全国老中医药专家学术经验继承工作指导老师，擅长内科，在治疗肝炎、肾炎、胃病、痹证等方面有独到见解，对妇、儿、外科也具有丰富的经验。

王某，男，14岁，学生。1997年1月27日初诊。

主诉：患者头项腰背疼痛伴复视、四肢无力半年。

病史：患者于1996年6月，不慎感冒发烧（体温不详），伴头痛、头晕、乏力，到某医院就诊，查CT正常、EEG（脑电图）正常，按脑炎治疗，经用皮质激素类、青霉素等药物，发热、咽痛症状消失，但头痛不减，以两颞侧痛甚。10余天后，出现复视，视力下降到0.25（双眼），四肢乏力明显，行走困难，夜晚睡眠手足不自主抖动。曾在当地某医院治疗无效，遂于1996年8月又到北京某医院进一步诊治，先后在该院神经内科、外科、眼科、血液科门诊就诊。眼科门诊检查左右两眼视力分别为0.1与0.25；双眼底乳头边缘清楚。血液科检查血象正常，排除血液科疾病。神经内科多次门诊，根据其复视3个月，视力下降，结合MRI（磁共振）报告提示额部白质内略长T2信号，四肢肌力Ⅴ级，感冒后起病，诊断为感染后脱髓鞘病变，收入神经内科治疗，住院号为140546。住院后经神经生理室检查诱发电位，VEP全视野+半视野：双侧波形分化尚好，P100潜伏期延长，双侧异常；BAEP：双侧波形分化尚好，左Ⅲ波比Ⅰ波低50%，双侧各波潜伏期大致正常，左侧轻度异常；SEP：左顶N60分化差，其余各波分化好，PC正常，右顶N60分化差，P15～P20波幅低平，各波PC大致正常，左顶大致正常，右顶轻度异常。肌电图检查提示为神经源性损害（周围性）；脑生物电地形图报告：广泛异常，Q波功率增高；

脑电图报告：为广泛轻度异常。

患者又于9月20日再次到神经内科门诊，依其病情，结合MRI检查结果，既往健康，感冒后发病，双眼底乳头边缘清楚，双上肢肌力Ⅳ级，双下肢肌力Ⅰ级，由4位专家会诊，临床诊断为脱髓鞘病，同意按神经内科住院治疗方案继续治疗。诊疗建议：①注意观察病情变化；②调整激素剂量。

患者经住院35天因病情未愈出院，返回当地。于1997年1月27日到齐齐哈尔市中医院就诊，要求中医治疗。当时患者两颞侧头痛甚剧，诉如针锥样病，伴有颈项连及脊柱骨疼痛，腰痛，腰脊不可以俯仰屈伸，四肢无力，两腿走路困难，需家人背扶，时有复视，视力级差，头晕，性情烦躁。因服用激素而呈满月脸、水牛背及虚胖（身高158cm，体重70kg）。既往健康无病，但自得病后易感冒，病情反复不愈至今，舌苔薄白、舌质偏红，脉沉缓无力。

病例分析：中医理论认为，肾藏精、主骨、生髓、通于脑，脑为髓之海；邪在肾，则病骨痛；髓海不足则脑转耳鸣，胫酸眩冒，目无所见，懈怠安卧。依其病情，陈老认为，该患者当前乃属肾虚髓海不足之证。

该患者发病半年以来服用大量激素，已出现明显肾精亏虚、髓海不足之征象。骨为髓之府，骨失精髓濡养，则颈项、脊柱、腰腿疼痛乏力，甚则转摇不能、行则振掉；精不能生髓，髓海不足，脑失所养则头晕、头痛；精不足，不能上注于目，目失精所养，则目无所见，故视力下降或复视等；肾精亏虚，正气不足，腠理不固，故易感冒，致使病情反复发作，不易痊愈；其舌质偏红，系与服用激素所致阴虚内热有关；其脉沉缓，乃为里虚精血不足之象。

据此拟定补肾生髓之治疗大法，以益阴潜阳、涩精固气为主要治疗原则，选用补肾生髓汤治之，其以桑螵蛸散为基本方加减组成。当时患者仍在服用大量地塞米松，陈老嘱其激素逐渐减量直至完全停掉，故依据临床症状的变化，辨证加减了滋阴、补气、活血、镇痛及虫类药物等。

初诊处方：桑螵蛸30g，太子参20g，生龙骨20g，龟甲10g，石菖蒲10g，远志10g，益智仁10g，当归15g，金樱子10g，楮实子10g，玉竹20g，葛根20g，6剂，水煎服。

方中以太子参、桑螵蛸补气固精，龙骨潜阳，龟甲滋阴，当归养血活血兼以滋润，石菖蒲、远志清心热而通心肾，益智仁、金樱子、楮实子以补肾填精生髓，玉竹养目阴，葛根解肌治疗项背强痛。

服上方6剂后，患者症状有所减轻，但仍有疼痛，宗原方加没药10g，狗脊10g，山茱萸15g，再服6剂。

其后，随着激素减量，又因感冒患者头颈项背腰骶骨及至脚举疼痛加重，甚则不能平卧，行动困难，舌苔薄白，脉弦缓，在原方基础上辨证加减了土鳖虫5～10g，佩兰10g，菟丝子15g，延胡索10g，黄芪20～40g，巴戟天10g，珍珠母30g等药物，连续服药3个月。至1997年4月28日，症状明显好转，仅有阵发头晕头痛，激素基本减完。但患者出现后背发凉，脉沉缓，故又加用鹿角霜20g，穿山甲珠10g，钩藤20g，天麻10g等药物，再治疗2个月，症状继续好转，但仍有阵发头痛。

1997年7月7日，患者因感冒发热，症状复发，出现复视，颈项强痛，胸闷烦躁，乏力，舌苔白浊，脉弦缓，调整处方以滋阴潜阳、清肝明目、活血通络为主要治疗原则，以羚羊角汤化裁。处方：羚羊角5g，水牛角20g，珍珠母20g，草决明15g，川芎35g，穿山甲珠10g，全蝎10g，蜈蚣2条，僵蚕10g，山茱萸20，生地黄30g，女贞子20g，旱莲草20g，钩藤20g，谷精草20g。经治疗后感冒愈，复视消失，诸症减轻，坚持服药近2个月，已无明显不适，体力恢复，可自行提5kg左右重物走上7楼。

1997年9月22日，患者又感冒，发热，仅有头晕、头痛、乏力，未再出现复视，苔薄白，脉弦缓。拟犀角地黄汤加减：羚羊角10g，生地黄30g，犀角（水牛角）20g，白芍40g，知母30g，龟甲20g，桑叶20g。

患者感冒愈后，在此基础上随症加减有半夏、白术、天麻、益智仁、黑芝麻、焦栀子、威灵仙、龙胆草、防风、萆薢、黄精、桃仁等药。服药直至11月份，基本无不适，精神体力均明显好转。于1997年11月12日再到北京某医院复查，脑MRI检查未见异常，其他各项复查均正常。视力左眼1.5，右眼0.9。返回后再继续服药月余，以善其后。至1997年12月底停药，随访半年有余，未再复发，双眼视力为1.5。

该患者经1年左右的坚持治疗，取得了满意的疗效，总结经验如下：

（1）本病例虽症状诸多，病情复杂，但陈老认为均可用"髓海不足则脑转耳鸣，胫酸眩冒，目无所见，懈怠安卧"所概括。他紧紧抓住髓海空虚病机，溯本求源，审证求因，确定补肾生髓这一治疗大法，并贯穿治疗的全过程。

（2）该患者治疗1年，大致可分为3个阶段。初始阶段，因患者仍在服用激素，且激素的副作用表现尚较明显，所以在补肾生精时偏重养阴，如用沙参、生地、龟甲、女贞子、旱莲草、天冬、麦冬、山药等。在激素减完以后，患者出现怕冷，易感冒，头项腰背及至脚掌各处疼痛加重，此时肾阳虚表现较突出，故在补肾生髓方中加大补气壮阳药物用量，加用黄芪、益智仁、巴戟天、黄精、胡卢巴、鹿角胶、骨碎补等。在7月份感冒发热之后，病情出现反复，诸症加重，此时在补肾生髓基础上加用清肝明目、滋阴潜阳、活血通络之品，如羚羊角、水牛角、珍珠母、草决明、何首乌、谷精草、川芎、丹参、没药、延胡索、黑芝麻等。疗程虽长，但用药思路清晰，一步一步逐层抽丝，使病向愈。

（3）在该患者感冒发热病情反复之后的半年时间里，陈老在补肾生髓的基础上，依病情变化，针对久病多瘀、病久入络所致顽固性及反复发作性头项及脊柱骨的疼痛，加用了大量的虫类及活血化瘀药物，如羚羊角、水牛角、蜂房、全蝎、蜈蚣、穿山甲珠、蛰虫、地龙、僵蚕、龟甲、鹿角胶，以及川芎、没药、桃仁、当归、泽兰、丹参、三七、赤芍、茜草、牡丹皮等。主药在方中量大力专，如川芎用至35g，这些药物对于祛除体内深处病邪、消除瘀滞、增强机体的自我康复能力，起着重要的作用。

陈老用补肾生髓汤曾治疗多例脱髓鞘病患者，均取得了良好疗效。

补肾生髓汤组成：桑螵蛸30g，太子参20g，生龙骨20g，龟甲10g，石菖蒲10g，远志10g，益智仁10g，当归15g，金樱子10g，楮实子10g，玉竹20g，葛根20g。

加减：阴虚者酌加生地、女贞子、旱莲草、山茱萸、何首乌、黄精、谷精草、黑芝麻、核桃仁、白芍以滋阴；阳虚者酌加鹿角霜或鹿角胶、骨碎补、巴戟天、黄芪等以温阳；血瘀者酌加川芎、三七、穿山甲珠、地龙、䗪虫、延胡索、桃仁、没药、赤芍、丹参、茜草等以活血化瘀；有风者酌加防风、全蝎、蜈蚣、僵蚕、天麻、钩藤、威灵仙、桑叶、珍珠母以息风；有湿者酌加萆薢、佩兰等以祛湿；有热者，酌加水牛角、龙胆草、知母、栀子、牡丹皮等以清热。

功效：补肾生髓，涩精固气，益明潜阳。

主治：脱髓鞘病以头痛、腰脊疼痛、视力减退、行动困难为主要临床表现者。

方解：方中太子参、桑螵蛸补气涩精固肾，龙骨潜阳，龟甲滋阴，当归养血活血兼以滋润，石菖蒲、远志清心热而通心肾，益智仁、金樱子、楮实子补肾填招生髓，玉竹养胃阴，葛根解肌疗项背强痛。脱髓鞘病急性期未能治愈，时间久而使病情复杂，所以宜根据病情随证加减用药。

（陈素云.中国百年百名中医临床家丛书——陈景河［M］.北京：中国中医药出版社，2006：128-133.）

② 郭士魁（3案）

案1

史某，女，31岁，教员，住院号14120。

1976年7月9日会诊：患者因右侧偏瘫、尿失禁14天、不能讲话4天。发病前2周有头痛头晕、低热、乏力等上感症状，7天后突然眩晕欲倒，卧床不起，次日发现右口角低于左侧、流涎，眼睛发直，眼球不易随意转动，尿失禁。以后逐渐四肢活动无力，以右侧为重，大便失禁。曾到2个医院检查腰椎穿刺脑脊液、脑电图，脑超声波，均无异常。失语已4天，但懂语意，北京宣武医院会诊：脑电图显示右额颞部慢波病灶，广泛中度异常，认为神经系统弥漫性脑病变，诊断为"脱髓鞘病"。

检查：体温36.8℃，脉搏68次/分，血压100/70mmHg，神志清楚，发育营养中等，心肺（－），腹（－），神经系统检查：颈软，右侧鼻唇沟浅，右口角偏低，额纹存在，运动性失语，双上肢活动无力、迟钝，右下肢肌力Ⅰ级，肌张力低下，左下肢活动迟钝，肌张力低，右肢腱反射弱于左侧。霍夫曼氏征右（＋），左（＋－），高登氏征双侧（＋）。脉沉细，舌红且瘦小少苔。西医诊断：脱髓鞘病。郭士魁教授诊后辨证：风瘫，暗瘫（风痰阻络）。立法：清热豁痰，熄风活血。方用：制南星12g，半夏12g，陈皮10g，菖蒲12g，马尾连12g，黄芩12g，钩藤25g，蝉蜕6g，莲子心10g，桑枝30g，天竺黄10g，鸡血藤25g，威灵仙20g。

1976年7月19日二诊：患者服上方9剂后，病情明显好转，已经连续讲出几句话，双上肢活动较灵活，右手可用匙喝水。右腿可自行站起，二便基本能控制。继用以上治疗。

1976年7月31日三诊：患者服上方20剂，讲话基本恢复正常，可自行翻身，扶物可下地走动数步，唯出现不易控制的发笑、兴奋、欣快感、食纳增加，出汗多，舌暗红，脉沉细，证属气阴两虚，心阳偏亢。治宜养阴益气、活血通络。方用：生地18g，麦冬12g，五味子10g，石斛12g，党参30g，陈皮10克，半夏10g，茯神15g，葛根15g，当归10g，川芎15g，丹参18g，生黄芪15g，枳壳10g，鸡血藤18g。

1976年9月1日四诊：患者服药8剂后，已能自行走动5米左右，生活基本自理，欣快感减轻，仍较易兴奋和紧张，病理反射已消失。复查脑电图力在正常范围。

1976年9月11日五诊：患者一切恢复正常，痊愈出院。

［按语］患者舌红、四肢无力固无痛处，二便失禁，失语，临床辨证为痰火阻络，治疗以清热豁痰，祛风活血，经三周治疗，病情明显好转，唯出现不易控制的发笑、欣快感，汗多，舌暗红，脉沉细，临床有气阴两虚，心阳偏亢之表现，再予以养阴益气，活血宁心之剂治疗。以后精神逐渐好转，活动增加，病情进一步恢复。在病情稳定的情况下，继给予益气养血，健脾化痰，活血通络之剂治疗，巩固疗效。经2个月治疗得到痊愈。

案2

陈某，男，50岁，工程师。

1977年2月3日初诊：患者于1975年9月中旬曾发烧（38℃左右），月底开始走路不稳，夜间尤甚，进行性加重。10月中旬出现语言不清，写字拿筷子不稳，进食呛咳。11月在武汉某医院神经科检查左V1～2感觉减退，左混合性耳聋，双眼有小幅度水平性眼球震颤，四肢肌力均低，以左侧为重，共济失调亦以左侧明显，Romberg's摇摆不能沿直线行走。腹壁反射、眼底、瞳孔及深浅反射均正常，脑脊液检查正常范围。住院后曾用抗菌素、激素及细胞活化剂治疗，70天后病情好转，除直线行走较差偶觉头昏外，共济失调，眼球震瞳基本消失，但停药（激素）第三天头晕明显加剧，共济失调、语育不清又逐渐加重，用激素后，症状又好转。如此曾7次反复。现仍用激素和维生素治疗，出院诊断为脱髓鞘病。

现仍有头晕，双膝发紧，走路不稳，直线行走困难。Romberg's征阳性，左侧Gondon征可疑阳性。脉沉细，舌质暗红，苔薄黄。西医诊断：脱髓鞘病。郭士魁教授诊后：辨证：风瘫（气阴两虚，风热内蕴，经络闭阻）。立法：益气育阴，清热息风，活血通络。方用：威灵仙18g，葛根25g，丹参25g，生地15g，生黄芪30g，知母12g，黄连10g，陈皮12g，红花6g，百合6g，元参15g，银花15g，蝉蜕6g，甘草6g，鸡血藤15g，珍珠母30g。

1978年9月26日二诊：患者据上方加减服用1年半之余诸症均有减轻，病情稳定，未再复发，脉沉弦细，舌胖暗，苔白。再予益气养阴，活血通络。方用：川芎15g，葛根25g，丹参30g，生黄芪30g，红花10g，当归15g，生地15g，百合15g，知母10g，黄柏15g，陈皮10g，续断15g，忍冬藤18g，仙灵脾18g，威灵仙25g。

［按语］本例发病前患者曾有发烧，来诊时走路不稳，四肢无力，语言謇涩，舌胖质暗红苔黄，证属阴虚内热，风热内蕴伤及经络，兼有气虚，治疗以益气养阴，清热息风，活血通络治疗，收到较好效果，未再复发。

案3

牛某，男，42岁，工人，住院号15308。

1977年10月5日会诊：患者3个月前曾患风湿性心脏病，心房纤颤，服用洋地黄治疗。9月初自觉腰酸痛，双下肢无力，但仍能自由活动，9月29日晚睡醒后发现双下肢无力加重，不灵活，几天后稍有好转。10月3日晚发现双下肢酸重不适，活动受限，逐渐加重，不能活动。于1977年10月4日急诊入院。入院检查：体温36.8℃，脉搏70次/分，血压140/90mmHg。发育正常，营养中等，神清，语言、智力正常。神经系统检查：颅神经正常、二、三头肌反射减弱，腹壁反射消失，左侧提睾反射消失，四肢瘫痪，肌力Ⅰ～Ⅱ级，踝阵挛（＋），感觉正常。其他反射未引出，舌暗，苔黄腻，脉弦细。脑脊液检查正常。西医诊断：脱髓鞘病，风湿性心脏病。郭士魁教授诊后：辨证：风瘫，心悸（气阴两虚，痰阻血瘀）。立法：益气活血，健脾祛风。方用：黄芪20g，当归12g，白术15g，茯苓20g，桂枝10g，赤芍18g，生地15g，葛根20g，肉苁蓉12g，制附片10g（先煎），鸡血藤15g，威灵仙15g。

1977年10月12日二诊：患者服上方后，症状明显好转，双上肢近端可抬起，肌力Ⅲ～Ⅳ级，下肢活动明显进步，肌力Ⅳ级，腱反射较弱，病理反射未引出，血钾正常，复查脑脊液正常。请外院会诊，认为是不典型之脱髓鞘病。舌暗苔黄，脉弦细。继服中药：黄芪18g，当归12g，白术15g，云苓18g，桂枝12g，赤芍18g，葛根18g，苏叶10g，荆芥穗6g，板蓝根15g，肉苁蓉12g，威灵仙15g，制附片10g（先煎）。

1977年10月25日三诊：患者看电视较累又发现双下肢酸重无力，屈伸不灵活，肌力将至Ⅲ级左右，腱反射亢进，可引出双侧踝阵挛，颅神经、感觉系统正常，病理反射未引出。舌质暗，苔薄黄，脉弦细。宗上方加全蝎10g、地龙2条。

1977年11月2日四诊：患者近日来病情恢复较快，上肢活动基本恢复，下肢也有明显进步，而左侧欠灵活，舌质淡红，苔薄黄，脉细。宗上方加益气固表药：党参15g，桂枝10g，防风10g。

1977年1月8日五诊：患者近1个月来情况较好，双上肢活动灵活，只有双下肢活动有沉重感，舌淡红，苔薄白，脉细弱无力。治疗宜加强温肾阳、活血通络之剂：黄芪18g，川断15g，桂枝12g，牛膝15g，红花10g，白术12g，生地18g，地龙15g，菟丝子18g，巴戟天10g，络石藤10g，鸡血藤15g，仙灵脾12g，肉苁蓉12g，威灵仙25g。

1978年1月10日六诊：患者病情明显好转，四肢活动自如。唯走路快时偶有步态不稳。病情稳定后观察1个月未再复发，而出院。

[按语]患者有心悸气短，四肢瘫软无力，脉细，舌暗，苔黄腻，证属气阴两虚，痰阻血瘀，开始用益气活血，健脾祛风通络之剂治疗。病情逐渐恢复，但曾有几次因劳累或受凉而引起病情反复，腰及下肢恢复慢，活动无力，治疗是在原方药基础上加益气固表温阳补肾之药，如党参、防风、桂枝、巴戟天，菟丝子、肉苁蓉等，取得了较好疗效。

脱髓鞘病是一种较少见的神经系统疾病，病因不确定，症状多变。治疗困难，病情极易反复，属中医"风痱""喑痱""痿癖"的范畴。中医认为本病由于气阴两虚或脾肾亏损，筋骨肌肉失养，又常因外感，热邪入里，痰热郁结阻塞经络，或阴虚内热生风而发。临诊表现本虚标实，标证多为痰、热、风，常见四肢瘫痪、失语、大小便失禁等。治疗中，在急性期以治标为主，多用清热化痰，活血熄风通络之剂，或标本兼治。在缓解期，恢复期，则以益气养阴，健脾补肾，以扶正固本。本病常因病程长、症状多变、易反复，所以治疗中应随时辨证，注意"守方"，以巩固疗效。

（翁维良.中国百年百名中医临床家丛书——郭士魁［M］.北京：中国中医药出版社，2001：255-260.）

③ 王绵之（1案）

王绵之（1923—2009），江苏省南通人。北京中医药大学主任医师、教授，第一批全国老中医药专家学术经验继承工作指导老师，首届国医大师。创建了方剂学科，擅治内、妇、儿科疑难病症和外感热病、格林-巴利综合征、脑软化、脑干肿瘤、小脑萎缩、星形细胞瘤、胶质瘤、脱髓鞘疾病、全身性硬皮病、先天性免疫功能低下等多种疑难病症。

梅某，男，28岁，运动员。1990年2月4日初诊。

于1989年7月出现头晕，呕吐，复视，吞咽困难，肢体无力，呈右侧偏瘫步态，疑为"左小脑占位病变"，住某医院神经外科。经反复检查，排除左小脑半球占位病变，转神经内科，诊断为"脱髓鞘病，脑干脑炎，多发性硬化"。予激素、多种维生素并对症处理。治疗近3个月，病情有所好转，带药出院。出院后继续以激素维持，但稍一减量，病情即见加重，故转而求助于中医药。刻下体胖面圆，周身痹楚，右手麻软，步履艰难不稳。脉细弦涩，舌胖嫩，苔白薄而干。此属肾亏气虚，肾亏则骨弱，气虚则血滞，当从肾治，兼以益气活血。处方：

生地10g，熟地10g，天冬6g，麦冬6g，枸杞子12g，生黄芪18g，丹参15g，红花9g，桃仁9g，赤芍9g，白芍9g，杜仲（炒）12g，石斛12g，牛膝12g，地龙9g。

服药2个月，患者病情明显好转，嘱递减激素。初减激素后，患者食欲稍有下降，腿乏力稍加重，自觉右侧皮肤表面体温低于左侧。遂于方中酌配仙灵脾、肉苁蓉，以燮理阴阳；或加川芎、香附，以增强行气活血之力。至4个月后完全停用激素，病情平稳。又继续服药月余，诸症悉除，生活、工作均已正常，并参加体育活动。后予补益脾肾之剂以资巩固。

本病临床不多见，病情凶险，颇难治疗。激素等药虽能控制病情，但长期使用后效果不佳，且副作用明显，停药困难，患者不愿依赖。据王老先生多年经验，如此重症，既用激素，不可骤停，须待中药见效后再逐步减停。初用激素时，多伤肾阴而为阳亢，继则可见阳虚，长期应用往往呈阴阳俱虚。故治疗中要辨证准确，关键在于掌握好，肾之阴、阳、精、气的相互关系，不忘阴中求阳、阳中求阴之理，切忌一味滋阴，或过用辛热助阳之品。本案正是遵循以上原则，取法调理阴阳，兼以益气活血，而收良效。

（史宇广，单书健.当代名医临证精华：奇证专辑［M］.北京：古籍出版社，1992：210-211.）

❹ 祝谌予（1案）

吕某，男性，44岁，干部。病历号C493584。

1993年4月27日初诊。

主诉：下肢无力伴胸部束带感4个月。

患者因左下肢无力，双下肢麻木并胸部束带感于今年2月15日住本院神经科病房。经多次CT及核磁共振检查提示：上胸段脊髓（T1～T3平面）变性脱髓鞘改变。肌电图示左下肢中枢性损害，确诊为脊髓脱髓鞘病变。经用地塞米松、低分子右旋糖酐等治疗后症状有所好转。3月25日出院时口服泼尼松40mg/d，并逐渐减量，但减量过程中下肢无力、麻木等加重，生活难以自理，特来求祝师诊治，现口服泼尼松25mg/d。

现症：胸闷憋气，肩背发紧，状如束带。双下肢发麻发凉，左侧为著，腿软无力，活动不便。舌暗红，苔白，脉细弦。

辨证立法：脾肾不足，气血两虚，寒湿阻络。治宜温补脾肾，益气养血，散寒通络。方用黄芪桂枝五物汤合四藤一仙汤加减。

处方：生黄芪30g，桂枝10g，白芍10g，生姜3片，大枣5枚，鸡血藤30g，海风藤15g，钩藤15g，络石藤15g，威灵仙15g，羌独活各10g，熟地10g，补骨脂10g，川断15g，桑寄生20g，狗脊15g，枸杞子10g，细辛3g，刘寄奴10g。每日1剂，水煎服。

治疗经过：服药1个月，胸闷憋气及束带感均明显好转，泼尼松减量至10mg/d，仍下肢凉麻，无力，不耐劳累。舌暗红，苔白，脉弦滑。守方去补骨脂，枸杞子、刘寄奴加丹参30g，葛根15g，菖蒲10g，郁金10g以活血化瘀。以上方加减服2月余，7月23日复诊：下肢凉麻好转，体力明显恢复，泼尼松减量至5mg/d。唯下肢发凉汗出，舌脉同前，仍以黄芪桂枝五物汤合四藤一仙汤加防风、防己、羌独活、追地风、白术、茯苓、枸杞子等再服1个月，病情稳定，从事一般工作，停用泼尼松。乃守方改配丸药巩固。

处方：生黄芪150g，桂枝50g，白芍50g，鸡血藤90g，海风藤50g，钩藤50g，络石藤50g，威灵仙50g，豨莶草60g，桑寄生60g，桑枝90g，防己30g，丹参90g，仙灵脾30g，狗脊50g，共研细末，炼蜜为丸，每丸重10g，每饭后服1丸。随诊半年，病情稳定。

［按语］脊髓脱髓鞘病变是脊髓炎的一种类型，病因未明，发病与上呼吸道感染、过度疲劳等诱固有关，首发症状为胸段根痛或局限性背痛，束带感遵量之出现病变水平以下弛缓性瘫痪，肌张力松弛、腱反射消失及感觉障碍等，西医主要使用激素治疗。中医无此病名，但根据本病恢复期与后遗症之临床表现，与痿证非常类似。祝师治疗本案应用黄芪桂枝五物汤合四藤一仙汤为主，是因其脾肾阳气不足，复感寒湿入络引起。黄芪桂枝五物汤出自《金匮要略》，主治肌肤麻木不仁，脉微而涩紧的血痹证，乃温阳益气，和营通痹的代表方剂；四藤一仙汤祛风除湿，散寒通络，两方合用则使阳气振奋，气畅血行，寒湿乃去。脾主肌肉，肾司作强，脾肾不足则乏力痿软，活动不便，故方中加熟地、补骨脂、狗脊、川断、桑寄生、仙灵脾，白术、茯苓等健脾补肾，强壮扶虚之药，共建其功。然全方究属温阳散寒之剂，若见证属湿热致痿者，不可贸然轻投。

（季元.祝谌予临床验案精选［M］.北京：学苑出版社，1996：105-107.）

（二）多发性硬化（12案）

1 邓铁涛（1案）

徐某，女，45岁。1998年6月9日初诊。年初患者出现视力下降，眼痛、继之四肢麻木、疼痛、无力，活动障碍，经某医院CT、MRI扫描，脑白质内见多个髓鞘破坏病灶，遂确诊为多发性硬化，经介绍求治于邓老。诊见：四肢麻木，疼痛，抬举无力，视力下降，眼痛，焦虑，心烦不寐，大便难，舌胖淡红苔白，脉滑重按无力。先以祛痰安神为主，继以健脾益气养肝肾。

处方一：法半夏、白扁豆花、竹茹各10g，枳壳、橘红各6g，酸枣仁18g，甘草5g，茯苓、丹参各15g，大枣（去核）4枚。5剂，水煎服。

处方二：鸡血藤、太子参各24g，茯苓、白术、柴胡各12g，白芍15g，枳壳、炙甘草各6g，郁金、素馨花各10g，桑寄生30g，黄芪60g。7剂，水煎服。

二诊：1998年7月5日。先后服上方20多剂，肢体麻木，疼痛症减，烦躁多虑明显减轻，睡眠好转，但仍肢软无力，口干痰粘，舌胖淡红苔白，脉细。治以健脾益气，活血通络兼养肝肾。

处方：威灵仙、宽筋藤、酸枣仁、丹参、太子参各18g，五爪龙、黄芪各50g，甘草5g，桑寄生30g，胆南星、郁金各10g，茯苓、菟丝子各12g。

三诊：1999年6月25日。服上方近1年，睡眠佳，四肢麻木疼痛明显改善，自觉体力恢复，精神舒畅，舌淡苔薄，脉细弱。治以健脾补肾，益气活血为主。

处方：太子参、威灵仙、宽筋藤、丹参各18g，甘草6g，旱莲草、胆南星、女贞子、郁金各10g，桑寄生、夜交藤各30g，赤芍、茯苓各12g，调理善后。

（邱仕君.邓铁涛医案与研究［M］.北京：人民卫生出版社，2011：67.）

② 康良石（1案）

康良石（1919—2011），福建厦门人。福建中医学院教授，曾任厦门中医院副院长。享受国务院特殊津贴，第一批全

国老中医药专家学术经验继承工作指导老师。临床以治疗肝病
见长。

黄某，女，34岁。

初诊：1989年11月8日。

主诉及病史：患者1989年5月底起发热、头痛、头晕、恶心、额汗
出，两眼视力丧失，纳呆，肤痒，胸以下至脚底麻木，两手足痿软无力，
小便无力、癃涩，大便干结难下，月经失调。经检查，确诊为多发性硬化
症、视神经脊髓炎。近周来复患感冒发热。

诊查：面赤神烦，额汗出，形态虚胖，外眼无特殊。唇舌偏红，舌苔黄
厚。胸以下知觉迟钝，两手不能握，两足不能立、更不能步。脉弦滑数。

辨证：肝肾亏虚，肝火上炎，湿热浸淫，风热外感。

治法：先清热解毒、平肝明目，以疏散风热外邪。

处方：

（1）红浮萍10g，蝉蜕衣10g，金银花10g，升连翘10g，天花粉10g，
牛蒡子10g，粉葛根10g，荆芥穗3g，软防风3g，生白芍12g，白蒺藜10g，
粉甘草3g，羚羊角2g（磨汁后入）。

煎服，每日1剂。

（2）紫雪丹6g，每日2次，早晚开水送下。

二诊：11月13日。药后热解，额汗减少，余症仍然。唇舌淡红，苔黄
厚腻，脉弦滑。风热外感虽解，尚有肝火上炎、湿热浸淫。治法改用平肝
明目、清利湿热，兼化瘀通络、滋养肝肾。

处方：

（1）羚羊角1g磨汁，水样珍珠粉1g，每日2次，早晚服。

（2）石决明30g，千里光10g，生白芍10g，牛地黄15g，麦门冬10g，
金蝉蜕10g，干地龙10g，宣木瓜10g，一条根10g，怀牛膝10g，徐长卿
10g，威灵仙12g，粉甘草3g，三七粉（另冲）2g，炒草决明粉（布包后
入）20g。煎服，每日1剂。

三诊：1990年1月21日。患者服药2月余，纳食正常，左眼可见模糊指

影，时模时明，时尚反复出现眼珠灼痛，痒而多泪，胸以下麻木略有减轻，久卧后则较重。肤痒减轻，时或转筋，手指尚不能握，有人在旁扶持走路有进步，步后脚掣痛。二便较畅。舌苔白厚，脉弦略滑，续守上法。

处方：

（1）续服二诊1号方药。

（2）同二诊方2号方药，去三七粉、一条根、徐长卿、千里光，加甘枸杞子12g、杭菊花10g、忍冬藤30g，先每日1剂，后二三日1剂。

四诊：10月4日信诊。患者至5月份停药，至今食眠正常，麻木、转筋明显减轻，能自主行动，但觉无力，手指略能握，会帮做家务，但觉肌肤时刺时如虫行，左眼尚模糊不清，请当地中医师诊查，望舌偏红、苔白、脉弦滑。考虑乃肝肾亏虚，治当滋养肝肾、益精明目。

处方：

（1）冬虫夏草6g、甘枸杞子15g、干鲍鱼15g，开水炖汤，代肴，每周两三剂。

（2）鲜胡萝卜酌量绞汁，每次一小杯，代为饮料。

五诊：1991年9月19日。患者自用药膳后，视力明显进步，余无特殊不适，体重增加，食睡如常，麻木、转筋基本消失，能自行步行，二便通畅，月经正常，帮做家务兼督促侄儿功课。观其精神体力充沛，舌淡红，苔薄白，脉弦细。胸以下肌肤触觉尚略钝于胸以上肌肤，已明显见效。

[按语] 多发性硬化症、视神经脊髓炎，乃少见难愈之疾。本例由发热而致暴盲，辨为热灼阴津、阴虚火旺、上蒙清窍；从苔黄厚腻、皮肤热痒、小便无力癃涩、大便干结难解，审为湿热互结，浸淫筋脉、下注二阴；目为肝窍，肾主二阴，病由肝肾亏虚所致，故其既盲且痿。是以先清热解毒、平肝明目，从速疏解热邪，避免阴津重伤。热解之后，平肝明目，必须养阴抑阳、滋阴以降上扰清窍之火，拯救受灼之阴津，使暴盲获得好转；而清利湿热兼活血化瘀、祛风通络法，有利于迅速解开浸淫于筋脉与下注前后二阴之湿热，以疗麻木、转筋、手足无力之痿症证。痿先缓解，盲尚未明，则取滋补肝肾、益精明目的甘杞、虫草及血肉有情的海味

鲍鱼作为药膳；兼配对治眼病和视力有益的胡萝卜绞汁代为饮料，使视力进一步改善。

（董建华，王永炎.中国现代名中医医案精华：第4集［M］.北京：人民卫生出版社，2010：648-649.）

③ 裘昌林（1案）

患者，男性，35岁。因右下肢麻木6个月，加重1个月，于2003年7月21日首诊。患者因右下肢麻木1个月，于2003年2月11日至25日在杭州市第一人民医院住院，当时检查：颅神经（-），四肢肌张力、腱反射、肌力、深感觉正常，病理征（-），小脑征（-），右胸以下及右下肢针刺觉减退。腰穿正常。头颅MRI示：双侧枕部、左中脑多发信号异常灶；胸椎MRI示第3胸椎、第4胸椎水平左侧脊髓内异常信号，伴第1胸椎至第4胸椎脊髓水肿。诊断考虑多发性硬化。2003年3月初患者到上海华山医院就诊，经住院检查后仍诊断为多发性硬化，予激素治疗：甲基泼尼松龙500mg/d，3天后改为地塞米松20mg/d。连用3d，然后逐渐减量，2个月内停药，同时配合使用丙种球蛋白。治疗后右下肢冷热感有恢复，但麻木依旧，且停用激素后，右下肢麻木逐渐发展，从右腹股沟延至右肋下，2003年6月又出现左侧腹部、左腿内侧麻木，腰部有束紧感。2003年7月20日在浙江省中医院复查头颅MRI见左小脑半球局部异常信号影，提示多发性硬化。胸椎MRI提示第2胸椎至第5胸椎水平段脊髓局部轻度膨大，其内信号异常。提示脊髓多发性硬化。因患者自觉用激素治疗效果不理想，且副作用大，遂来本院就诊，要求中药治疗。裘老师认为患者以腰腹、双下肢麻木为主症，腰腹部束紧感，伴乏力体弱、睡眠欠安，舌淡红，苔薄，脉沉细，证属中医痹证范畴，麻木乃气血经络之病。治当益气活血、祛风通络、养血安神，药用：生黄芪30g，潞党参20g，焦冬术12g，炒当归12g，炒薏苡仁30g，炒枣仁30g，僵蚕

12g，全蝎5g，蕲蛇9g，陈皮6g，炙甘草6g，炒谷芽15g，炒麦芽15g，红枣15g，1日1剂，两煎分服。14剂后，患者自觉麻木、束紧感有减轻，守前法随证酌情加减，束紧拘急明显，加白芍、地龙养血柔筋；肝郁气滞明显，加柴胡、郁金、香附、川厚朴等；兼夹湿热之象则加藿香、佩兰、姜半夏、炒苍术、黄柏等；寐差可加辰茯苓等健脾安神，连续服药4个月，诸症基本已除。2003年11月27日复查头颅及胸髓MRI与前片比较，明显好转。

[按语] 多发性硬化好发于中青年。临床表现及病程复杂多样，国内外共同的常见首发症状有感觉障碍、肢体无力、视力障碍和走路不稳等。23.5%~40.7%的患者以感觉障碍为首发症状，最常见的感觉障碍为麻木、发凉、发热等。因本病的病因及发病机制尚未完全阐明，故治疗尚无特效药物。而中医则针对本病易复发的特点，根据具体临床表现进行辨病辨证。本病病因病机复杂，以气血内虚，脏腑功能失调为基础，加之内伤外感，劳倦纵欲而发。该患者工作疲倦，劳累伤脾；情志失调，郁而伤肝；日久则肝脾两虚，气血生化不足，四肢百骸失养而致乏力体弱；肝失调达，气失疏泄，气滞血瘀，气血运行不畅而致肢体麻木不仁；心失所养，神失所藏而致夜寐不安。故以黄芪、党参益气温经通络；冬术、薏苡仁、谷麦芽、陈皮健脾和中；当归养血柔肝；僵蚕、全蝎、蕲蛇活血行滞、搜风通络；枣仁养血安神；炙甘草、红枣调和营卫，诸药合用，共奏益气活血、通络安神之效。

（王珏.裘昌林治疗脑系疑难病三例［J］.中华中医药杂志，2005，20（3）：169-170.）

◆ 4 唐汉钧（1案）

唐汉钧，1938年出生，江苏江阴人。师从著名中医外科专家顾伯华。上海中医药大学教授，享受国务院特殊津贴。对乳腺病、乳癌术后放疗、化疗调治、痈疽疮疡、甲状腺病、周围血管病、糖尿病足部感染、坏疽、手术后创口不愈合、下肢慢性溃疡、小腿病、肛门痔瘘病、皮肤顽疾、皮肤淋巴肿块及外科疑难杂病等均有丰富的临床经验。

丁某,女,40岁。

初诊:1999年8月6日。

患者右手进行性麻木2个月。曾一度怀疑为颅内转移性肿瘤,在外院做CT、MRI等检查,发现脑白质内多个髓鞘破坏病灶,遂诊为脱髓鞘症(多发性硬化)。

诊查:右手麻木,右臂感觉减退,抬举无力,头晕,心烦失眠,健忘,神疲乏力,舌淡红,苔白,脉濡。

辨证:经络瘀滞,髓海失养。

治法:益气养血,通络补髓。

处方:生黄芪30g,党参24g,天麻12g,升麻12g,桔梗9g,当归15g,川芎9g,丹参30g,补骨脂15g,益智仁12g,桑枝12g,地龙12g,桃仁12g,珍珠母30g,生石决明30g,红枣20g,莲肉15g,生甘草9g。

二诊(8月30日):守方服药20余剂后,诉神疲乏力明显减轻,但仍有头晕头胀,足跟疼痛,因而于前方中加重补肝肾活血之力。

处方:生黄芪30g,菊花12g,天麻15g,当归15g,水蛭9g,桃仁9g,红花9g,川芎9g,仙灵脾15g,白芷12g,灵芝12g,肉苁蓉12g,丹参30g,野百合12g,天冬12g,莲肉15g,红枣20g,生甘草9g。

三诊(9月12日):患者诉药入颇效,其右手麻木、头晕明显减轻,睡眠佳,自觉体力恢复,精神振,舌淡苔薄脉细。二诊方去白芷、川芎,加陈皮9g,姜半夏9g,桂枝9g,杜仲15g,夏枯草9g,藁本12g。调理善后,守方服药1年余,症状基本消失。

[按语]脱髓鞘症的病理特征为中枢神经系统内散在的多发性脱髓鞘"硬化"斑块,临床以视力障碍和肢体瘫痪为主要表现。唐师认为脱髓鞘症属中医"痿证""痹证"范畴,乃素体禀赋不足,后天调摄失宜,或

劳倦内伤，情志刺激，或病后失养导致气血不足，不能上供巅顶；或痰、瘀、湿等实邪阻滞经络而导致经脉失养。本病的特征为正虚为本，邪实为标。正虚主要为气血亏虚，肝肾不足，邪实以痰、湿、瘀为主。根据脾胃为后天之本，气血生化之源的理论，患者气血亏虚主要责之于脾胃。且脾主四肢，"清阳实四肢"，脾虚则清阳不升，故头晕、四肢肌肉无力、麻木，方中以黄芪、党参、陈皮、姜半夏、红枣、莲肉实脾气，桔梗、升麻用以升举脾胃清阳，藁本引药上达巅顶。又肾为先天之本，《素问·阴阳应象大论》说："肾生骨髓"，而脑为髓海，《灵枢·海论》曰"髓海不足，则脑转耳鸣，胫酸眩冒，目无所见，懈怠安卧"；肾中精气充足，则髓海得养，耳聪目明。故方中以补骨脂、益智仁、仙灵脾、肉苁蓉等补肾填精。本病虚实错杂，除有正虚的一面以外，还有痰、湿、瘀等邪实的一面，因此，在治疗上除健脾补肾治本以外，还需祛邪通络以治标，视病人不同情况，方中加入当归、川芎、丹参、桑枝、牛膝、地龙、桃仁、水蛭等以活血通络；加入白芥子、象贝、泽泻、茯苓、车前草、丝瓜络等以利湿化痰通络，临床根据病情需要衡量标本缓急，酌情处理扶正与祛邪的关系。

（王永炎，陶广正.中国现代名中医医案精华：第5集［M］.北京：人民卫生出版社，2010：324-325.）

⬥ 5 田从豁（1案）

李某，女，37岁，1998年6月15日初诊。

主诉：左下肢无力2年，加重半年。

现病史：1996年8月患者无明显诱因出现左侧大腿刺痛，以后渐及整个左下肢，近半年来病情加重，无明显原因反复发作，当地医院检查脑脊液及头颅MRI，诊断为"多发性硬化"，经诊治后效果不显。刻下症：左下肢无力，行走困难，双耳听力下降，左耳为重，双眼视力下降。舌质暗，边有齿痕，苔薄黄，脉沉细，尺脉尤甚。

既往史：1996年4月出现左侧口角麻木，灼热，症状逐渐加重，出现右侧面肌麻痹，经针灸治疗后症状缓解。

中医诊断：痿证（脾肾两虚兼气虚血瘀）。

西医诊断：多发性硬化。

治则：调补脾肾兼益气活血通络。

处方：大椎穴，陶道穴，身柱穴，筋缩穴，命门穴，委中穴，曲泉穴，三阴交穴，承山穴，次髎穴，秩边穴，胸椎夹脊穴、胸椎夹脊穴、腰椎夹脊穴斜刺。梅花针叩刺脊柱间督脉穴及夹脊穴。

治疗经过：上方治疗20次，患者自觉左下肢无力好转。

[按语]痿证古来难医，且其久病伤髓，病入骨髓，最难医治。治疗以阳经穴为主，阳气者柔则养筋，以复其废，穴取大椎、陶道、身柱、筋缩、命门、委中、曲泉、承山、次髎、秩边，以振元阳；三阴交穴健脾益肾，调和气血；选用胸、腰椎夹脊穴斜刺和梅花针叩刺，皆能兴奋脊神经，振奋脏腑元气。

（刘志顺，赵杰.中国现代百名中医临床家丛书——田从豁[M].北京：中国中医药出版社：2009：102-103.）

⑥ 王乐善（1案）

王乐善（1912—2002），辽宁省义县人。首批全国老中医药专家学术经验继承工作指导老师，享受国务院政府特殊津贴。临床多采取针药并举之法，擅治各种疑难杂病。

林某某，女，25岁。住吉林省柳河县。

初诊：1987年10月10日。

主诉：头晕，目眩，胸背脊柱痛，双下肢不好使，排尿困难已半年。

病史：1987年春患者自觉发烧，以后头晕且痛，复视，双下肢活动受限，排尿困难。在通化某医院诊断为播散性脑脊髓膜炎，经用激素治疗2周缓解。1984年2月复发，在中国医大做腰穿，确诊为多发性硬化症，治疗20余天痊愈，2年未复发，但至1987年5月又出现上症，一直用激素治疗无效。1987年8月3日又在中国医大确诊为多发性硬化症。前来我院治疗。症见患者神清，满月脸，眼震颤，复视，走路蹒跚。舌质淡红，苔薄白，脉浮缓。系心肾阴虚，肝火偏盛，风邪内袭，经气受损所致。诊断为风痹（多发性硬化症）。治宜补心益肾、育阴潜阳。方用：地黄饮子。

药用：熟地，山萸肉，石斛，麦冬，五味子，菖蒲，远志，茯苓，寸云，桂枝，附子，巴戟，薄荷，生姜，大枣。

二诊：1987年10月16日。

患者自觉头晕、目眩减轻，走路双下肢较前有力。继服前方4剂。

三诊：1987年10月22日。

患者自诉头晕目眩已愈，脊柱疼痛明显减轻，排尿自如。继服前方4剂。

四诊：1987年10月27日。

患者自诉脊柱已不痛，排尿正常，走路较前轻快，生活基本自理。继服前方4剂。

五诊：1987年11月4日。

患者自诉症状基本缓解，眼颤、复视亦消失。继服前方4剂。

六诊：1987年11月11日。

病已基本痊愈。为防止复发，继服前方以巩固疗效。

（王乐善，朱凤霞、崔玉芹.地黄饮子治疗多发性硬化症［Ｊ］.中医药学刊，1988，3：31.）

7 王永炎（1案）

冯某，女，33岁。

主诉：双下肢软弱无力，双眼视物不清6个月。

患者1987年8月无明显诱因，突然腰骶部瘙痒伴剧烈疼痛，逐渐发展为双上肢疼痛伴力弱。经给激素治疗后，症状缓解消失。其后每年发病，且症状表现各不相同，曾在北京某医院检查诊断为"多发性硬化"。

诊查：四肢软弱无力，双上肢轻度颤抖，视物昏暗不清，头晕恶心，大便干燥，舌质绛红，苔薄白，脉沉细弦。

神经系统检查：左眼轻微水平眼颤，右上肢肌力Ⅳ级，左上肢肌力Ⅱ级，右下肢肌力Ⅱ级，左下肢肌力Ⅰ级，肌张力低下，四肢肌肉无痿缩，病理征（－）。

辨证：肝阴不足，内风夹痰走窜。

治疗：平肝柔肝，化痰熄风。

处方：当归15g，白芍15g，丹参30g，茯苓15g，白豆蔻（打）3g，黄柏6g，杜仲15g，何首乌15g，川续断10g，珍珠粉（分冲）0.6g。

上方服药20剂，患者视物逐渐清晰，肢体逐渐恢复自如，头晕呕吐消失，余症明显好转。

出院时以上方加滋阴补肾之品以滋水涵木，制成丸药，以求缓图。

处方如下：何首乌120g，当归30g，白芍30g，杜仲30g，川续断30g，太子参60g，茯苓30g，生薏苡仁30g，白豆蔻（打）30g，黄柏10g，丹参30g，女贞子30g，墨旱莲60g，阿胶30g，鹿角胶30g，龟版胶30g，黄芪60g，陈皮15g。上方浓煎为膏，1次10g，1天3次，服用半年，随访至今，未见复发。

［评析］"多发性硬化"为现代难治病之一，来势较急，病情多变，易于复发。该患者每年复发，每次发作症状不同，具有风邪善动不居，变化无常的特点。患者双眼视瞻昏渺，双上肢颤抖，四肢软弱无力，为肝脏体窍之征，所以病位在肝，病因为风邪。"风客淫气，精乃亡，邪伤肝也"，肝气郁滞，失于柔润，气不周流而为诸症。治以调肝补肝，滋阴涵木而病渐愈。在临床上，面对纷纭复杂的临床表现，要根据临床症状辨证求因，根据脏腑学说定病性病位，临床治疗谨守病机，理、法、方、药丝

丝入扣，方可取得良好效果。

（邱德文，沙凤桐，熊兴平.中国名老中医药专家学术经验集：5［M］.贵阳：贵州科技出版社，1999：757-758.）

❽ 赵金铎（1案）

赵金铎（1916—1990），全国著名中医内科专家，中国中医研究院广安门医院原副院长，主任医师。

梁某，女性，19岁，贵州人，住院号：018164。

患者右侧偏瘫2月余，于1983年12月15日入院治疗。始因胃脘部突然剧烈酸痛，4天后伴有发热（T 39℃），经治后体温稍有下降，继又突感全胸闷痛，口唇青紫，经抢救后好转，但渐感左侧肢体麻木，活动不便，以致发展到左侧肢体瘫痪，感觉消失，伴有前额头痛、恶心呕吐。经外院用激素、甘露醇等药治疗无效，遂来京诊治。在某院做CT检查，报告未见异常密度，但双侧脑室偏小，可能为慢性脑水肿所致。脑脊液常规及生化、免疫球蛋白、胸透、心电图等检查均未见异常。最后确诊为脱髓鞘病（多发性硬化）。

入本院时，患者神志清楚，面色红润，形体丰满；左侧上下肢软瘫，手不能握，腿不能抬，活动受限，肌肤发凉，感觉消失，左上肢肘以下呈紫红色；头闷胀痛，双耳重听，耳鸣，口渴而不欲饮；痰多、色黄而黏稠；纳可，二便调；舌质淡红，苔白腻而微黄；右脉滑数，左脉沉涩。辨证为湿热内蕴，痰浊瘀阻络脉之证。先以清热化痰、活血通络为法。

处方：胆星6g，陈皮9g，茯苓15g，枳实9g，半夏9g，桃仁9g，红花4.5g，地龙9g，当归12g，丝瓜络12g，竹沥水30mL（分2次冲服）。

二诊：患者服上方药5剂后左上肢转温，痰量明显减少。但左半身仍痿躄不遂。口干不欲饮，吐痰，苔转薄黄，脉涩。治痰瘀互结之症虽初获微效，但胶结之态难以骤复，故仍守前法，稍加调整。

处方：当归12g，川芎6g，赤芍15g，丹皮9g，丝瓜络10g，瓜蒌15g，桑枝15g，甘草9g，胆星6g。

三诊：进上方药15剂后，左侧上下肢痛、温觉恢复，肘关节活动较灵活。但手仍不能握，下肢屈伸仍受限；双耳重听；舌质偏红，苔薄白，根部稍厚；脉涩。前方增入理气通达下焦之品，原方去瓜蒌，加制香附9g，怀牛膝12g，木瓜12g，菖蒲12g，迭进14剂。

四诊：患者进上方药后，左上肢活动自如，手能握，左下肢已能屈伸。但近二日视力有所下降，舌脉同前。痰湿之邪虽有大挫，但肝郁气滞、痰郁交阻之证未能彻底好转。乃以和肝解郁、理气活血为法。

处方：当归12g，川芎6g，赤芍12g，丹皮9g，柴胡9g，制香附9g，菖蒲9g，丝瓜络10g，钩藤9g，白蒺藜12g，菊花9g，甘草6g。

五诊：药进7剂，视力恢复，但因故恼怒而突然双耳完全失听，失语，胸闷胀痛，左侧下肢活动障碍。舌质暗红，苔薄黄，脉涩。此由郁怒伤肝，肝失疏泄而横逆，血随气逆，气滞血瘀，蒙蔽清窍所致。拟通窍活血佐以理气化痰。

处方：赤芍3g，桃仁10g，红花10g，川芎10g，制香附9g，柴胡9g，大枣7g，丹皮9g，黄连23g，生姜6g，麝香0.3g（分5次冲服）。

药进4剂患者能言语，10剂后语言流利，听力正常（时有蝉鸣），左下肢活动自如，仅行走时稍有跛形，时有恶心。后守原方去麝香加菖蒲12g，代赭石20g，进退出入20剂后，四肢活动自如，能跑步、打羽毛球，语言流利，听力正常，肌力恢复而出院。

［评析］痰瘀同源、同病、同治的理论，前人早有论述，但从痰瘀同治立论以疗痿躄者则鲜矣。近代医家张锡纯曾提出痰瘀互结可致痿躄之症，但仍以大气虚衰为致病之主要病机，为此痰瘀同治立论治痿，值得进一步探讨。

本案病起外感湿热之邪，湿热蕴结，三焦气化有利，以致肝失疏泄、脾失健运，使水不化津，渐聚成痰。痰随气而至，无处不到，流窜经络则气血运行不畅而瘀滞。瘀久又可生痰，痰滞又可致血瘀，日久痰瘀互结、阻滞经脉络道，以致气血津液不能濡养筋脉，出现手足痿废不用等症。

对本案辨证时，始终抓住痰瘀互结这一病理症结，该患者为女性青年，起病突然，病势较快，并无明显虚象，也没有肺热叶焦之证，相反，在肢体痿废的同时即见吐痰黄稠，恶心呕吐，苔白腻、脉滑数等湿热之象，又见左上肢红紫，肢体麻木，活动不灵，肢凉，脉涩等血瘀之征，所见痰瘀互结甚显。本案所以取得较好的疗效，关键在于：化痰与活血兼行不悖；化痰活血皆兼顾理气，令气行血循，气顺痰消。

（邱德文，沙凤桐，熊兴平.中国名老中医药专家学术经验集：3［M］.贵阳：贵州科技出版社，1999：551-552.）

⑨ 周仲瑛（3案）

案1

王某某，女，47岁，初诊日期：2001年5月14日。患者1997年3月感冒，嗅觉失灵，头昏。1998年10月因劳累后头昏加重，左侧手足乏力，活动不灵，麻木。经多次MRI检查，最后诊断为"多发性硬化"，曾住某脑科医院，用激素治疗，一度有效。上班感冒后又见加重。目前患者左侧偏半头部麻木，疲劳乏力，左侧手足软弱，气短声低，不欲饮食，二便尚调，舌苔黄底白腻、舌质暗紫，脉细。现服用泼尼松，每日60mg。证属气虚湿困，肝肾下虚，风痰瘀阻。药用：黄芪30g，葛根15g，白术15g，薏苡仁15g，川石斛12g，姜黄10g，怀牛膝10g，炮穿山甲（先煎）10g，乌梢蛇10g，制全蝎5g，党参15g，当归10g，鸡血藤20g，制南星10g，制僵蚕10g。同时配合用复方马钱子胶囊0.25g，1日2次。5月21日二诊，患者药后平平，语言声低，左侧手臂活动不灵，怕冷，吹风受凉后疼痛，右侧手臂稍麻，纳差，恶心，睡眠不佳，口干，舌苔黄腻，脉细滑略数。证属风痰瘀阻，气血不能灌注，肝肾亏虚。药用：制白附子10g，制天南星10g，制全蝎5g，制僵蚕10g，炮穿山甲（先煎）10g，当归10g，黄芪30g，制蜈蚣3条，法半夏10g，细辛4g，炒白芥子9g，炙桂枝10g，熟地黄10g，鹿角片（先煎）10g，炮姜3g，炒神曲10g，川石斛10g，夜交藤25g。5月28日三诊，患者药后左侧头部、肩臂麻木减轻，右肩麻木亦有好转，1周来曾腹泻2次，原方加炒苍术10g，黄柏10g。6月4日四诊，近日来患者左侧颜面及右侧均有麻感，肩臂时麻，头昏头痛不显，语言费力，心慌，纳差，口干，舌苔薄腻淡黄、舌质暗，脉细滑。证属肝肾亏虚，风痰瘀阻，湿热内蕴。药用：制白附子10g，炙僵蚕10g，全蝎6g，炮穿山甲（先煎）10g，白薇15g，泽兰15g，地龙10g，黄芪40g，葛根20g，炒苍术10g，白术20g，防己12g，黄柏10g，天仙藤15g，姜黄10g，炙蜈蚣3条，淫羊藿10g，制天南星10g，法半夏10g，枸杞子10g，川石斛12g。此后1年，在此方基础上加减调整用药：夜寐易惊加合欢皮15g，夜交藤25g；颜面、肩臂麻感加白薇15g，鸡血藤20g；食后腹胀加砂仁3g，炒神曲10g，陈皮6g，丹参15g；怕热、尿黄加知母10g，生地黄10g。至2002年7月1日再诊时，患者病情基本稳定，但两手臂仍时有蚁行感，下肢水肿，犹如针刺，寐多困倦，时有燥热，语声尚可，但不欲多言，气短，烘热，苔黄薄腻，脉细。现激素已降为15mg/d。上方加鸡血藤15g，红花10g，薏苡仁15g。治疗2月余病情已明显改善，能正常工作。

[按语] 多发性硬化症神经脱髓鞘疾病，病灶播散广泛，表现多以颅神经损害，感觉障碍，运动神经受阻，尿潴留等。激素及免疫抑制剂仅可缓解部分患者症状。本例患者以感觉障碍如左侧颜面及右侧均有麻感，肩臂时麻为主症，结合疲劳乏力，气短声低，手足软弱，手心烫，晨尿色黄，口干，辨证为风痰瘀阻，气血不能灌注，肝肾亏虚，湿热内蕴，治疗以牵正散合白薇煎、四妙丸加味。方中白附子、僵蚕、全蝎、地龙、炙蜈蚣、制天南星搜风化痰、祛瘀剔络，炮穿山甲、白薇、泽兰、红花、天仙藤、鸡血藤活血通络、利水消肿，苍术、白术、防己、黄柏、薏苡仁清热利湿，枸杞子、石斛、黄芪、葛根补益肝肾，益气除痹。药后患者症状得以改善，激素用量减少，生活质量提高。

（案1录自：叶丽红，皮文霞，吴勉华.周仲瑛运用虫类验案3则［J］.中医杂志，2003，44（7）：500-501.）

患者某，女，14岁，泰州靖江人，因双眼视力下降5～6年就诊。西医诊断为：多发性硬化症。曾用激素、静脉丙球、干扰素-β-1b及其他西医疗法，病情未得控制，其中用激素有效，但减药则发。

初诊（2009年7月29日）：双眼视力下降5～6年，左侧为重。曾查头颅MRI示：双侧额顶叶多发小斑片状异常信号，符合异常改变。诊断：视神经炎，颅内病变（炎症？脱髓鞘病变待排），用地塞米松有效，减药则发。最近上海华山医院拟诊为：多发性硬化症。每次发病时开始双目胀痛，继则视力模糊，身发皮疹疙瘩，或有头痛，痛在头角，大便干结如栗，日1次，手心热，尿黄，目前服泼尼松每日5粒，舌苔黄薄腻，质红偏暗，脉细弦滑。辨证属肝肾阴伤、络热血瘀，拟从补益肝肾、清热凉血着手，予犀角地黄汤合升降散加减。处方：炙鳖甲（先煎）15g，水牛角（先煎）15g，赤芍10g，牡丹皮10g，生地黄15g，川石斛10g，玄参10g，密蒙花10g，谷精草10g，车前子（包煎）10g，益母子10g，炙僵蚕10g，苍耳草15g，蝉衣5g，熟大黄6g，川芎10g，决明子15g。以此为基本方加减化裁治疗半年余，诸症悉除，激素由5片减为1/4片，且月事初潮。继予基本方加炒六曲、陈皮和胃，长期服用，以资巩固。

（案2录自：全亚萍.周仲瑛运用复合立法治疗脑科疾病临床经验拾萃[J].中华中医药杂志，2011，26（11）：2605-2606）

鲍某，女，36岁，干部。主诉左侧肢体活动不利3月余。既往有眩晕史4年。此次发病前1周曾经感冒，1996年7月5日突然头晕，随即左侧肢体不遂，同侧颜面麻木、感觉消失，右侧肢体温、痛觉消失，触觉存在，住脑科医院检查，发现患者双侧眼球外展受限，但眼底正常，双眼水平及旋转眼震，左上肢肌力3级，左下肢肌力4级；诱发电位示：左听神经功能障碍，视觉诱发电位（VEP）双侧正常，左正中神经感觉、左正中神经感觉传导通路功能障碍（中枢段），双胫后神经至皮层通路功能障碍（左侧为著），SSR示自主神经功能障碍；电测听示双耳听力轻度损失（左侧为著）；脑电图未发现异常；头颅MRI、MRA及颈部MRI均未发现明显异常，初诊为"脑干脑炎"，后修正为"多发性硬化症"。用激素等治疗2月出院，虽左侧肢体肌力恢复至4～5级，但仍不能行走，又住某附属医院针灸1月余，效果不著，今坐轮椅前来门诊。

初诊（1996年11月2日）：患者形体肥胖，头晕胀痛，虽寒冬而汗出溱溱，双下肢水肿，左侧上下肢肌肉硬胀，胸胁、腰臀及左下肢困重，有如束带，口干欲饮，口有燥热感；苔淡黄薄腻，舌质紫暗，脉细。证属湿热浸淫，痰瘀痹阻，气血失于灌注，治当清利湿热，化痰祛瘀，佐以益气养阴。方用：川黄柏10g，晚蚕砂（包）10g，木防己12g，泽兰10g，白薇12g，海桐皮12g，炙僵蚕10g，炙全蝎5g，炮穿山甲10g，广地龙10g，生黄芪25g，葛根15g，川石斛12g，天花粉12g。每日1剂。

二诊（1996年11月6日）：患者药后汗出减少，口干已不显著，头胀痛稍轻，左下肢木胀有所上移，但左侧手足仍酸胀困重，胸部束带感明显，左侧知觉仍然迟钝，夜半后有烘热感，心烦。此乃风湿困遏肌表，湿热浸淫，久病络瘀，治当加重宣表祛湿。方用：羌活10g，炒苍术10g，生薏苡仁15g，川黄柏10g，白薇15g，木防己15g，泽兰10g，泽泻15g，天仙藤15g，广地龙10g，炮穿山甲10g，葛根15g，黄芪25g，川石斛15g。每日1剂。

三诊（1996年11月23日）：患者药后左侧手足困重失用已显有改善，能离开轮椅勉强支撑行走，胸腰部紧束感大减，唯大便仍偏烂，苔薄腻中黄，舌质偏淡隐紫，脉细滑。风邪为患，湿热浸淫，久病络瘀，药既得效，宜击鼓再进。原方加入秦艽10g，独活10g，五加皮10g，制胆南星10g，去天仙藤。每日1剂。

四诊（1996年12月7日）：患者左下肢沉重，酸胀、紧束感基本消除，行步轻松，已可单独来诊，唯左侧头面手足仍觉麻木重滞，治用前法巩固：秦艽10g，羌活10g，苍术10g，白术10g，晚蚕砂（包）10g，五加皮10g，木防己15g，白薇15g，片姜黄10g，炙桂枝10g，炮穿山甲10g，赤芍、白芍各10g，葛根20g，黄芪30g，川石斛15g。至1997年1月

11日已基本正常。

[按语] 多发性硬化症属于中枢神经系统脱髓鞘疾病，与病毒感染及变态反应有关。西医主要采用肾上腺皮质激素治疗，对于肌肉张力增高、痛性痉挛等则用解痉剂和卡马西平等药物。本病例虽经上述治疗，但病情缓解不完全，肢体僵滞、困重，不能行走。中医辨证乃风湿热邪外袭，困于肌表，阻滞经络，治予祛风、清热、宣化湿邪，活血通络，然湿热久恋，耗伤气阴，又当佐以益气养阴，并防宣表除湿方药过于燥烈。虽然湿邪在表，经络困重有如束带，但当宗"风能燥湿"之意，重视风药之运用。故二诊伍用羌活、独活、秦艽等药之后，周身困、胀滞方能迅速消退。

（案3录自：周仲瑛.国医大师临床经验实录——国医大师周仲瑛［M］.北京：中国医药出版社，2011：297-298.）

⑩ 朱良春（1案）

袁某，女，72岁，南通姜灶人。2009年3月30日初诊：患者多发性硬化症，颈部以下发麻，左下肢肌力0级，右下肢肌力Ⅰ级，行走困难，舌淡，苔薄，脉细。泼尼松15mg，每日1次口服。气血失养，痰瘀痹阻经脉。治宜补益气血，和畅经脉。处方1：穿山龙40g，全当归10g，赤、白芍各15g，豨莶草30g，蜂房10g，地鳖虫10g，桃红各10g，鸡血藤30g，制南星20g，炮山甲10g，蜈蚣6g，水蛭6g、甘草6g，14剂。处方2：蕲蛇粉2g，2次/日口服。2009年04月06日二诊：患者药后下肢已能活动，麻感减轻，自觉较适。处方1制南星改为30g，连服14剂。处方2：蕲蛇粉2g，每日2次口服。2009年4月20日三诊：患者症情改善，激素减为10mg，每日1次口服，能稍坐。处方1加熟地黄20g，鹿角片10g，仙灵脾15g，服用14剂。处方2：蕲粉2g，每日2次口服。2009年5月4日四诊：患者症情又有好转，仅感右腿以下麻木，双足有困着感，纳可，便调口干，易汗出，舌质红，少苔，脉细弦。目前泼尼松已减为2.5mg，每日1次口服。从气阴两虚，经脉痹阻论治。处方1：穿山龙50g，全当归10g，生熟地黄各15g，川石斛15g，蜂房10g，地鳖虫10g，桃红各10g，豨莶草30g，制南星30g，赤白芍各15g，甘草6g，服用14剂。处方2：蕲蛇粉2g，每日1次口服。

（李靖.朱良春医案研读［J］.中国实验方剂学杂志，2011，17（3）：238-239.）

（三）视神经脊髓炎（3案）

1 刘韵远（1案）

> 刘韵远（1917—?），河北邢台市人，师从名医施今墨，北京儿童医院主任医师，首批全国老中医药专家学术经验继承工作指导老师，享受国务院特殊津贴。擅长治疗并研究小儿呼吸道疾病、消化道疾病及心肌炎、小儿遗尿症、过敏性紫癜、重症肌无力等病。

司某，女，12岁。8个月前出现双下肢痿软，以右下肢为重，不能行走，右眼视力下降仅存光感，在儿童医院神经科住院，诊断为视神经脊髓炎，给与激素、多种钙等治疗后症状稍有缓解。1周前无明显病因，双下肢痿软加重，右下肢更甚，活动不利，麻木发胀，四肢发凉，伴有汗多、纳差、夜尿频、每夜4次，大便不畅，1周1行，西医给以加大激素用量后，症状无改善（近半年来激素一直未停用），于1994年9月28日前往刘老处就诊。查体：患儿面色㿠白，双手细长、冰凉，双下肢痿软，由其父背来就诊，舌淡苔薄白，脉沉缓无力。

刘老认为患儿属病后阳气虚损、气虚血瘀、经络痹阻而致痿证，用补阳还五汤为主加减以益气活血通阳。方药：黄芪20g，当归15g，赤白芍20g，炙甘草10g，鸡血藤15g，丹参15g，黄精10g，制附片6g，干姜6g，地龙10g。12剂药后，患儿自觉双下肢凉感减轻，仍不能行走，纳食增加，夜尿减至每夜2次，大便由1周1行增至2日1行，仍感下肢软，四肢发凉，汗多，方药对症，病情缓解。上方黄芪20g增至30g，附片增至10g，以增强温阳益气之力，加用牛膝15g，木瓜15g引药下行，活血通络，再服12剂。药后，患儿右下肢有力，在家属搀扶下能缓慢行走几步，但容易疲劳。肢体麻木减轻，右眼已能看见处方中较大的字迹，夜尿每夜1~2次，纳食增、睡眠佳，但仍四肢发凉多汗、舌淡、质嫩、苔薄，白腻，脉缓无力。前方加肉桂6g，熟地15g；减木瓜、炙甘草，增加温阳补肾之力。12剂。

1994年11月10日四诊，患儿能自行行走，活动自如，但容易疲劳、汗多，手足发凉有所改善，右下肢略有麻木感，纳增、体胖，就诊近2个月来，体重增加3.5kg，夜尿每夜1~2次，大便通畅2日1行。激素逐渐停用，药用：上方减牛膝、丹参，加太子参、生牡蛎以益气温阳，补肾固本，调理善后。1994年12月7日，配用刘老自制成药健宝。1个月后，其母来代述，患者已能步行上学，视力好转，纳增，睡眠佳，夜尿减少，手足麻木消失，但上肢仍发凉。

［按语］刘老多次强调，中医的特色是审因论治，临证用药也是药味少而精，直中病因，切中要害，疗效颇著。本患儿下肢痿软，伴面色㿠白，四肢不温、多汗、夜尿频、大便不畅，肾阳虚损为本，气血瘀滞为标，首先益气活血、温阳，使肢体症状得以缓解，后期逐渐减少活血通络之品，侧重温阳补肾，以治其本。

（邹萍.刘韵远治愈小儿视神经脊髓炎1例［J］.北京中医，1998，5：6.）

❷ 唐由之（1案）

唐由之，1926年出生，浙江省杭州市人。中医眼科学家。中国中医科学院眼科医院名誉院长，主任医师、教授、研究员，博士生导师。首批全国老中医药专家学术经验继承工作指导老师，首届国医大师。善于用气血理论治疗眼底疑难病。

芦某，女，50岁。2005年12月8日初诊。患者2005年9月突然呕吐、半身麻木，11月左眼突然视物模糊，右侧半身麻痛，在某综合性医院被诊断为"视神经脊髓炎"，予激素治疗，自觉疼痛好转。查：右眼视力1.0，左眼视力0.01。右眼中心凹反光稍弥散，左眼视盘色淡，C/D=0.7，黄斑细小硬渗，中心凹反光（-）。舌红，苔薄白，脉弦。中医诊断：左眼暴盲，正虚邪中；西医：视神经脊髓炎。患者年老体虚，脉络虚空，风邪外袭，经络阻滞，不通则痛，阴阳不调和，故半身麻痛，目系受累，目视不明。此为正虚邪中，治当疏风通络，扶正调和阴阳。方药如下：

龙葵20g，射干15g，僵蚕15g，白附子（先煎）12g，蚤休20g，覆盆子15g，女贞子15g，枸杞子15g，丹参20g，川芎15g，赤芍15g，牛膝15g，生黄芪40g，柴胡6g。7剂。日1剂，水煎服。

复诊（2005年12月17日）：患者左眼视物较前清晰，查左眼视力0.02，余大致同前。效不更法，继予前方。21剂，水煎服，每日1剂。

[按语]本案患者先天不足，又年老体虚，外邪乘虚慢袭脉络，筋脉不荣，肢体失用，眼脉受伤，则视物不见，眼科重症，治以疏风通络，扶正祛邪，慢慢调养之。

（梅祥胜，李丽，杨明杰.国医大师验案良方：五官卷［M］.北京：学苑出版社，2010：21-22.）

③ 韦玉英（1案）

徐某，女，12岁，门诊号：205823。

初诊日期：1990年6月30日。

主诉：双眼视力突然下降1个月。

病史：患儿1个多月前高烧、咳嗽，曾按急性肺炎治疗，后出现双下肢瘫痪及视力急剧下降，经北京康复中心磁共振检查，转北京儿童医院按视神经脊髓炎住院，激素治疗为主。全身情况好转稳定，唯视力不增。转我院治疗。

检查：视力右0.1，左0.12，不能矫正。双眼底视盘颞侧淡白，黄斑区中心凹反射可见。视野双眼向心性缩小各象限10～30度不等。面色发黄，乏力，纳眠正常，二便如常。

脉象：细。

舌象：舌质淡红，薄白苔。

诊断：双视瞻昏渺（双视神经萎缩）。

辨证：高烧伤阴耗气，肾亏脾弱，濡养失职，目暗不明。

治则：益气养阴，补肾明目。

方药：生黄芪6g，太子参6g，枸杞子10g，桑寄生10g，女贞子6g，山萸肉5g，伸筋草10g，茺蔚子6g，决明子10g，丹参12g，鸡血藤6g，石菖蒲10克，14剂，每日1剂水煎服。杞菊地黄口服液，每日1支口服。

二诊：1990年7月14日，患者服药无不适，视力稳定。视力右0.12，左0.3。守方14剂。

三诊至五诊：均以初诊方为基础，增减1～2味中药，患者视力至1990年10月23日检查右0.25，左0.6。原方生黄芪用10克，去茺蔚子6克。隔日和杞菊地黄口服液交替服用。

末诊：1991年2月9日，患者右视力0.4，左0.6。眼底无明显变化，视野各象限向心性缩小未再扩展。1991年5月6日患者复诊双眼视力1.2。

（韦企平.中国百年百名中医临床家丛书——韦玉英［M］.北京：中国中医药出版社，2002：335-336.）

七 脊髓空洞症（10案）

脊髓空洞症（syringomyelia）是缓慢进展性的脊髓的变性疾病，因多种原因导致脊髓中央管附近区域发生病变，产生脊髓内空洞形成和胶质细胞增生的病理特征，临床表现为节段性分离性感觉障碍、节段性肌肉萎缩和传导束性运动、感觉障碍及局部营养障碍。病变累及延髓称为延髓空洞症。临床上，此类症状和体征也可由一些其他神经系统疾病，如脊髓内肿瘤、外伤性脊髓病、放射性脊髓病、梗死（脊髓软化）、脊髓内出血和另外少见于脊髓外肿瘤、蛛网膜炎和颈脊髓坏死性脊髓炎所引起，称症状或继发性脊髓空洞症。

脊髓空洞症多见于20～40岁，男性多于女性。起病隐匿，发展缓慢。临床表现的特征依病变累及的部位而不同，但是基本的共有表现为：

（1）感觉障碍。突出的表现是节段性分离性感觉障碍，往往痛觉丧失而触觉存在，患者多因手指不痛、被热水烫伤而发现感觉问题就诊。如病变位于中央管附近，侵犯前联合，出现"马甲"型分离性感觉障碍。后角病变者则呈"半马甲"型分离性感觉障碍，并伴有胶质层刺激产生的自发性疼痛或剧痛。空洞向后影响后索可以出现病变侧的深感觉障碍，侵犯脊髓丘脑束而有对侧传导束型感觉障碍。

（2）运动障碍。脊髓空洞症多出现上肢的下运动神经元受累。病变多累及上肢末端，以爪形手最多，很少影响前臂及上臂，相应的病变节段的肌肉萎缩。当脊髓空洞症侵犯锥体束则出现病损平面以下的上运动神经元损害表现，损害常不对称，有时脊髓空洞中并发出血，则症状可迅速加重。

（3）神经营养障碍及其他症状。脊髓空洞症另一突出表现是病变区的营养障碍，可呈皮肤出汗异常、发绀、溃疡不易愈合等皮肤营养障碍；相当部分患者有神经元性关节病变，称为Charcot关节。有的患者有Morvan综合征，即在痛觉丧失区，顽固性溃疡，并出现指（趾）末端发生无痛性坏死脱落的现象。

（4）延髓症状。通常延髓空洞症多伴脊髓空洞症，是脊髓空洞症的延续。症状多不对称，累及一侧延髓，可有构音障碍、吞咽困难等单侧型体征；累及三叉神经脊髓束和脊束核则可以有交叉性感觉障碍，并有累及小脑通路的纤维。

脊髓空洞症以青壮年发病，隐匿起病，进展缓慢，以节段性分离性感觉障碍、肌肉萎缩及皮肤、关节营养障碍为特征。

目前无特殊治疗。手术治疗较大空洞，一般空洞大于4cm应切开引流。其他支持治疗针对神经营养障碍，防止并发症。

段富津（1案）

> 段富津（1930—2019），吉林怀德县人。黑龙江中医药大学终身教授、博士生导师。全国老中医药专家学术经验继承第二批至第六批指导老师，第二届国医大师，享受国务院特殊津贴。擅长诊治中医内、妇、儿科，诸多疑难病症。

辛某，女，28岁，依安县新兴乡平胜村人。

初诊：1989年6月。

主诉及病史：患者于1989年1月出现左上肢麻木无力，因家在农村，一直未予诊疗。而后逐渐左上肢尺侧肌肉萎缩，不能从事劳动，遂来哈尔滨就诊。经省级两家西医院神经内科会诊，磁共振检查确诊为颈部脊髓空洞症，并被告知此病尚无较好的治疗方法。患者于绝望之际，经人介绍求治。

诊查：患者左上肢肌力减弱，尺侧肌肉萎缩，不能持物，项强，头昏，腰膝酸软，少气乏力，盗汗，自汗。舌淡苔白，脉沉细。

辨证：脾肾亏损，阴阳两虚，精血不足（痿证）。

治法：补肾健脾，填精益髓。

处方：地黄饮子化裁。熟地30g，山萸肉15g，石斛15g，麦冬15g，石菖蒲15g，五味子10g，远志15g，肉苁蓉15g，肉桂5g，炮附子10g，巴戟天15g，枸杞子20g，葛根15g，茯苓20g，白术15g。水煎服，每日1剂。因患者往来不便，嘱其久服。

二诊：患者服上方30余剂，来信告知诸症减轻，手已能持物，但无力。嘱其继服上方。

三诊：患者服上方60余剂，肌肉渐丰，能捡针于地上，唯觉项强。上方去附子，倍葛根，枸杞子加至30g，继服。患者服至100余剂，诸症均消。

[按语] 本案之痿证，乃由先天不足，后天失养，精血乏源，无以

濡养筋骨肌肉而致。肾者，先天之本也，藏精生髓而主骨；脾者，后天之本也，化生精血而主肌肉。《素问·痿论》曰："脾主身之肌肉，肾主身之骨髓……脾气热，则胃干而渴，肌肉不仁，发为肉痿；肾气热则腰脊不举，骨枯而髓减，发为骨痿。"《黄帝内经》之旨，发人深省。究其本证，痿在四末，本在脾肾，而以下元虚衰为主，法当补肾健脾。然肾精一物，为五脏六腑活动之物质基础，经谓其为生之本也，是故补肾必当填精。方中重用熟地黄，《本草纲目》言其能"填精髓、长肌肉、生精血"，合甘平之枸杞子、酸涩之山萸以补肾填精。石斛、麦冬、五味子滋阴壮水。孤阴不生，独阳不长，故以苁蓉、巴戟天温壮肾阳，同辛热之附、桂相伍以助温养下元。以上诸药，阴阳并补，以使肾中阴平阳秘而化精生髓。先天之精，有赖后天之充养，故又配以茯苓、白术健脾而助后天生化之源；葛根乃阳明经之要药，一者以其气轻味薄，鼓舞脾胃清阳之气上行而助补脾；一者取其解肌生津以治项强，此亦取"治痿者独取阳明"之意。脾肾虚衰，痰浊内生，故伍以菖蒲、远志化痰开窍。全方宗河间补肾填精之旨，而又佐以补益后天之苓、术、葛，如是下元得养，中州得健，脾肾同治。此正是医者有方而不执方之谓也。

（王永炎，陶广正.中国现代名中医医案精华：第6集［M］.北京：人民卫生出版社，2010：75-76.）

❷ 高辉远（1案）

> 高辉远（1922—2002），漕河镇黄厂人。师从名医蒲辅周。中国人民解放军第三〇五医院原中医科主任，长期担任中央领导同志的中医保健工作。对中医内科、老年病、妇科、儿科疾病的诊治有独到之处。

马某，男，6岁。1987年10月10日初诊。患者缘于今年春天始无明显诱因，诉双上肢肘关节以上疼痛。2个月后疼痛变为麻木，且感背部亦痛，家人查看其背部，见其脊柱向左侧弯曲，此后上肢麻木及脊柱弯曲逐渐加重。经北京某医院，解放军某医院神经科拍脊柱片等项检查，诊断为："脊髓空洞症"，病变部位为胸6～12，并建议其服中药治疗，后经友人介绍至高师处就诊。见患者发育欠佳，智力稍差，自述上肢肘关节以上麻木，坐久则腰背疼痛，食欲睡眠尚可。舌淡少苔，脉沉细，证属脾肾两虚，治拟健脾补肾。药用生黄芪15g，太子参10g，炙甘草3g，狗脊10g，熟地15g，山药10g，茯苓10g，山萸肉8g，炒丹皮8g，泽泻10g，怀牛膝10g，巴戟10g。连进14剂后，患者上肢麻木及背部疼痛缓解，但久坐后仍有背部痛，食欲、二便正常，舌脉同前。原方加杜仲10g，继服14剂，背部明显减轻，余症亦缓，可连续坐1小时以上，精神转佳，食欲尚可，舌质红，苔薄白，脉细。原方加川断10g，又服2周，上肢麻木明显好转，背部亦不痛，可连续坐3小时以上，脊柱弯曲亦未再发展，舌脉同上。治拟原方加菟丝子10g，又服14剂后，经某医科大学神经科复查，上腹皮肤神经感觉恢复正常，脊柱X线显示脊髓恢复正常。患者守前方继服半月后停药，1年后随访，病情稳定。

［按语］脊髓空洞症是一种慢性进行性疾病，由于脊髓空洞形成，产生皮肤节段性分布的感觉分离，上肢肌肉萎缩和营养障碍等症状，属疑难病范围。对此中西医治疗均感棘手，往往难以收到满意的效果。高师慧眼独具，认为患儿属先天不足无疑，且有后天失养，故立足健脾补肾，后天先天同补，缓缓调治而终获全功。足见高师学有根底，遣方用药俱甚精当，学者于此，宜细玩之。

（王发渭.高辉远临证验案精选［M］.北京：学苑出版社，2001：117-118.）

❸ 何炎燊（1案）

> 何炎燊，1921年出生，广东东莞人。广东省名老中医，享受国务院特殊津贴。擅治各种疑难杂症，对肝硬化、尿毒症、冠心病、癫痫等病疗效显著。

周某某，女，27岁，福建省某厂干部，1991年5月5日，专程来莞就诊。入门时，患者由家人扶掖，步履不稳。据述，起病已2年，经省医院检查确诊为脊髓空洞症，因无特效疗法，病情缓慢发展。病初起，仅上肢酸痹，关节筋脉拘痛，手指屈伸不自如，稍用力则震抖，现已成瘫痪。

患者面色苍白，精神萎靡，言语声低，答话迟钝，两臂肌肉萎缩，肌肤甲错，掐之痛觉不灵，举臂不随，握物无力，穿衣进食日渐刚难。近日延及腰尻，屈伸不利，大腿肌肉亦开始萎缩，跛足履地不稳，行动蹒跚，小便频数，幸眠食尚可，大便正常，脉沉弱稍迟，舌质淡红不华、苔薄。此属顽残痼疾，药效始予温肾阳、养肝血之剂：

附子15g，肉桂3g，熟地30g，山萸肉20g，枸杞子20g，杜仲20g，菟丝子20g，当归20g，白芍20g，首乌20g，桑寄生30g。

每剂水煎2次，早晚分服，隔天1剂，如无不良反应，可服1个月。

再诊：1月后，患者自云，药有小效，下肢活动稍好，举步较稳，上肢瘫软如故。前药服至20天后，喉中有燥热感，夜梦多，脉舌无变化。

前方去附子、肉桂，加鹿角胶20克、龟版胶20克（服法如前）。

三诊：患者困乘飞机转火车，跋涉不便，家人因故未能陪同，2月后始再来。患者行走已稳，但不能快步，腰酸减缓色转好，服药30余剂，无燥热感，唯上肢感觉虽稍好，仍酸软无力，自谓恐成废人。余好言劝慰，谓药已小效，坚持不懈当续有成。为处一补肾填精、健脾益气复方治之：

龟版胶20g，鹿角胶20g，吉林人参15g，枸杞子20g，熟地25g，淮山25g，山萸肉20g，杜仲20g，菟丝子20g，黄芪30g，白术20g，黄精25g，陈皮7g，煨葛根20g（服法如前）。

2个月后，得患者亲笔来信，寥寥一页，字大而歪，但可辨认。说前方服40剂，上肢日有好转，现生活已能自理，问可否续服前方，或来莞再诊。余复函嘱其将原方加大10倍，炼蜜为丸，长期服食，若无变化，不须长途跋涉来莞也。

1992年春，患者已能骑自行车上班矣。

［按语］脊髓空洞症，病因未明，有谓多种因素造成者。余虽不识此病，然平脉辨证，类似过去所治之痿躄大症，乃依样葫芦，首用温肾阳、养肝血之法治之，继则去桂附之燥热，易以二胶之滋填，得腰腿稳健之小效。然其主症乃上肢瘫痪，余沉思良久，遂知病非肝血之亏而是脾气之虚，脾主四肢、主肌肉，脾虚不能升清，则阴精不能濡布于上。乃去归、芍、桑寄生等无关之药，加人参、芪、术大补脾气。又黄精一味，古人谓其得坤土之精，能益气力，肥健人，对此症至为合拍，再加葛根之升清阳，陈皮之运中焦，组方无成法可循，而是一时凑合者，原不料其效也。惜所治者，仅此一例，疗效能否重复，尚未可知。

（何炎燊，马凤彬.何炎燊医著选集［M］.广州：广东高等教育出版社，2002：333-335.）

◆ 刘惠民（1案）

高某，女，45岁，已婚，1970年5月13日初诊。

患者左上半身感觉减退、麻木，无汗5年多。自1965年春，患者先发现左手感觉减退，麻木，并相继发现左侧头面部、胸背部及上肢不出汗，局部发凉，肢体麻木，感觉减退，逐渐加重，常不自觉被烫伤。左手握力差，不能持重物。经某医院神经科检查，左侧头面部，上肢及左侧躯干第3胸椎以上平面痛、温觉减退，皮肤较健侧明显干燥。主动运动、共济运动及生理反射，均无特殊改变。诊断为脊髓空洞症观察，神经根炎。多年来常有腹泻，每天大便两三次，较稀，便前有时腹痛，腹泻常与情绪改变有关，未治疗。

检查：发育营养一般，面黄，精神不振，舌质淡红，舌苔薄白，脉沉细而弱。

辨证：脾肾不足，气血两虚。风寒内袭，阻闭经络。

治疗法则：温肾健脾，补气养血，温经通阳。

处方：山药30g，熟地15g，麻黄4.5g，炮姜9g，鹿角胶（烊化，也可用阿胶代之）12g，桂枝9g，补骨脂12g，白术（土炒）15g，陈曲（炒）9g，醋香附12g，当归12g，熟附子9g，山茱萸12g，木香9g，生黄芪12g，骨碎补12g，鸡血藤12g，水煎两遍，兑在一起，早晚各1次，温服。

1970年5月26日二诊：患者服药6剂，感觉舒适，食欲好转，食量增加。余症同前。舌苔，脉象同前。原方去木香、黄芪继服。

1970年6月3日三诊：药后患者病情明显好转，食量增加，大便已转正常，左上半身麻木感减轻，舌苔薄白，脉沉细，较前有力。仍以原方加减继服。

处方：山药30g，熟地15g，麻黄4.5g，炮姜9g，鹿角胶（烊化）15g，桂枝9g，补骨脂12g，陈曲（炒）9g，白术（土炒）15g，醋香附12g，当归12g，熟附子12g，淫羊藿12g，枸杞子15g，生黄芪15g，生菟丝子24g，骨碎补15g，鸡血藤15g，水煎眼。煎服方法同前。

1977年11月30日随访：患者先后间断服药半年多，左上肢麻木感逐渐减轻，患部痛、温觉较以前逐渐灵敏，左手握力大增，与健侧无明显差别，出汗如常，左上肢功能已恢复正常。现已5年，未再服药治疗。

［按语］ 脊髓空洞症是一种慢性进行性疾病，由于在脊髓中心有空洞形成，故可引起分离性感觉障碍，肢体瘫痪和营养障碍等症状。30岁以前青年人多见，发病原因不明。病变好发于颈段和上胸段脊髓，起病缓慢，最早的症状常为两上肢对称的节段性痛、温觉消失，触觉及深感觉仍存在，常因痛、温觉消失而致上肢不自觉地烫伤或受伤，发生溃疡等。进一步发展，可致肌肉萎缩。

本病在祖国医学中无专门记载，《诸病源候论·风病诸候篇》有，"偏风者风邪偏客于身一边也。人体有偏虚者，风邪乘虚而伤之……或不知痛痒。""风不仁者，由荣气虚，卫气实，风寒入于肌肉，使血气行不宣流，其状搔之皮肤如隔衣是也。"的记述，与本病颇有相似之处，并提出其治法应"补养宣导"。

刘惠民医生所治本例病者，属脾肾不足，气血两虚，风寒内袭，阻闭经络，故以温肾健脾、益气养血、温经通络之法治疗，以山药、黄芪、白术、陈皮、香附健脾益气，生地、白芍、当归滋阴养血，山茱萸、骨碎补、淫羊藿、补骨脂、菟丝子、枸杞子、鹿角胶、附子补肝肾、益精血，麻黄、桂枝、鸡血藤、干姜温经通阳，收到满意效果。

（戴岐.刘惠民医案［M］.山东：山东科技出版社，1979：238-241.）

⬧ 尚尔寿（2案）

案1

魏某某，男，30岁，北京某厂工人。病历号307405，初诊日期：1990年12月12日。

患者于6年前先感左上肢疼痛、麻木，感觉消失。1990年8月19日始伴头痛，颈部发酸发痛，背痛，面部皮肤有痒感，上肢肌力尚可，双下肢有无力感，四肢肌肉未见消瘦，经北京天坛医院确诊为"脊髓空洞症"。1990年10月4日北京市神经外科研究所核磁共振扫描报告书提示：颈3至上胸段脊髓空洞症。

现在患者左上肢疼痛，肌肉未见萎缩，左上肢、左手、左肩、左颈及左面部有麻木感。近日伴有头痛、面部痒，手指发肿，四肢肌力尚可。不恶心、呕吐，饮食一般，夜寐差。舌体肥大，舌质淡红，苔薄白，脉细弱，右脉尤甚。

西医诊断：脊髓空洞症。

中医诊断：痹证（肝肾不足，痰瘀阻络）。

治法：滋补肝肾，活血通阳祛痰。

①复肌宁片5瓶，6片，每日3次。

②复肌宁1号方加味：

处方：黄芪25g，胆星10g，菖蒲10g，牡蛎（先下）20g，桂枝10g，半夏10g，云苓10g，麦冬15g，桃仁10g，伸筋草15g，酸枣仁20g，远志15g。每日1剂，水煎服。

1990年12月26日，患者服药后消化好，大便无力，泄泻，左上肢无力，上半身感觉异常（无痛温觉）胸椎处有压痛（上段），下肢正常。拟原方继服。

1991年1月9日，患者自觉服药后食欲消化较好，头痛较前好转，睡眠尚可，四肢感觉功能仍差。舌体肥大，苔薄白，脉细弱。据证原方加杜仲炭15g、钩藤15g。

1991年3月20日，患者服药后病情好转，头痛明显见好，头部感觉较前敏感，有痛觉，饮食睡眠尚可，舌质淡，苔薄黄，脉细弱，据证原方减桂枝为5g，去酸枣仁，加穿山龙10g。复肌宁10瓶。4片，每日3次。

1991年5月8日，患者服药后痛温觉已有改善，颈背部时感不适。继用3月20日药方加减：

黄芪25g，胆星10g，菖蒲10g，牡蛎（先下）20g，钩藤15g，杜仲15g，桂枝10g，半夏10g，云苓10g，麦冬15g，桃仁10g，伸筋草15g。

1991年5月22日，患者服药后继续好转，额部、面部麻木好转，有感觉，痛觉较前灵敏，左上肢麻木感明显减轻，脊背胸椎痛、酸、胀感消失，头部不适，四肢关节遇阴雨天不适，纳呆，舌淡红，苔薄白、脉弦细。

据证调整处方：黄芪25g，胆星10g，菖蒲10g，牡蛎20g，珍珠母20g，钩藤15g，杜仲15g，牛膝15g，僵蚕10g，地龙10g，桂枝10g，半夏10g，云苓10g，麦冬15g，桃仁10g，伸筋草15g。每日1剂，水煎服。

1991年6月5日，患者左头额感觉较前灵敏，右额正常，左颈部麻木感明显减轻，头痛减轻，双下肢仍发凉无力。舌质淡红、苔薄白，脉细弱、右脉尤甚。药用5月22日方加佛手15g。

1991年7月31日，患者睡眠佳，饮食尚可，头晕消失，口渴、多饮，左上肢时发凉，偶有震颤，左上肢抓举自如有力，痛、温觉均有。舌质淡红、苔白腻，脉细弱。

据证调整赴方：黄芪15g，胆星10g，菖蒲10g，牡蛎（先下）20g，珍珠母（先下）20g，钩藤15g，杜仲15g，牛膝15g，僵蚕10g，地龙10g，半夏10g，云苓10g，麦冬15g，桃仁10g，伸筋草15g，酸枣仁20g，远志10g，陈皮10g。每日1剂，水煎服。

1991年8月28日，患者头额有知觉，不头痛，头部及左颈麻木感均消失，无发酸感，双下肢行走有力，舌质淡红，苔薄白，脉弦细。中药继服7月31日方，每3天服1剂，巩固疗效。

案2

吕某某，男，32岁，北京制泥厂工人。初诊日期：1991年4月17日。

患者20年前先感右上肢麻木，感觉消失，伴头痛，颈、背部发酸发胀，右下肢肌力有无力感，肌肉明显消瘦。经沈阳空军43医院诊为脊髓空洞症。3年前在北京医科大学一院做颈段髓管积液排除术，术后右上肢肌力稍好转，头痛稍缓解。现患者仍头痛，可忍受，右下肢肌肉不自主抽搐，每夜抽搐不停，时间间隔很短，难以入眠。双上肢感觉迟顿，右侧尤甚，痛觉消失，右下肢肌肉萎缩无力，畏寒明显，纳呆，二便正常。

舌质淡红、苔薄白，脉细弱，右脉尤其。

查体：两侧上肢痛温觉消失，触觉尚存，左侧下肢痛觉、温觉正常，右侧下肢痛温觉消失，肌力右上肢Ⅳ级，其他Ⅴ级，病理征（－）。

中医诊断：痹证。

辨证：肝肾不足，痰瘀阻络。

西医诊断：脊髓空洞症。

治法：滋补肝肾，活血通阳祛痰。

处方：

①复肌宁1号方加减：胆星10g，菖蒲10g，麦冬15g，伸筋草15g，全虫10g，地龙15g，杜仲15g，牛膝15g，桃仁10g，半夏10g，云苓15g，陈皮10g，钩藤15g，生甘草10g，每日1剂，水煎服。

②复肌宁片3瓶，每次5片，每日2次。

1991年5月8日，患者服上方睡眠可，饮食正常，二便调。舌质淡红，苔薄白，脉弦细。中药继守原方。

1991年5月22日，患者服药后四肢关节夜间抽搐消失，能睡眠，双手关节肿，纳佳。舌质淡红，苔薄白，脉弦无力。

据证调整处方：胆星6g，菖蒲10g，麦冬15g，伸筋草15g，钩藤15g，佛手15g，僵蚕10g，桃仁10g，牡蛎（先下）20g，珍珠母（先下）20g，炒鸡内金10g，焦三仙各10g，穿山龙10g，桂枝6g，杜仲炭15g，酸枣仁20g，远志15g，山药15g，云苓15g，枸杞子15g。水煎服。每日1剂。

1991年7月17日，患者近日因天气炎热，睡眠不好。脉弦无力，舌苔同前。6月19日药方减桂枝加金钱草15g。每日1剂，水煎服。

1991年7月31日，患者睡眠好，无肌肉抽搐现象，饮食佳，现左手有痛、温觉；右手温觉没有，痛觉迟顿，双臂平举正常，颈、腰、背肌肉酸痛减轻，双手握力正常，四肢肌肉无明显萎缩，右下肢肌肉萎缩控制，并逐渐恢复，全身情况尚可，大便正常，小便黄，舌质红，苔薄白略黄，脉弦滑。继服7月17日的药方。每日1剂，水煎服。

1991年8月14日，患者双手温觉继续恢复，工作时出汗多，下肢仍感乏力，舌质淡红，苔薄白脉弦细。中药继服7月17日的药方。嘱其间断服药以固疗效。

（案1及案2录自：闫洪琪，马立森.尚尔寿疑难病临证精华［M］.北京：新世界出版社，1992：107-111.）

◈ 谢海洲（1案）

齐某，女，32岁，农民。1982年5月28日初诊。患者右上肢及腰椎Ⅰ~Ⅳ两侧呈节段性麻木不仁，不知痛温，有时感到自发性闷痛。表面皮肤干燥，触之有感觉，右臂运动无力，肌肉萎缩，脊柱弯曲。舌质淡嫩有齿痕，舌边暗紫有瘀点，无苔，脉细涩而结。经北京某医院确诊为"脊髓

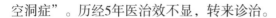

空洞症"。历经5年医治效不显，转来诊治。

辨证：先天不足，精髓不充，气虚血瘀。

治法：补肾填精，益髓健脑，补气活血。

处方：巴戟天12g，菟丝子15g，当归12g，仙灵脾12g，枸杞子20g，赤芍9g，鹿角胶（烊化）9g，黄芪20g，丹参15g，龟版胶（烊化）12g，狗脊12g，熟地12g，桑寄生15g，鸡血藤20g，山萸肉30g，怀牛膝15g，太子参12g，川芎6g。

水煎服，30剂。可继服多剂。

1982年7月30日二诊：患者上方服药60剂后，感觉稍复，痛已消除，麻而不木，舌色淡红，瘀点消失，脉弦细。宗上方减活血化瘀药用量，重用补肾填精益气之品。继服80剂，腰背感觉基本复常，右臂活动有力，肌肉渐丰，舌脉如常。遂拟方配丸调治，以巩固疗效。

处方：巴戟天15g，黄芪30g，赤芍6g，仙灵脾15g，菟丝子20g，当归15g，川芎6g，丹参12g，熟地15g，鹿角胶12g，狗脊15g，川断20g，龟版胶12g，枸杞子30g，桂枝12g，肉苁蓉30g，桑寄生20g，怀牛膝20g，鸡血藤30g，太子参15g，穿山甲12g。

共研为粉，制蜜丸，每丸重9g，每次1丸，每日3次。

服药半年左右，患者症状体征消失，活动如常。复经原北京某医院检查，节段性感觉分离、节段性肌肉萎缩、临床症状等均捎失，检查无异常发现，病告愈。1年后追访，未见复发。

[按语] 脊髓空洞症亦属中医痿证范畴。余在数十年的临床实践中潜研先辈之书，在治痿独取阳明的同时，从补肾着手治疗，取得了减慢病情发展，缓解症状，恢复肢体功能，甚至临床痊愈的疗效，体会到补肾是痿证治疗中的一个重要法则，在临床中有一定的意义。本案选用了补肾填精、益髓健脑、补气活血等法治疗。方用熟地、山萸肉补肾填精；巴戟天、肉苁蓉相须配对，益肾填精，强筋壮骨，温肾壮阳，润燥相宜，具有补火而不燥水之妙；枸杞子、菟丝子配伍，补精血，益肝肾，平补阴阳；龟版胶、鹿角胶系血肉有情之品伍用，合称龟鹿二仙胶，其质纯厚，直入任督，一阴一阳，一水一火，既可滋水填精，又可益阴壮阳，为补肾

之仙方；狗脊、川断相须配对，补肝肾、壮筋骨、通督达脊之力倍增；桑寄生、怀牛膝相伍，补肝肾，壮筋骨，养血活血；仙灵脾、桂枝配对，温补肾阳，强筋壮骨，温经通阳，于大量填精益髓补血之药中，既可增强补肾填精、益髓养血之力，又有平补阴阳之功；黄芪、当归伍用，名曰当归补血汤，两药合用，气血双补，补养气血之力倍增，为补气生血之最佳对药；丹参、川芎、赤芍三药均入血分，为活血祛瘀常用的组药，用于补肾填精、益气养血方剂中，使补而不滞，增强血行之功；鸡血藤、穿山甲相须为伍，养血活血通络，直达病所。诸药合用，共奏补肾填精、益气养血活血之功。综观全方，补肾药具有益精填髓、滋阴助阳、平补阴阳、促进生长发育的作用，能促进萎缩功能的恢复，为补益先天之大法；"补后天以养先天"，用大补气血之品，使水谷之精微充养周身，扶植正气；"久病必有瘀"，以活血通络之品祛其瘀，此寓消于补之法也。

（谢海洲.中国百年百名中医临床家丛书——谢海洲［M］.北京：中国中医药出版社，2004：101-103.）

❼ 叶心清（2案）

案1

阎某，30岁，病历号：321117。

患者因两腿酸软无力6～7年，肩背酸困麻木1年余，于1962年12月25日来院诊治。

患者自1955年以来，自觉两腿无力，站立欠稳。到1961年开始背部发麻，去北京协和医院神经科检查被疑为"脊髓空洞症"（胸3至胸8节段），经超短波治疗1月余无效。同年8月左侧乳腺囊肿切除术，术后背部发麻及两腿酸软无力加重并出现腰酸。1962年5月在北医三院神经科检查，确诊为"脊髓空洞症"（胸3至胸10节段）。经口服维生素B$_1$及酵母片，维生素B$_{12}$等治疗7个月，病情仍未见好转且逐渐发展，两上肢也见麻木且颤抖，至11月检查，麻木已发展到胸12及腰1节段。纳差带多，二便尚调。

检查：胸2至腰1节段痛、温觉均消失。胸骨前区及两侧腋下十二肋以下至髂骨上缘有痛感，较迟钝。但全身触觉正常，四肢及头面部感觉正常。生理反射存在，病理反射未引出，未见肌肉萎缩现象，苔薄淡黄，脉沉细弦。

诊断：脊髓空洞症。

辨证：气血两虚，寒湿阻络。

治法：补益气血，温经除湿佐以醒脾开胃。

处方：生黄芪24g，当归9g，生熟地各15g，潞党参12g，白芍12g，桑寄生12g，怀牛膝6g，薏苡仁24g，制附片9g（先煎30分钟），羌独活各6g，伸筋草9g，广陈皮6g，川芎6g，砂仁3g（打），甘草3g。

针足三里双侧，外关双侧留针30分钟。胸腹背部叩打梅花针。

结果：上方每日1剂水煎分2次服，每周针治3次。半个月后，在叩打梅花针时自觉腹部有轻微痛感，同时背麻，肩酸及腰腿酸软均见好转。手麻颤抖消失。因服汤药不便而按前方化裁，配成丸药常服，处方如下：

生黄芪180g，当归60g，生熟地各150g，潞党参60g，白芍60g，桑寄生90g，怀牛膝60g，薏苡仁90g，肉桂30g，羌独活各30g，干地龙30g，广陈皮24g，川芎30g，砂仁15g，甘草15g。

上药炼蜜为丸，每丸重9g，每天2次，每次1丸，并加服三七粉，每晨冲服0.6g。治疗35天后，经检查患者胸4至胸6节段痛、温觉明显减退，胸7至胸9节段痛、温觉轻度减退，胸9至腰1节段痛、温觉接近消失，胸骨前区感觉正常。患者继续服丸药及针治，自觉胸腹部之感觉较前逐渐灵敏，体力已有增进。再服丸药共5料，1年后肩背酸困麻木及两腿酸软基本解除。1964年1月30日改服大补气血方，处方如下：

生黄芪60g，生地黄30g，潞党参30g，大枣10枚，砂仁6g，猪脊髓1条，猪排骨750g。

上方3日1剂水煎服，共服10剂，1964年4月7日复查，仅脐周有一小片痛觉减退外，其余均恢复正常。

[按语] 本例患者腿酸软无力，肩背酸困麻木，且有腰酸，纳差，白带，脉沉细，足证系气血两虚，寒湿阻络。故以当归补血汤加生熟地，潞党参补益气血，配以补肾的桑寄生、牛膝增其补力。温经除湿用制附片、羌独活、薏苡仁、川芎和伸筋草，考虑到纳差和滋腻碍胃佐以砂仁、陈皮的醒脾开胃。用芍药甘草汤可助君药的镇痛作用。针刺足三里、外关健脾益气，通调三焦，梅花针叩打胸腹背部调和气血营卫均可辅助药力。后改配蜜丸，仅换两味药，一味是用肉桂取代制附片温经，因考虑到丸药，用肉桂同样有温经之力且可防止附片之温毒生变；一味是用干地龙代替伸筋草加强活络之力。并晨服三七粉以调和气血，共服一年麻木诸症基本解除，然后改用大补气血方，芪参补气，生地大枣养血，砂仁醒脾开胃，补而不滞。并以中医传统的"同种疗法""以脏补脏"，加入猪脊髓和猪排骨同煎分服而基本控制了难治的麻木证。

案2

田某，38岁，病历号：28770。患者因左下肢麻木3年余，于1959年8月来院诊治。

患者自1956年开始发现左下肢对冷热感觉迟钝且日渐加重。1957年常因左足置于热水中，不知冷热而烫伤起疱，同时左下肢感觉消失，走路常摔倒。同年10月住入北京某医院，入院时检查颅神经正常，上肢运动、感觉均良好。左上肢肌力减弱但活动范围尚可。双下肢腱反射亢进，其感觉从左侧胸8以下痛温觉消失，触觉良好。腰椎穿刺压力正常，无阻塞现象。脑脊液常规检查亦未见异常。经专家会诊，诊断为"脊髓空洞症"，住院约1个月，用青霉素鞘内注射，每次1万单位，每周2次，共注射6次，出院后继续在门诊治疗6个月，采用深部X线照射，每周2次，每次150拉德，照射胸6至胸8，胸9至腰2，因疗效不明显，于1958年6月停止治疗。

检查：发育营养中等。四肢关节外形及运动均正常。左下肢痛、温觉消失，触觉及深感觉均存在，无肌肉萎缩。苔薄白舌尖红，左脉沉细，右脉沉滑。

诊断：脊髓空洞症。

辨证：气血两虚，寒湿阻络。

治法：补益气血 温经除湿佐以苦寒敛津。

处方：生黄芪24g，当归12g，桑寄生6g，怀牛膝9g，茯苓12g，泽泻4.5g，广陈皮4.5g，蒲公英18g，黄柏4.5g，蝉衣6g，甘草2.4g。

梅花针叩打患者腰骶常规刺激部位并轮换取左侧足胃经、膀胱经、胆经、脾经之循行线路。

结果：上方每日1剂水煎分2次服。梅花针隔日1次，每次叩打20～30分钟。治疗第6天，左足盘腿而坐时有麻感，并偶尔出现放射性疼痛。在第18天用梅花针叩打胃经时，膝以上有轻微疼痛，膝以下呈麻感。又过半月后在洗澡时发现左下肢已有冷热感觉，但不能辨出冷热的程度。仍宗前法，原方去泽泻，将蝉衣改为3g，加杜仲9g、肉桂3g，隔日1剂或3日1剂水煎服。治疗第3个月后，左下肢冷热感觉大部恢复，痛感明显增强，左下肢肌力较前增进，迈步灵活有力，跌倒现象大为减少。改为每周针治1～2次，每2～3日水煎服药1剂，治疗半年后走路完全正常，无跌倒现象出现。治疗9个月后，检查左侧胸8以下痛温觉基本恢复正常，仅略差于对侧，苔脉如常，停服汤药及针治，改服丸药以巩固疗效。处方如下：

生黄芪24g，当归120g，桑寄生120g，怀牛膝30g，广陈皮30g，蒲公英180g，蝉衣60g，甘草30g，桑枝120g，车前子60g，独活60g，秦艽60g。

上药共研细末，炼蜜为丸，每丸重6g，每日服2次，每次服1丸。共追踪观察3年，情况一直良好。

［按语］本例下肢麻木，肌力减弱，左脉沉细系气血不足，寒湿阻络之证，故以生黄芪、当归补益气血，桑寄生、杜仲、牛膝补肾以增扶正之力，在此补虚的基础上加肉桂、独活等温经，茯苓、泽泻、陈皮、秦艽祛湿。其中特别是加黄柏、蒲公英苦寒敛津，以防濡燥伤津，加桑枝通络，蝉衣疏风，车前子利尿给湿邪以出路，这些均是先师配方的特色，加以梅花针的辅助，调气血和营卫，3年余的难治之症，仅服汤药62剂，针治50次，麻木解除，为巩固疗效，原方倍量，炼蜜为丸，缓图

善后，追踪3年未复。

（沈绍功，叶成亮，叶成鹄.中国百年百名中医临床家丛书——叶心清[M].北京：中国中医药出版社，2001：105-109.）

🔶 8 张琪（1案）

吉某某，女，37岁，防疫员。

1971年7月10日初诊。患者患病3年，上肢肌肉萎缩无力，下肢走路摇摆。患者曾去北京、上海等地医院确诊为脊髓空洞症。谓已由胸髓扩延，损及椎体束及后索，治疗无效。

检查见患者体质消瘦，全身无力，右上肢肌肉萎缩，手肌疼痛、温觉消失，左上肢感觉亦有障碍，但较轻，胸背肌肉萎缩，比右上肢轻，腰脊酸痛不能久坐，两下肢软无力，走路左右倾斜，腱反射消失。颜面㿠白，舌淡滑润，脉象沉弱。脉证合参，属肝肾不足，精髓亏损之痿证，宜大补肝肾，添精益髓。处方：

熟地40g，山药35g，狗脊25g，川断20g，肉苁蓉25g，鹿角胶（烊化）15g，枸杞子20g，真牛膝20g，菟丝子20g，锁阳20g，寄生20g，附子10g。水煎，日2次服。

1971年10月15日、10月23日、10月30日三次复诊，共用前方15剂。患者自述药后全身感觉比前有力，腰脊酸痛略有好转，余皆如前。前方加山萸肉20g。

1971年11月5日五诊：患者继用前方6剂，全身较前明显有力，上肢亦然。腰脊酸痛明显见好。脉象稍有力。此为肝肾精髓欲复之候。但患者口舌干燥，乃药偏于温热之故。前方去附子加重滋阴之剂。处方：

熟地40g，山药35g，狗脊25g，川断20g，肉苁蓉25g，鹿角胶（烊化）15g，枸杞子20g，牛膝20g，菟丝子20g，天冬20g，知母15g，桑寄生20g。水煎，日2次服。

上篇 医案精选

1971年11月15日六诊：患者又服上方6剂，腰脊酸痛及上下肢无力继续好转，右上肢痛，温觉障碍仍在，但较前有进步。面色转红润。全身有力，两下肢走路略有摇摆。脉象沉而有力。前方加龟版30g。

1971年12月4日七诊：患者服药6剂，上肢及胸背肌肉萎缩渐见充盈，痛温觉明显进步。两下肢走路已无摇摆倾斜现象，自觉有力，可走路2 000米左右，不感疲乏。患者食欲增进，面色红润，体重增加5kg。脉象沉而有力，舌红润。继以前方治之。

1971年12月15日八诊：患者服上方服6剂，左上肢感觉已恢复正常，右上肢较差。肌肉萎缩明显好转。全身有力，走路如常。为其疏丸药方如下：

熟地50g，山药40g，茯苓25g，春冬40g，巴戟肉50g，枸杞子25g，鹿角胶30g，菟丝子50g，石斛25g，牛膝25g，川断25g，附子25g，桑寄生25g，女贞子25g，锁阳25g。

上药研面炼蜜为丸，每丸15g，早晚各服1丸，白水送下。

吃丸药3粒，诸症全部恢复正常。

［按语］本案西医诊断为脊髓空洞症。患者临床表现除分离性障碍外，腰脊酸痛，两腿软弱无力，共济失调，脉弱舌淡。中医认为，属于肝肾亏损之"痿证"。肝主筋，肾主骨，肝肾不足则筋骨软弱无力，肌萎缩。《素问·阴阳应象大论》："肾生髓，髓生肝……在体为骨……。""肝主筋"。骨的健全与否，又直接与筋有密切关系。所以脊髓破坏形成空洞，必以补肝肾、益精髓之品治疗。如熟地、肉苁蓉、巴戟肉、鹿角胶、菟丝子、枸杞子等。狗脊、续断、桑寄生、龟版等则为强筋壮骨之品。五诊病人出现口干舌燥，遂去附子，加天冬、知母以滋阴清热。迨配制丸药，又加附子，乃取阴阳互根，阳生阴长之义故也。

（老中医经验整理小组．中医医案选［M］．哈尔滨：黑龙江科技出版社，1981：167-169.）

下篇

医案研究

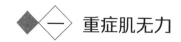

一 重症肌无力

（1）对重症肌无力中医病名的讨论

1. 名老中医对重症肌无力的中医诊断

在收集到的133则名老中医治疗重症肌无力的医案中，有46则医案的案语中有明确的中医诊断，共49个诊断。其中，诊断为"痿证""痿症"共19案，诊断为"睑废"共11案，诊断为"虚劳"共8案，诊断为"大气下陷"共4案，诊断为"睢目"共3案，诊断为"痿痹""肉痿""肌痿、皮痿""上睑下垂"各1案。

由此可见，名老中医对重症肌无力的中医诊断大致可分三类：一是根据眼部症状诊断，如"睑废""睢目""上睑下垂"；二是根据全身症状诊断，如"痿证"或"痿症""痿痹""肉痿""肌痿、皮痿"；三是根据病机诊断，如"虚劳""大气下陷"。

2. 关于名老中医对重症肌无力中医诊断的讨论

（1）根据眼部症状做出的诊断

"睑废"，语出《目经大成·卷之二·八十一证·睑废六十五》："此症视目内如常，自觉亦无恙，只上下左右两睑，日夜长闭而不能开，攀开而不能眨……尝见患者，一行一动，以手拈起眼皮方能视。"

"睢目"，语出《诸病源候论·卷二十八·目诸病·睢目候》："目是脏腑血气之精华，肝之外候，然则五脏六腑之血气，皆上荣目也。若血气虚，则肤腠开而受风，风客于睑肤之间，所以其皮缓纵垂覆于目，则不能开，世呼为睢目，亦名侵风。"

"上睑下垂"，作为一种症状描述，则颇为常见。

对于眼肌型重症肌无力，主要症状表现为上眼睑下垂，因此，用"睑废""睢目"或"上睑下垂"来诊断都符合传统中医以症状命名疾病这一基本原则，名老中医们对此命名并无异议。

（2）根据全身症状做出的诊断

"痿"，《黄帝内经·素问·痿论篇第四十四》已有系统论述，指出"肺热叶焦，则皮毛虚弱，急薄，着则生痿躄也"，并有"痿躄""脉痿""筋痿""肉痿""骨痿"之分。经后世医家不断发挥，"痿证"指"四肢痿软无力，尤以下肢痿废，甚至肌肉萎缩的一种病症"。

全身型重症肌无力常见四肢乏力一症，故名老中医以"痿证"命名重症肌无力颇为常见，但也有名老中医认为重症肌无力不属于"痿证"范畴。

如祝谌予认为，"中医无重症肌无力的病名，从其证候特点来看，颇似痿证或瘫痪，然并非真正的痿证或瘫痪。痿证在《黄帝内经》中认为由'肺热叶焦'所致，'独取阳明'是其治疗大法。瘫痪前人亦多从风痰所中或气虚血瘀立论。祝氏认为，重症肌无力之病机多属脾肾虚损，气血不足。"[1]祝谌予认为重症肌无力与痿证病机不同，所以不宜将重症肌无力纳入"痿证"范畴。

又如尚尔寿，论之更详。尚尔寿认为："重症肌无力与中医痿证有很大差别"[2]，认为两者病因及临床特点均不相同。病因方面，"痿证由肺热叶焦所致，重症肌无力绝大多数无发热先兆。"[2]临床特点方面，有三大不同："①痿证是肢体筋脉弛缓、软弱无力，是肢体筋脉不用，即不能随意运动，休息后不能恢复；重症肌无力非不用而是不耐用，休息后能恢复，故非痿证。②痿证则日久因不能随意运动而致肌肉萎缩；重症肌无力的横纹肌并不萎缩，仅全身型和躯干型中极少数可能有部分性轻度的横纹肌萎缩。③痿证中上睑并不下垂，更无复视，眼球活动障碍及吞咽困难，咀嚼乏力，构音不清等症；重症肌无力患者绝大多数先以眼肌型发病，出现上睑下垂，复视及眼球活动受限，病情继续发展全身肌肉均受累，出现四肢不耐用，吞咽困难，咀嚼乏力，构音困难等症。"[2]因此，尚尔寿认为重症肌无力不应归属中医痿证范围。

祝谌予认为不宜将重症肌无力纳入"痿证"范畴，但没有明确回答重症肌无力应归属中医何种病症。在尚尔寿6则重症肌无力的医案中，将3则眼肌型重症肌无力的中医诊断明确为"睢目"，但对3则全身型重症肌无力医案，有2则没有中医诊断，1则中医诊断为"痿证"，同样没有对"全身型重症肌无力应归属中医何种病症"这一问题做出回答。

重症肌无力，尤其是全身型重症肌无力，是否属于中医"痿证"范畴？名老中医对这一问题的分歧主要在于重症肌无力与《黄帝内经》痿证病因不同、临床症状不能逐一对应。故名老中医们对此命名存在异议。

（3）根据病机做出的诊断

"虚劳"，语出《金匮要略·血痹虚劳病脉证并治第六》，现指"包括气血、脏腑等正气损伤所致的虚弱症"[3]。"大气下陷"，语出《医学衷中参西录·治大气下陷方》："胸中大气下陷，气短不足以息，或努力呼吸，有似乎喘；或气息将停，危在顷刻。"

用"虚劳"作为重症肌无力的中医诊断，虽然病机符合，但"虚劳"一证范围广泛，难以准确反映重症肌无力的临床特点。"大气下陷"则与重症肌无力危象的症状颇为相符。

3. 小结

中医对病症一般以症状命名，而不同分型的重症肌无力有不同的主要症状，因此笔者认为，不同分型的重症肌无力可以用不同的中医诊断。

眼肌型重症肌无力用"睑废"诊断较为合适，因为"睑废"比"睢目"更为通俗易懂。

全身型重症肌无力用"痿证"诊断较为合适。虽然重症肌无力与《黄帝内经》所言之"痿"有诸多不同，但中医对某一病症的认识是在不断地深化与拓展的，明清时代的"痿证"早已超越《黄帝内经》时代"痿"的范畴，将重症肌无力纳入"痿证"范畴也是对"痿证"这一概念的继承与发展。

重症肌无力危象用"大气下陷"诊断较为合适，因为两者无论从症状还是病机来看都颇为相似。

（二）对重症肌无力中医辨证的讨论

1. 名老中医对重症肌无力的中医辨证

在收集到的133则名老中医治疗重症肌无力的医案中，有100则医案的案语中有明确的中医辨证，共有68个辨证证型，大致可分为五大类，分别是：脾胃虚弱类13证24案、中气下陷类12证18案、脾肾两虚类20证29案、其他虚证类14证16案、虚中夹实类9证13案，详见表1至表5。

表1 脾胃虚弱类

编号	辨证	医案数
1	脾胃虚损	7
2	脾胃气虚	3
3	脾气虚弱	3
4	脾胃虚弱	2
5	脾气虚衰	1
6	脾虚气弱	1
7	脾胃气阴虚弱	1
8	脾虚胃弱，清阳失用	1
9	脾虚阴精耗伤	1
10	脾胃虚弱，气血亏虚	1
11	脾胃虚弱，气血失和，筋脉失其濡养	1
12	脾胃虚弱，气血不和，脉络失养	1
13	感受外邪，伤及正气，脾虚气弱	1
	合计	24

表2 中气下陷类

编号	辨证	医案数
1	脾胃虚损，大气下陷	6
2	脾胃虚弱，中气下陷	2
3	脾虚清气下陷	1
4	大气下陷，脾肾虚损气脱，痰浊蕴结纵隔肺门	1
5	大气下陷，脾肾两虚，胃气不降，气血生化乏源	1
6	脾气下陷，肝肾亏虚	1
7	脾虚气弱，中气下陷	1
8	脾虚清阳下陷	1
9	中阳不振，升提无力	1
10	中气不足，脾阳不升兼血亏	1
11	脾胃虚弱，清气不升，阳跷失荣	1
12	脾虚气弱，气虚下陷	1
	合计	18

表3 脾肾两虚类

编号	辨证	医案数
1	脾肾两虚	5
2	脾肾阳虚	4
3	脾肾气阴两虚	3
4	脾肾阳虚，气血不足	1
5	脾肾阳衰，精气欲绝	1
6	脾肾阳虚，卫表不固	1
7	脾肾两虚，脾虚为主	1
8	脾肾两虚，摄纳失司	1
9	脾肾两虚，元阳不振	1
10	脾肾两亏	1
11	脾肾虚亏	1
12	气阴两虚，脾肾不足	1
13	脾肾虚弱，肝肾阴虚	1
14	脾肾气虚	1
15	脾肾气衰，痰涎壅肺	1
16	气血不足，脾虚肾亏	1
17	脾肾亏虚，气血两虚	1
18	脾肾双亏，虚风内动，气血不能灌注外荣	1
19	脾肾虚损，气血双亏，复感风邪	1
20	太阴少阴合病	1
	合计	29

表4 其他虚证类

编号	辨证	医案数
1	先天禀赋不足	1
2	元气虚脱（衰败）	1
3	气血不足	1
4	精气神三者俱虚	1
5	肝肾亏虚，清气不能上荣	1
6	肝脾俱病	1
7	病在肝脾，气郁血虚	1
8	脾虚气弱，波及肝肾	2

编号	辨证	医案数
9	脾胃虚损，肝肾不足	1
10	肺脾气血两虚，精微不布，经脉失养	1
11	脾肺阳虚	1
12	肝脾肾三脏受累，经脉失濡养	1
13	病在肝肾，波及脾胃，阴虚内热	1
14	肝肾不足	2
	合计	16

表5　虚中夹实类

编号	辨证	医案数
1	脾湿	1
2	脾虚湿困	1
3	脾虚湿困	1
4	脾虚湿阻	1
5	湿热留注	1
6	风邪客于眼睑，络脉失濡	1
7	风热纵，睑胞热极	1
8	肝脾肾俱亏，肝风内动，风痰阻络	5
9	肝肾不足，脾肺气虚，风痰阻络	1
	合计	13

2. 关于名老中医对重症肌无力中医辨证的讨论

由表1至表5可以看出，名老中医对重症肌无力的中医辨证绝大部分以虚证为主，其中又以脾胃虚弱、中气下陷、脾肾两虚最多。

名老中医根据"眼睑属脾"理论，认为脾胃虚弱、中气下陷则提睑无力，故见上睑下垂。根据"脾主四肢""脾主肌肉"等理论，认为四肢乏力也责之脾胃虚弱、中气下陷。以脾肾两虚辨证者，或以"脾肾为先后天"立论，或以"吞咽困难属肾所主"发挥。

可以看出，虽然名老中医面对的时间、地点、人物各不相同，但对重症肌无力的中医辨证思路却具有高度的相似性，也可以看出重症肌无力的中医辨证应是病性为虚，病位主要在脾、肾两脏。

（三）对重症肌无力中医方药的讨论

1. 名老中医对重症肌无力的用药情况

在133则名老中医治疗重症肌无力的医案中，有明确记载用药名称及剂量的处方共325首，325首方共用药214味4 239频次，平均每方用药13味，平均每味药使用19.8次。

使用频次在平均数以上（≥20次）的药物共48味，详见表6。

表6　使用频次≥20次的药物

药物	使用频次	药物	使用频次	药物	使用频次	药物	使用频次
黄芪	275	太子参	81	女贞子	33	千斤拔	23
白术	253	山药	69	麦冬	32	人参	22
甘草	217	熟地	66	附子	32	杜仲	22
升麻	197	葛根	59	生地	32	防风	22
党参	189	巴戟天	59	薏苡仁	32	白花蛇舌草	22
柴胡	189	淫羊藿	57	鸡血藤	30	紫河车	21
当归	181	肉苁蓉	53	桔梗	29	桑寄生	21
陈皮	135	五爪龙	45	牛膝	28	马钱子	21
枸杞子	131	黄精	44	石斛	27	半夏	20
何首乌	111	白芍	42	桂枝	25	北沙参	20
茯苓	102	大枣	39	川芎	24	牡蛎	20
山茱萸	95	菟丝子	37	玄参	23	浮小麦	20

参考《中药学》及《中药大辞典》，对所用药物进行分类，并统计各类药物的使用频次，详见表7。

表7 各类药物使用频次

编号	药类	使用频次	比例	分类	使用频次	在同类药物中所占比例	在所有药物中所占比例
1	补虚药	2398	56.57%	补气药	1269	52.92%	29.94%
				补血药	422	17.60%	9.96%
				补阳药	363	15.14%	8.56%
				补阴药	344	14.35%	8.12%
2	解表药	552	13.02%	发散风热药	470	85.14%	11.09%
				发散风寒药	82	14.86%	1.93%
3	理气药	201	4.74%				
4	利水渗湿药	162	3.82%	利水消肿药	153	94.44%	3.61%
				利尿通淋药	6	3.70%	0.14%
				利湿退黄药	3	1.85%	0.07%
5	收涩药	162	3.82%	固精缩尿止带药	118	72.84%	2.78%
				固表止汗药	24	14.81%	0.57%
				敛肺涩肠药	20	12.35%	0.47%
6	活血化瘀药	147	3.47%				
7	清热药	145	3.42%	清热凉血药	72	49.66%	1.70%
				清热解毒药	32	22.07%	0.75%
				清热泻火药	24	16.55%	0.57%
				清热燥湿药	14	9.66%	0.33%
				清虚热药	3	2.07%	0.07%
8	祛风湿药	106	2.50%				
9	平肝息风药	87	2.05%	息风止痉药	54	62.07%	1.27%
				平抑肝阳药	33	37.93%	0.78%
10	化痰止咳平喘药	72	1.70%	清化热痰药	38	52.78%	0.90%
				温化寒痰药	33	45.83%	0.78%
				止咳平喘药	1	1.39%	0.02%

下篇 医案研究

编号	药类	使用频次	比例	分类	使用频次	在同类药物中所占比例	在所有药物中所占比例
11	温里药	60	1.42%				
12	消食药	44	1.04%				
13	化湿药	42	0.99%				
14	安神药	42	0.99%	养心安神药	28	66.67%	0.66%
				重镇安神药	14	33.33%	0.33%
15	开窍药	15	0.35%				
16	止血药	4	0.09%	收敛止血药	2	50.00%	0.05%
				化瘀止血药	1	25.00%	0.02%
				温经止血药	1	25.00%	0.02%

使用SPSS 19.0对使用频次≥20次的药物进行聚类分析，采用Hierarchial聚类将其聚为2～10类，详见表8。

表8　使用频次≥20次的药物的聚类结果

案例	聚10类	聚9类	聚8类	聚7类	聚6类	聚5类	聚4类	聚3类	聚2类
黄芪	1	1	1	1	1	1	1	1	1
白术	1	1	1	1	1	1	1	1	1
甘草	1	1	1	1	1	1	1	1	1
升麻	1	1	1	1	1	1	1	1	1
党参	1	1	1	1	1	1	1	1	1
柴胡	1	1	1	1	1	1	1	1	1
当归	1	1	1	1	1	1	1	1	1
陈皮	1	1	1	1	1	1	1	1	1
枸杞子	1	1	1	1	1	1	1	1	1
何首乌	1	1	1	1	1	1	1	1	1
茯苓	2	2	2	2	2	2	2	2	2
山茱萸	1	1	1	1	1	1	1	1	1
太子参	3	3	3	3	3	3	1	1	1

案例	聚10类	聚9类	聚8类	聚7类	聚6类	聚5类	聚4类	聚3类	聚2类
山药	3	3	3	3	3	3	1	1	1
熟地	4	4	4	4	4	4	3	3	2
葛根	5	5	4	4	4	4	3	3	2
巴戟天	1	1	1	1	1	1	1	1	1
淫羊藿	4	4	4	4	4	4	3	3	2
肉苁蓉	3	3	3	3	3	3	1	1	1
五爪龙	6	6	5	3	3	3	1	1	1
黄精	4	4	4	4	4	4	3	3	2
白芍	2	2	2	2	2	2	2	2	2
大枣	5	5	4	4	4	4	3	3	2
菟丝子	7	7	6	5	5	5	4	3	2
女贞子	4	4	4	4	4	4	3	3	2
麦冬	2	2	2	2	2	2	2	2	2
附子	8	8	7	6	6	5	4	3	2
生地	2	2	2	2	2	2	2	2	2
薏苡仁	6	6	5	3	3	3	1	1	1
鸡血藤	7	7	6	5	5	5	4	3	2
桔梗	9	9	8	7	2	2	2	2	2
牛膝	10	2	2	2	2	2	2	2	2
石斛	9	9	8	7	2	2	2	2	2
桂枝	7	7	6	5	5	5	4	3	2
川芎	7	7	6	5	5	5	4	3	2
玄参	1	1	1	1	1	1	1	1	1
千斤拔	6	6	5	3	3	3	1	1	1
人参	8	8	7	6	6	5	4	3	2
杜仲	5	5	4	4	4	4	3	3	2
防风	4	4	4	4	4	4	3	3	2
白花蛇舌草	4	4	4	4	4	4	3	3	2
紫河车	8	8	7	6	6	5	4	3	2
桑寄生	4	4	4	4	4	4	3	3	2
马钱子	5	5	4	4	4	4	3	3	2
半夏	10	2	2	2	2	2	2	2	2

下篇 医案研究

案例	聚10类	聚9类	聚8类	聚7类	聚6类	聚5类	聚4类	聚3类	聚2类
北沙参	2	2	2	2	2	2	2	2	2
牡蛎	10	2	2	2	2	2	2	2	2
浮小麦	3	3	3	3	3	3	1	1	1

结合中医理论,认为将其聚为4类比较合适,具体是:聚1类:黄芪、白术、甘草、升麻、党参、柴胡、当归、陈皮、枸杞子、何首乌、山茱萸、太子参、山药、巴戟天、肉苁蓉、五爪龙、薏苡仁、玄参、千斤拔、浮小麦;聚2类:茯苓、白芍、麦冬、生地、桔梗、牛膝、石斛、半夏、北沙参、牡蛎;聚3类:熟地、葛根、淫羊藿、黄精、大枣、女贞子、杜仲、防风、白花蛇舌草、桑寄生、马钱子;聚4类:菟丝子、附子、鸡血藤、桂枝、川芎、人参、紫河车。

2. 关于名老中医对重症肌无力用药情况的讨论

(1)从表6可以看出,使用频次最多的前8味药依次是黄芪、白术、甘草、升麻、党参、柴胡、当归、陈皮,即补中益气汤原方。由此可见,健脾益气升阳应为重症肌无力的基本治法。由表7可以看出,治疗重症肌无力的用药以补虚药使用最多,其中又以补气药使用最多,提示重症肌无力病性以虚证为主,其中以气虚最多。

根据聚类分析结果,聚1类为补中益气汤加补肾药为主,显示出升阳举陷、补肾填精的治法;聚2类重在滋阴;聚3类主要为补肾填精之品;聚4类则以补阳为主。

注意到前48味药里有半夏、牡蛎之化痰,鸡血藤、川芎之活血,提示重症肌无力的治疗也应注意治痰、治瘀。

(2)在名老中医治疗重症肌无力的用药中,黄芪与马钱子的使用值得重视。

黄芪是治疗重症肌无力使用频次最多的一味中药,在325首处方中有275首方使用黄芪。其中有172首方重用黄芪至30g以上(包括30g)。膏方中黄芪用量最大的是李庚和,用至生炙黄芪各150g。汤方中黄芪用量最大的是邓铁涛和杜雨茂，均用至180g。可见重用黄芪是治疗重症肌无力重要经验。

将马钱子用于治疗重症肌无力，名老中医间存在不同意见。133则重症肌无力的医案中有5位医家共23案使用马钱子，另有2位医家认为不宜使用马钱子治疗重症肌无力。

如刘弼臣认为，"制马钱子（别名番木鳖），苦、寒，有大毒，入肝脾经，具有通经络，止疼痛，散结消肿的作用，为强筋起痿之良药。临证之时，注意其毒性，不可入药煎，可冲服。"[4]同时也指出，"马钱子副作用大，小儿难以耐受，必须炮制后方可入药，且小儿剂量不能超过0.6g。同时应用马钱子时应与大剂量的补益之品配伍，可以补偏救弊，相得益彰。如与党参、黄芪、灵芝、冬虫夏草等配伍，补脾益气，通络生肌，是治疗重症肌无力的有效方法。"[5]在收集到的19则刘弼臣治疗重症肌无力的医案中，有18案配合马钱子冲服进行治疗，最少每次0.2g，最多每次0.6g。李乃庚、汪受传、王俊民、周仲瑛也使用马钱子治疗在重症肌无力，其观点与刘弼臣相似。

张绚邦则认为，"近人因痿证痿软无力，虑其肌肉经筋弛缓不张，是以每欲选用增强肌张力的药物，如马钱子等品即常见用。张氏认为该病虽以痿软见证，但系经筋弛张失调为患，不可一意增强肌力，应当张弛兼施，以调为法，假之时日，则振起有望，若拳拳于肌力增强，或可暂效于一时，终难持久。"[6]姜良铎也持相似观点。

3. 小结

由此可见，重症肌无力的治疗以升阳举陷、补肾填精为基本大法，基本方为补中益气汤，在此基础上重用黄芪，又有加强补阴、补阳、补肾之别，也应注意结合化痰、活血化瘀。

（四）对重症肌无力针刺治疗的讨论

1. 名老中医对重症肌无力的针刺治疗

在133则名老中医治疗重症肌无力的医案中，6位医家的9则医案使用针刺治疗，分别是：邓铁涛1案，杜晓山2案，贺普仁1案，黄宗勖3案，魏凤坡1案，杨甲三1案。共9首针刺处方，共用27穴70频次，平均每方约用8

穴，平均每穴使用约2.5次。具体用穴情况见表9。

表9 穴位使用频次

穴位	使用频次	穴位	使用频次
阳白	8	伏兔	1
合谷	8	阳陵泉	1
足三里	6	行间	1
攒竹	5	四白	1
睛明	5	头临泣	1
丝竹空	4	肾俞	1
鱼腰	4	中渚	1
太阳	3	曲池	1
风池	3	公孙	1
瞳子髎	3	申脉	1
丰隆	2	外关	1
三阴交	2	脾俞	1
百会	2	胃俞	1
太冲	2		

2. 关于名老中医对重症肌无力针刺治疗的讨论

名老中医治疗重症肌无力的针刺选穴遵循局部选穴、循经选穴两大原则。治疗眼睑下垂选用眼睛局部穴位以调补局部气血，如：阳白、睛明、攒竹、丝竹空、鱼腰、瞳子髎、四白等。又根据辨证循经取穴，如：取足三里、丰隆、三阴交、公孙、脾俞、胃俞调补脾胃；取太冲、行间益肝明目；申脉通阳跷，补之以养之，调节眼睑开合；百会以升阳。

针刺手法多用补法或平补平泻，仅杜晓山有一案辨为风邪客于眼睑，治以祛风通络而用泻法。邓铁涛一案还使用温针灸治疗。

二 多发性肌炎与皮肌炎

（一）对多发性肌炎与皮肌炎中医病名的讨论

在收集到的9则多发性肌炎医案中，均无中医病名诊断。在收集到的30则皮肌炎医案中，仅6则医案有中医诊断，其中3案诊为"肌痹""风痹""皮痹、肌痹证""痹证"各有一案记载。

由此可见，名老中医对多发性肌炎的中医诊断并未有明确见解。对皮肌炎的诊断也未达成共识，但在给出中医诊断的医案中，均重视因肌肉疼痛这一症状而将其纳入"痹证"范畴。

（二）对多发性肌炎与皮肌炎中医辨证的讨论

在收集到的39则多发性肌炎与皮肌炎医案中，有33则医案有明确的中医辨证，大致可分为虚证、实证、虚实夹杂证三大类。详见表10至表12。

表10　虚证类

编号	证型	医案数
1	气血亏虚，肌肤失养，阴虚内热	1
2	血虚不足，经络失荣，胃阴虚损，气机失畅	1
3	元气虚弱，肌肤筋骨失于濡养	1
	合计	3

表11　实证类

编号	证型	医案数
1	寒湿之邪日久化热，痹阻脉络，肌腠失养	1
2	风热痰瘀，痹阻营络，脉道不利	1
3	少阳气郁发热	1

编号	证型	医案数
4	湿滞肌肤	1
5	血分湿热	1
6	食积生热，热入营阴，流注肌肤	1
7	毒热蕴结，气血瘀滞	1
8	风邪仅热，稽留营卫	1
9	湿热之邪浸淫肌肤，痹阻脉络	1
	合计	9

表12　虚实夹杂证类

编号	证型	医案数
1	气阴两虚，阴虚生热	3
2	阴阳失调，气血两虚，经络阻隔	1
3	脾肾不足，经络阻隔	1
4	脾虚气弱，邪毒内犯	1
5	脾肾两虚，瘀阻血脉	1
6	脾肾不足，气血两虚，经络瘀滞	1
7	脾虚生湿，气血瘀滞肌肤，脉络失和	1
8	湿热浸淫，脾虚气弱，气血不能灌注	1
9	气阴两虚，湿热郁结肌肤，痹阻经脉	1
10	风热邪袭化火，体弱阴精不足，热入营血	1
11	湿热内蕴，深伏血分，日久损伤脾肾	1
12	温热化毒，耗阴损液	1
13	脾阳亏损，复遭寒湿侵袭，阻塞脉络	1
14	肝肾亏损，热毒流传营分，筋脉失于濡养	1
15	脾肾不足，寒湿阻络，气隔血聚	1
16	肾虚血燥，水湿内停，内热灼络，络伤血溢	1
17	风邪上受首先犯肺，肺失清肃，脾虚生痰，肺脾两虚，风邪化热，痹阻脉络	1

编号	证型	医案数
18	湿热毒邪蕴结血分，气虚血瘀，筋脉失养	1
19	风寒湿邪客于肌腠，肺脾两虚，日久化热，痹阻脉络，肌腠失养	1
	合计	21

由表10至表12可见，名老中医对多发性肌炎与皮肌炎的中医辨证绝大部分以虚实夹杂证为主。虚的一方面强调气血两虚，病位以脾、肾二脏为主。实的一方面强调外感风、寒、湿、热所致之脉络不畅、肌肤失养。

（三）对多发性肌炎与皮肌炎中医方药的讨论

在39则名老中医治疗多发性肌炎与皮肌炎的医案中，有明确记载用药名称及剂量的处方共95首，95首方共用药199味1 241频次，平均每方用药13味，平均每味药使用6.23次。

使用频次在平均数以上（≥7次）的药物共53味，详见表13。

表13　使用频次≥7次的药物

药名	使用频次	药名	使用频次	药名	使用频次	药名	使用频次
黄芪	51	党参	17	威灵仙	11	知母	8
甘草	48	薏苡仁	16	北沙参	11	菟丝子	8
鸡血藤	41	白花蛇舌草	16	秦艽	11	何首乌	8
白术	41	牛膝	16	巴戟天	11	续断	8
茯苓	39	麦冬	15	川芎	10	金银花	7
当归	34	防风	15	陈皮	10	黄柏	7
生地	29	紫草	14	太子参	9	半夏	7
苍术	26	白芍	14	玄参	9	蝉蜕	7
丹参	26	防己	13	连翘	9	生姜	7
牡丹皮	25	乌梢蛇	13	桔梗	9	熟地	7
赤芍	22	大枣	13	地骨皮	9	全蝎	7
红花	22	女贞子	13	麻黄	8		
山药	21	青蒿	12	鳖甲	8		
桂枝	19	墨旱莲	12	姜黄	8		

对所用药物进行分类，并统计各类药物的使用频次，详见表14。

表14　各类药物使用频次

编号	药类	使用频次	比例	分类	使用频次	在同类药物中所占比例	在所有药物中所占比例
1	补虚药	415	33.44%	补气药	211	50.84%	17.00%
				补阴药	94	22.65%	7.57%
				补血药	65	15.66%	5.24%
				补阳药	45	10.84%	3.63%
2	清热药	232	18.69%	清热凉血药	102	43.97%	8.22%
				清热解毒药	67	28.88%	5.40%
				清虚热药	24	10.34%	1.93%
				清热泻火药	21	9.05%	1.69%
				清热燥湿药	18	7.76%	1.45%
3	活血化瘀药	145	11.68%				
4	祛风湿药	111	8.94%				
5	解表药	75	6.04%	发散风寒药	59	78.67%	4.75%
				发散风热药	16	21.33%	1.29%
6	利水渗湿药	81	6.53%	利水消肿药	67	82.72%	5.40%
				利尿通淋药	8	9.88%	0.64%
				利湿退黄药	6	7.41%	0.48%
7	化痰止咳平喘药	40	3.22%	清化热痰药	19	47.50%	1.53%
				温化寒痰药	11	27.50%	0.89%
				止咳平喘药	10	25.00%	0.81%
8	化湿药	37	2.98%				
9	平肝息风药	31	2.50%	息风止痉药	25	80.65%	2.01%
				平抑肝阳药	6	19.35%	0.48%
10	理气药	30	2.42%				

编号	药类	使用频次	比例	分类	使用频次	在同类药物中所占比例	在所有药物中所占比例
11	温里药	11	0.89%				
12	消食药	10	0.81%				
13	收涩药	10	0.81%	敛肺涩肠药	5	50.00%	0.40%
				固精缩尿止带药	5	50.00%	0.40%
14	止血药	5	0.40%	凉血止血药	4	80.00%	0.32%
				温经止血药	1	20.00%	0.08%
15	安神药	3	0.24%	养心安神药	3	100.00%	0.24%
16	攻毒杀虫止痒药	3	0.24%				
17	泻下药	1	0.08%	润下药	1	100.00%	0.08%
18	驱虫药	1	0.08%				

由上表可以看出，名老中医治疗多发性肌炎与皮肌炎时，以补气药使用最多。但注意到补血药、清热凉血药与活血化瘀药均为治血分药物，从其使用频次上看，则以补血、凉血、活血为另一治疗大法。此外，祛风湿药使用频次也很高。

综合来看，名老中医治疗多发性肌炎与皮肌炎时，最重视治血分与益气，治血分有补血、凉血、活血之别，根据病症综合应用，并注意结合祛风除湿。

下篇 医案研究

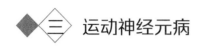

三 运动神经元病

（一）对运动神经元病中医病名的讨论

在收集到的30则运动神经元病医案中，有16则医案有中医诊断，其中15案诊为"痿证"，1案诊为"喑痱"。可见，名老中医对该病最重视的是其肌无力症状。

（二）对运动神经元病中医辨证的讨论

在收集到的30则运动神经元病医案医案中，有29则医案有明确的中医辨证，大致可分为虚证、虚实夹杂证两大类，详见表15至表16。

表15　虚证类

编号	证型		医案数
1	脾肾两虚类	脾肾两虚	1
		脾肾气虚	1
		脾肾亏虚，筋肉筋骨失养	1
		脾肾虚损	1
		脾肾亏损，筋脉失养	1
2	肝脾肾皆虚类	肝肾两虚，精血内夺，脾运失健，肌肉失养	1
		肝肾亏损，脾运失健	1
		肝脾肾三脏俱虚，精血亏虚，筋脉肌肉失养	1
3	肝肾亏虚		1
4	阴阳俱虚		1
	合计		10

表16 虚实夹杂证类

编号		证型	医案数
1	夹风类	脾肾不足，筋脉失养，肝风内动	1
		阴血亏少，筋脉失养，虚风内动	1
		肝肾不足，脾虚，风痰阻络	1
		肝脾肾亏虚，肝风内动，痰瘀阻络	1
		筋络瘀滞夹风，肾督虚损，影响奇经	1
		风痰瘀阻，湿热浸淫，肝肾亏虚，气不运血	1
2	夹痰类	痰湿瘀阻，脾气虚弱，气血不能鼓气外荣	1
		脾肾亏虚，痰浊阻络	1
		肾虚痰浊上泛	1
		痰湿中阻，气血不足，营血运行不利，筋脉失养	1
3	夹痰瘀类	肝肾不足，痰瘀阻络	1
		脾虚气弱，痰瘀阻络，气血不能灌注	1
		脾肾阳虚夹痰夹瘀	1
4	夹湿热类	脾气虚弱，气血不能灌注，湿热痰阻	1
		脾肾两虚，湿热痰瘀阻络，气血不能灌注	1
		脾肾虚损，湿热内蕴	1
		脾肾虚损，湿热内蕴	1
5	夹瘀类	脾肾阳虚夹瘀	1
		肝肾亏虚，气血不能灌注营养，久病络瘀	1
		合计	19

由上两表可见，名老中医多数认为运动神经元病乃由肝、脾、肾亏损，在此基础上出现内生风、痰、瘀所致。

（三）对运动神经元病中医方药的讨论

在30则名老中医治疗运动神经元病的医案中，有明确记载用药名称及剂量的处方共83首，83首方共用药165味1 421频次，平均每方用药17味，平均每味药使用8.6次。

使用频次在平均数以上（≥9次）的药物共54味，详见表17。

表17　使用频次≥9次的中药

中药	使用频次	中药	使用频次	中药	使用频次	中药	使用频次
黄芪	61	薏苡仁	24	茯苓	18	黄柏	12
当归	56	续断	23	半夏	17	防己	12
白术	51	陈皮	23	桑寄生	16	桔梗	11
党参	47	牡蛎	22	何首乌	15	狗脊	11
甘草	42	五爪龙	21	桃仁	14	桂枝	10
僵蚕	42	石菖蒲	21	苍术	14	升麻	10
胆南星	30	蜈蚣	21	土鳖虫	14	杜仲	10
全蝎	28	葛根	21	麦冬	14	鸡内金	10
鸡血藤	27	山茱萸	20	钩藤	14	淫羊藿	9
熟地	25	山药	20	龙骨	14	远志	9
赤芍	25	地龙	19	川芎	13	神曲	9
石斛	25	伸筋草	19	生地	12	珍珠母	9
白芍	24	牛膝	19	柴胡	12		
巴戟天	24	枸杞子	18	黄精	12		

对所用药物进行分类，并统计各类药物的使用频次，详见表18。

表18　药物分类统计表

编号	药类	使用频次	比例	分类	使用频次	比例
1	补虚药	564	39.69%	补气药	260	18.30%
				补血药	126	8.87%
				补阳药	99	6.97%
				补阴药	79	5.56%
2	平肝熄风药	162	11.40%	熄风止痉药	130	9.15%
				平抑肝阳药	32	2.25%
3	活血化瘀药	121	8.52%			
4	祛风湿药	100	7.04%			

编号	药类	使用频次	比例	分类	使用频次	比例
5	化痰止咳平喘药	80	5.63%	温化寒痰药	54	3.80%
				清化热痰药	17	1.20%
				止咳平喘药	9	0.63%
6	清热药	78	5.49%	清热凉血药	50	3.52%
				清热燥湿药	13	0.91%
				清热解毒药	12	0.84%
				清热泻火药	3	0.21%
7	解表药	65	4.57%	发散风寒药	20	1.41%
				发散风热药	45	3.17%
8	利水渗湿药	47	3.31%	利水消肿药	43	3.03%
				利湿退黄药	4	0.28%
9	理气药	42	2.96%			
10	安神药	35	2.46%	养心安神药	21	1.48%
				重镇安神药	14	0.99%
11	消食药	35	2.46%			
12	收涩药	28	1.97%	固精缩尿止带药	22	1.55%
				止汗药	2	0.14%
				敛肺涩肠药	4	0.28%
13	开窍药	27	1.90%			
14	化湿药	18	1.27%			
15	温里药	7	0.49%			
16	其他	7	0.49%			
17	杀虫止痒药	4	0.28%			
18	止血药	1	0.07%	化瘀止血药	1	0.07%
	合计	1421	100.00%			

由上表可看出，名老中医治疗运动神经元病时，最注重补气，其次为平肝熄风。由此可见，气虚与肝风内动是运动神经元病的两个最主要病机。

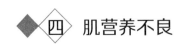

四 肌营养不良

（一）对肌营养不良中医病名的讨论

在收集到的27则肌营养不良医案中，有13则医案有中医诊断，其中10案诊为"痿证"，诊为"血痹""痿痹同病""留瘦"各1案。可见，名老中医对该病最重视的是其肌无力症状。

（二）对肌营养不良中医辨证的讨论

在收集到的27则运动神经元病医案中，有19则医案有明确的中医辨证，大致可分为虚证、虚实夹杂证两大类，详见表19。

表19　肌营养不良证型表

	证型	医案数
	肝肾两虚	1
	肝肾不足	2
	肝肾亏损	1
	气阳虚弱	1
虚证	气血虚弱，肝肾不足，肌肉筋骨失养	1
	先天不足，肾气衰弱	1
	脾胃虚弱，气血两虚	1
	脾胃亏虚，精微不运	1
	元虚	1
	先天胎赋不足，气虚血凝	1

续表

证型		医案数
虚实夹杂证	肝肾亏虚，脾气虚弱、肝风内动、痰瘀阻络	1
	肝肾两虚，脾气虚弱、肝风内动、痰瘀阻络	1
	肝肾不足，脾虚，风痰阻络	1
	脾肾亏虚，痰瘀互结，本虚标实	1
	脾肾两虚	1
	脾虚不运，痰浊阻络，肝风内动	1
	肾虚夹有湿热	1
	气血两虚，湿热阻络	1
	合计	19

可见，名老中医对肌营养不良的证型最强调肝肾不足，其次为脾虚，在此基础上兼夹痰、瘀、风等病理因素。

（三）对肌营养不良中医方药的讨论

在27则名老中医治疗肌营养不良的医案中，有明确记载用药名称及剂量的处方共67首，67首方共用药150味951频次，平均每方用药14味，平均每味药使用6.3次。

使用频次在平均数以上（≥7次）的药物共46味，详见表20。

表20　使用频次≥7次的中药

药物	使用频次	药物	使用频次	药物	使用频次
黄芪	50	党参	26	淫羊藿	15
当归	43	杜仲	21	木瓜	15
白术	33	鸡血藤	21	白芍	13
牛膝	32	陈皮	21	山茱萸	13
甘草	31	枸杞子	15	黄柏	13
茯苓	28	山药	15	附子	13
熟地	26	薏苡仁	15	桂枝	12

药物	使用频次	药物	使用频次	药物	使用频次
伸筋草	12	肉苁蓉	9	天麻	7
柴胡	12	全蝎	8	赤芍	7
独活	11	补骨脂	8	升麻	7
地龙	11	桑枝	8	五加皮	7
狗脊	11	黄精	8	红花	7
蜈蚣	10	麦冬	8	巴戟天	7
大枣	10	锁阳	8	紫河车	7
苍术	9	菟丝子	8		
桑寄生	9	知母	7		

对所用药物进行分类，并统计各类药物的使用频次，详见表21。

表21 药物分类统计表

编号	药类	使用频次	比例	分类	使用频次	比例
1	补虚药	424	44.58%	补气药	184	19.35%
				补阳药	99	10.41%
				补血药	94	9.88%
				补阴药	47	4.94%
2	祛风湿药	124	13.04%			
3	活血化瘀药	76	7.99%			
4	清热药	55	5.78%	清热凉血药	18	1.89%
				清热燥湿药	15	1.58%
				清热解毒药	11	1.16%
				清热泻火药	9	0.95%
				清虚热药	2	0.21%
5	利水渗湿药	49	5.15%	利水消肿药	48	5.05%
				利湿退黄药	1	0.11%
6	平肝息风药	46	4.84%	熄风止痉药	39	4.10%
				平抑肝阳药	7	0.74%
7	解表药	41	4.31%	发散风热药	24	2.52%

编号	药类	使用频次	比例	分类	使用频次	比例
				发散风寒药	17	1.79%
8	理气药	25	2.63%			
9	收涩药	23	2.42%	固精缩尿止带药	17	1.79%
				止汗药	5	0.53%
				敛肺涩肠药	1	0.11%
10	温里药	19	2.00%			
11	安神药	14	1.47%	养心安神药	7	0.74%
				重镇安神药	7	0.74%
12	化湿药	12	1.26%			
13	消食药	12	1.26%			
14	杀虫止痒药	8	0.84%			
15	止血药	7	0.74%	化瘀止血药	4	0.42%
				收敛止血药	2	0.21%
				凉血止血药	1	0.11%
16	其他	7	0.74%			
17	化痰止咳平喘药	5	0.53%	温化寒痰药	3	0.32%
				清化热痰药	2	0.21%
18	开窍药	4	0.42%			
	合计	951	100.00%			

由上表可看出，名老中医治疗肌营养不良时，最注重补气，其次为祛风除湿。由此可见，气虚与风湿阻滞是肌营养不良的两个最主要病机。

下篇 医案研究

◆△五 格林－巴利综合征

（一）对格林－巴利综合征中医病名的讨论

在收集到的27则肌营养不良医案中，有8则医案有中医诊断，其中6案诊为"痿证"，诊为"肉萎""痿躄"各1案。可见，名老中医对该病最重视的是其肌无力症状。

（二）对格林－巴利综合征中医辨证的讨论

在收集到的27则运动神经元病医案中，有22则医案有明确的中医辨证，均为虚实夹杂，见表22。

表22　格林－巴利综合征证型表

证型	医案数
精血亏耗，筋脉失养，病在肝肾	1
肝肾两虚，气阴不足	1
肝肾亏虚，精少髓枯，筋痿骨弱	1
禀赋不足，脾胃虚弱	1
肝失所养，筋脉迟缓，脾虚	1
阴阳营卫气血俱虚，邪气内侵	1
肝肾虚弱，气血不足，筋骨失养	1
脾气虚弱，精微失于敷布，筋骨脉络失养	1
气血交阻	3
气血交阻，湿热浸淫	1
脾肾伤湿化热	1
湿热阻络，筋脉迟缓	1
营卫俱虚，脾胃不和	1
热灼伤阴，痰湿阻络	1
血虚阳弱，督脉瘀阻	1

证型	医案数
肝肾亏虚，筋骨痿废	1
风中经络，筋骨失养	1
温邪侵袭肺胃，脉络闭阻，腑气不通	1
风痰湿热痹阻，气血不能外荣，久病肝肾亏虚	2
合计	22

可以看出，名老中医对于格林–巴利综合征注重外感邪气所导致的痰、瘀、热证，并由实致虚。

（三）对格林–巴利综合征中医方药的讨论

在27则名老中医治疗格林–巴利综合征的医案中，有明确记载用药名称及剂量的处方共75首，75首方共用药172味1 048频次，平均每方用药14味，平均每味药使用6.1次。

使用频次在平均数以上（≥7次）的药物共46味，详见表23。

表23　使用频次≥7次的中药

药物	使用频次	药物	使用频次	药物	使用频次	药物	使用频次
当归	40	巴戟天	18	白术	13	石菖蒲	9
牛膝	40	肉苁蓉	18	大枣	13	杜仲	9
黄芪	36	全蝎	18	蜈蚣	13	川芎	9
红花	28	赤芍	18	熟地	12	千年健	9
续断	25	鸡血藤	18	秦艽	12	鹿衔草	9
地龙	24	狗脊	17	木瓜	11	天麻	8
桑寄生	22	薏苡仁	17	茯苓	11	豨莶草	8
锁阳	21	桃仁	16	胆南星	11	枸杞子	7
桂枝	20	白芍	15	附子	11	葛根	7
石斛	20	生地	15	防己	11	五味子	7
甘草	20	苍术	14	远志	10	穿山甲	7
僵蚕	19	黄柏	14	淫羊藿	9		

对所用药物进行分类，并统计各类药物的使用频次，详见表24。

表24　药物分类统计表

编号	药类	使用频次	比例	分类	使用频次	在同类药物中所占比例	在所有药物中所占比例
1	补虚药	341	32.54%	补阳药	116	34.02%	11.07%
				补气药	92	26.98%	8.78%
				补血药	77	22.58%	7.35%
				补阴药	56	16.42%	5.34%
2	活血化瘀药	157	14.98%				
3	祛风湿药	123	11.74%				
4	清热药	93	8.87%	清热凉血药	41	44.09%	3.91%
				清热解毒药	18	19.35%	1.72%
				清热燥湿药	15	16.13%	1.43%
				清虚热药	10	10.75%	0.95%
				清热泻火药	9	9.68%	0.86%
5	平肝息风药	88	8.40%	息风止痉药	87	98.86%	8.30%
				平抑肝阳药	1	1.14%	0.10%
6	解表药	58	5.53%	发散风寒药	44	75.86%	4.20%
				发散风热药	14	24.14%	1.34%
7	利水渗湿药	34	3.24%	利水消肿药	30	88.24%	2.86%
				利尿通淋药	4	11.76%	0.38%
8	化痰止咳平喘药	33	3.15%	温化寒痰药	18	54.55%	1.72%
				清化热痰药	14	42.42%	1.34%
				止咳平喘药	1	3.03%	0.10%
9	温里药	18	1.72%				
10	安神药	16	1.53%	养心安神药	15	93.75%	1.43%
				重镇安神药	1	6.25%	0.10%
11	化湿药	14	1.34%				
12	理气药	14	1.34%				

编号	药类	使用频次	比例	分类	使用频次	在同类药物中所占比例	在所有药物中所占比例
13	收涩药	14	1.34%	敛肺涩肠药	7	50.00%	0.67%
				固精缩尿止带药	6	42.86%	0.57%
				固表止汗药	1	7.14%	0.10%
14	开窍药	13	1.24%				
15	止血药	12	1.15%	温经止血药	9	75.00%	0.86%
				凉血止血药	3	25.00%	0.29%
16	泻下药	12	1.15%	攻下药	9	75.00%	0.86%
				润下药	3	25.00%	0.29%
17	消食药	3	0.29%				
18	驱虫药	3	0.29%				
19	攻毒杀虫止痒药	2	0.19%				

从以上两表可看出，名老中医治疗格林-巴利综合征时，虽然补虚药使用频次最多，但是就各分类来看，排名前三的应当是活血化瘀药、祛风湿药、补阳药。体现出气虚血瘀、风湿痹阻是该病的基本病机。

下篇
医案研究

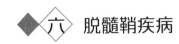

六 脱髓鞘疾病

（一）对脱髓鞘疾病中医病名的讨论

在收集到的21则脱髓鞘疾病医案中，有8则医案有中医诊断，其中"风瘫、喑痱""风瘫""风瘫、心悸""痹证""痿证""风痱""左眼暴盲""双视瞻昏缈"各1案。可见，名老中医对该病的中医病名并未达成共识，但这也可能与该病见症繁杂有关。

（二）对脱髓鞘疾病中医辨证的讨论

在收集到的21则脱髓鞘疾病医案中，有18则医案有明确的中医辨证，绝大部分辨证为虚实夹杂，见表25。

表25　脱髓鞘疾病证型表

证型	医案数
肾亏气虚	1
风痰阻络	1
气阴两虚，风热内蕴，经络闭阻	1
气阴两虚，痰阻血瘀	1
脾肾不足，气血两虚，寒湿阻络	1
肝肾亏虚，肝火上炎，湿热浸淫，风热外感	1
经络瘀滞，髓海失养	1
脾肾两虚兼气虚血瘀	1
心肾阴虚，肝火偏盛，风邪内袭，经气受损	1
肝阴不足，内风夹痰走窜	1
湿热内蕴，痰浊瘀阻脉络	1
肝肾亏虚，风痰瘀阻，湿热内蕴	1
肝肾阴伤，络热血瘀	1

证型	医案数
湿热浸淫，痰瘀痹阻，气血失于灌注	1
气血失养，痰瘀痹阻经脉	1
阳气虚损，气虚血瘀，经络痹阻	1
正虚邪中	1
伤阴耗气，肾亏脾弱，濡养失职，目暗不明	1
合计	18

（三）对脱髓鞘疾病中医方药的讨论

在21则名老中医治疗格林–巴利综合征的医案中，有明确记载用药名称及剂量的处方共63首，63首方共用药172味912频次，平均每方用药14.5味，平均每味药使用5.3次。

使用频次在平均数以上（≥6次）的药物共46味，详见表26。

表26　使用频次≥6次的中药

药物	使用频次	药物	使用频次	药物	使用频次	药物	使用频次
黄芪	37	威灵仙	15	桃仁	10	防己	7
当归	29	熟地	14	全蝎	10	远志	7
赤芍	22	石菖蒲	14	枸杞子	10	淫羊藿	7
丹参	22	穿山甲	13	牛膝	10	续断	6
鸡血藤	21	大枣	13	半夏	9	苍术	6
甘草	21	附子	13	麦冬	9	五味子	6
白芍	20	生地	12	红花	9	薏苡仁	6
葛根	18	川芎	12	黄柏	9	白附子	6
桂枝	18	肉苁蓉	12	桑寄生	9	白薇	6
石斛	17	僵蚕	11	陈皮	8	钩藤	6
地龙	17	白术	11	生姜	8	巴戟天	6
胆南星	16	太子参	10	女贞子	8		
茯苓	16	山茱萸	10	蜈蚣	8		

对所用药物进行分类，并统计各类药物的使用频次，详见表27。

表27 药物分类统计表

编号	药类	使用频次	比例	分类	使用频次	在同类药物中所占比例	在所有药物中所占比例
1	补虚药	281	30.81%	补气药	99	35.23%	10.86%
				补血药	68	24.20%	7.46%
				补阴药	67	23.84%	7.35%
				补阳药	47	16.73%	5.15%
2	活血化瘀药	121	13.27%				
3	清热药	93	10.20%	清热凉血药	44	47.31%	4.82%
				清热泻火药	18	19.35%	1.97%
				清热燥湿药	14	15.05%	1.54%
				清热解毒药	11	11.83%	1.21%
				清虚热药	6	6.45%	0.66%
4	解表药	85	9.32%	发散风寒药	47	55.29%	5.15%
				发散风热药	38	44.71%	4.17%
5	祛风湿药	80	8.77%				
6	平肝息风药	72	7.89%	息风止痉药	63	87.50%	6.91%
				平抑肝阳药	9	12.50%	0.99%
7	化痰止咳平喘药	38	4.17%	温化寒痰药	33	86.84%	3.62%
				清化热痰药	5	13.16%	0.55%
8	利水渗湿药	27	2.96%	利水消肿药	25	92.59%	2.74%
				利尿通淋药	2	7.41%	0.22%
9	收涩药	24	2.63%	固精缩尿止带药	18	75.00%	1.97%
				敛肺涩肠药	6	25.00%	0.66%
10	理气药	20	2.19%				

编号	药类	使用频次	比例	分类	使用频次	在同类药物中所占比例	在所有药物中所占比例
11	温里药	19	2.08%				
12	安神药	17	1.86%	养心安神药	15	88.24%	1.64%
				重镇安神药	2	11.76%	0.22%
	开窍药	15	1.64%				
13	化湿药	8	0.88%				
14	消食药	4	0.44%				
15	攻毒杀虫止痒药	4	0.44%				
16	止血药	3	0.33%	温经止血药	2	66.67%	0.22%
				化瘀止血药	1	33.33%	0.11%
17	泻下药	1	0.11%	攻下药	1	100.00%	0.11%

可以看出，在治疗脱髓鞘疾病时，老中医们虽然重视补虚，但若细分，则治瘀的比例更大，补气下降到一个相对次要的地位，同时注重清热，表明血瘀气虚夹热是脱髓鞘疾病的基本病机。

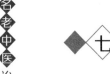

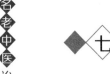 七 脊髓空洞症

（一）对脊髓空洞症中医病名的讨论

在收集到的10则脱髓鞘疾病医案中，有4则医案有中医诊断，其中"痿证""痹证"各2案。

（二）对脊髓空洞症中医辨证的讨论

在收集到的10则运动神经元病医案中，有9则医案有明确的中医辨证，辨证多以虚证为主，详见表28。

表28 脊髓空洞症证型表

证型	医案数
肝肾不足，痰瘀阻络	2
气血两虚，寒湿阻络	2
肝肾不足，精髓亏损	1
先天不足，精髓不充，气虚血瘀	1
脾肾亏损，阴阳两虚，精血不足	1
脾肾两虚	1
脾肾不足，气血两虚，风寒内袭，阻闭经络	1

（三）对脊髓空洞症中医方药的讨论

在10则名老中医治疗格林–巴利综合征的医案中，有明确记载用药名称及剂量的处方共43首，43首方共用药85味607频次，平均每方用药14.1味，平均每味药使用7次。

使用频次在平均数以上（≥7次）的药物共32味，详见表29。

表29 使用频次≥7次的中药

药物	使用频次	药物	使用频次	药物	使用频次	药物	使用频次
熟地	26	鹿角胶	17	伸筋草	13	半夏	10
牛膝	26	菟丝子	17	续断	12	远志	10
黄芪	25	山茱萸	15	胆南星	12	牡蛎	10
茯苓	22	麦冬	15	桃仁	12	钩藤	10
枸杞子	20	石菖蒲	15	桂枝	12	白术	8
山药	19	狗脊	14	陈皮	11	龟版胶	7
桑寄生	18	肉苁蓉	13	当归	11	甘草	7
杜仲	18	附子	13	巴戟天	10	地龙	7

对所用药物进行分类，并统计各类药物的使用频次，详见表30。

表30 中药分类统计表

编号	药类	使用频次	比例	分类	使用频次	比例
1	补虚药	271	44.65%	补阳药	99	16.31%
				补气药	75	12.36%
				补阴药	54	8.90%
				补血药	43	7.08%
2	活血化瘀药	53	8.73%			
3	祛风湿药	52	8.57%			
4	平肝熄风药	39	6.43%	熄风止痉药	24	3.95%
				平抑肝阳药	15	2.47%
5	利水渗湿药	31	5.11%	利水消肿药	30	4.94%
				利尿通淋药	1	0.16%
6	解表药	25	4.12%	发散风寒药	17	2.80%
				发散风热药	8	1.32%
7	化痰止咳平喘药	22	3.62%	温化寒痰药	22	3.62%

编号	药类	使用频次	比例	分类	使用频次	比例
8	温里药	19	3.13%			
9	理气药	19	3.13%			
10	收涩药	18	2.97%	固精缩尿止带药	15	2.47%
				敛肺涩肠药	3	0.49%
11	清热药	17	2.80%	清热凉血药	12	1.98%
				清热解毒药	3	0.49%
				清热燥湿药	2	0.33%
12	安神药	16	2.64%	养心安神药	16	2.64%
13	化湿药	15	2.47%			
14	消食药	7	1.15%			
15	止血药	3	0.49%	温经止血药	3	0.49%
	合计	607	100.00%			

从以上两表可看出，脊髓空洞症的治疗以补虚为主，并且重在补肾填精。

参考文献

［1］史宇广，单书健.当代名医临证精华：奇证专辑［M］.北京：古籍出版社，1992：254-257.

［2］闫洪琪，马立森.尚尔寿疑难病临证精华［M］.北京：新世界出版社，1992：63-64.

［3］李经纬，等.中医大辞典［M］.北京：人民卫生出版社，2009：1564.

［4］于作洋.中国百年百名中医临床家丛书——刘弼臣［M］.北京：中国中医药出版社，2001：27-28.

［5］陈继寅，刘昌燕，高静.京城小儿王刘弼臣临证实录［M］.北京：中国医药科技出版社，2011：163.

［6］邱德文，沙凤桐，熊兴平.中国名老中医药专家学术经验集：5［M］.贵阳：贵州科技出版社，1999：655.